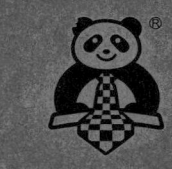

[美]莉迪亚·康 内特·彼得森 著

王秀莉 赵一杰 译

荒诞医学史

不止放血治百病，历史上的荒诞疗法个个触目惊心！

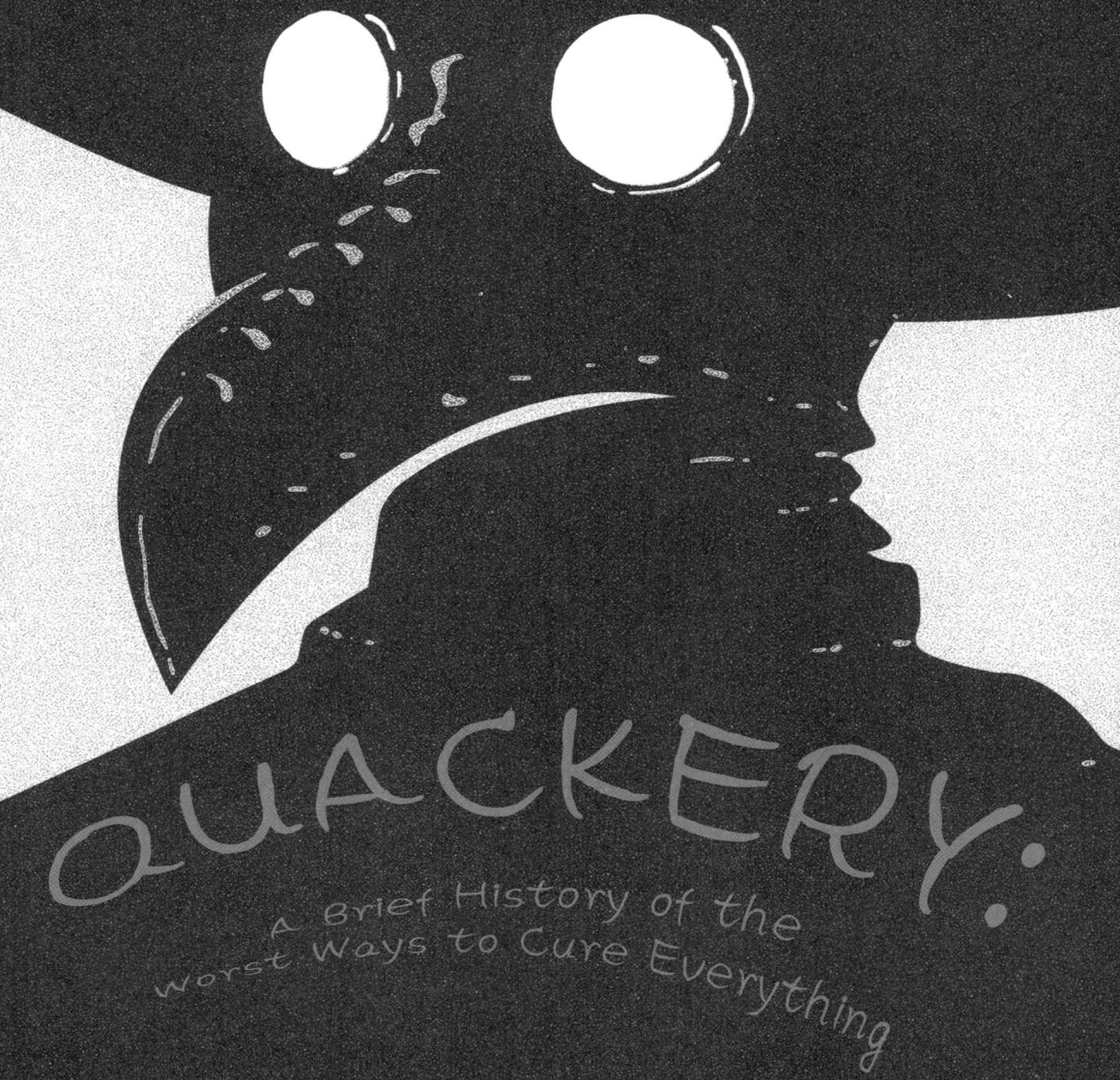

天津出版传媒集团
天津科学技术出版社

著作权合同登记号：图字 02-2023-253

Copyright © This edition published by arrangement with Workman, an imprint of Workman publishing Co., Inc., a subsidiary of Hachette Book Group, Inc., New York, New York, USA. All rights reserved.

中文版权 © 2024 读客文化股份有限公司
经授权，读客文化股份有限公司拥有本书的中文（简体）版权

图书在版编目（CIP）数据

荒诞医学史 /（美）莉迪亚·康,（美）内特·彼得森著；王秀莉，赵一杰译 . -- 天津：天津科学技术出版社，2024.2（2025.8 重印）
书名原文：Quackery : A Brief History of the Worst Ways to Cure Everything
ISBN 978-7-5742-1747-8

Ⅰ.①荒… Ⅱ.①莉… ②内… ③王… ④赵… Ⅲ.①医学史 - 西方国家 Ⅳ.① R-095

中国国家版本馆 CIP 数据核字 (2024) 第 015079 号

荒诞医学史
HUANGDAN YIXUESHI
责任编辑：孟祥刚
责任印制：赵宇伦

出　　版：	天津出版传媒集团
	天津科学技术出版社
地　　址：	天津市西康路 35 号
邮　　编：	300051
电　　话：	（022）23332390
网　　址：	www.tjkjcbs.com.cn
发　　行：	新华书店经销
印　　刷：	三河市中晟雅豪印务有限公司

开本 710×1000　1/16　印张 23　字数 295 000
2025 年 8 月第 1 版第 9 次印刷
定价：69.90 元

献 词

献给助我扫除了障碍的爱普莉。

——内特·彼得森

献给我的父亲和哥哥，两个我认识的最好的最不是庸医的医生。献给我的母亲，她的爱真的能疗愈一切。

——莉迪亚·康

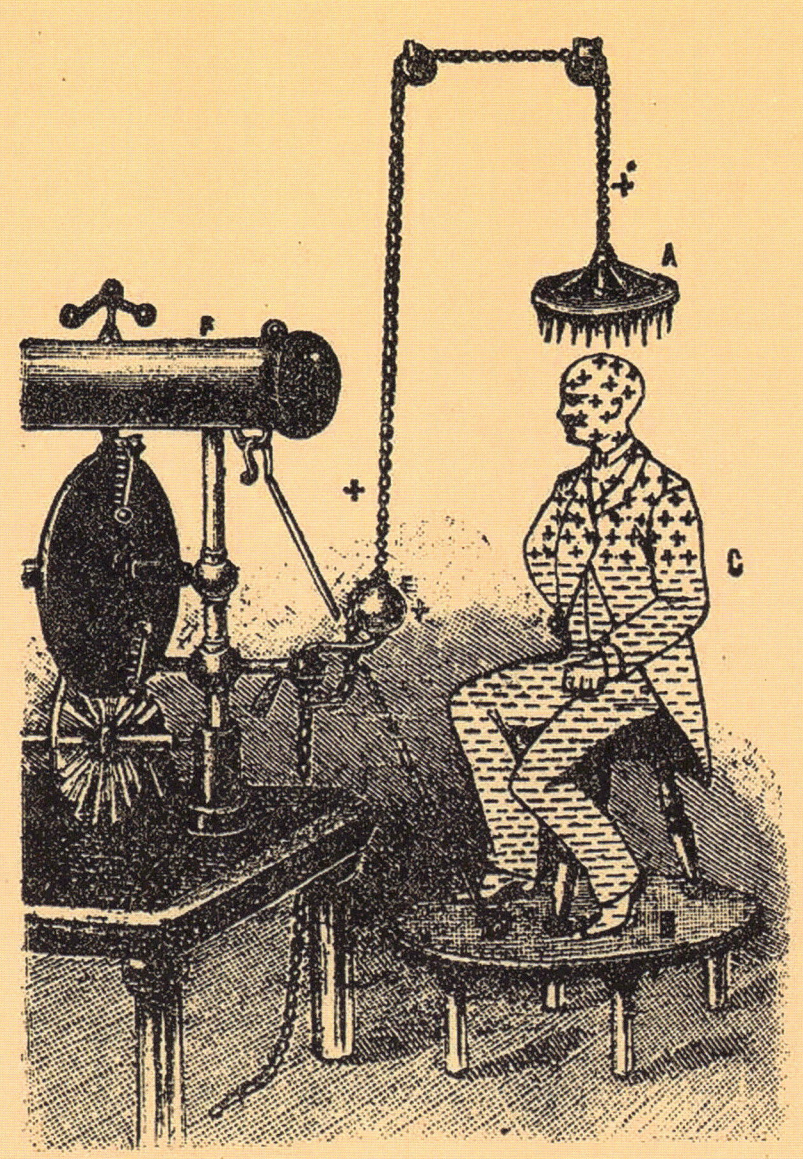

▲ 俄国的一种电淋浴设备,你觉得震惊还是好笑?

导　言

骗子、假行家、江湖郎中、诈骗专家、庸医、神棍……

在过去很长一段时间里有很多类似的词，描述了那些利用我们对死亡和疾病的恐惧来行骗的人。他们使用的都是些不值一提的东西，这些东西根本没有什么效果，却可能会伤害我们，有些甚至会要人性命。

但是江湖郎中并不是一直都以行骗为生。尽管这个词通常指那些蓄意进行虚假医疗操作行为或宣传的人，但其中也包含了一种情况：那些人兜售的是他们相信真的会起作用的东西。也许，他们是对科学真相视而不见；也许，他们是在故意挑衅。或者，也可能是因为他们生活在几百年前，在科学的方法进入文明的认知之前。从今天的视角来看，这些治疗方式似乎都极其荒谬。黄鼠狼的睾丸被当作避孕用具？用放血来治愈失血？烧热烙铁来治失恋？没错，真有这样的事。

奥斯曼人吃黏土来预防瘟疫，维多利亚时代的绅士们坐在水银蒸气浴室中治疗梅毒，古罗马的癫痫患者喝角斗士的鲜血……每一种误入歧途的治疗方式背后，都是人类希望活下去的欲望中所蕴含的不可思议的力量。这种本能的欲望，是特别鼓舞人心的。我们愿意吃下尸体，亲身投入滚沸的油锅，忍受使用很多水蛭的实验性疗法，这一切都是为了生存。

这种欲望同样催生了不可思议的革新创造。为了实现低死亡率（以及减少痛苦的惨叫），医生们经历过漫长的奋斗，现在终于能够在我们被欣然麻醉的状态下施行手术了。而且，现在，医生的双手也不再需要滴着前一场手术染上的脓水了。我们能够在分子水平抗击癌症，我们现在所使用的很多方法是我们祖先做梦都想不到的。梅毒、天花这样的疾病，已然不再是社会的沉重负担。我们很容易忘记，在进步的这一路上，革新者曾经遭受嘲弄和羞辱，病人承受着医生的错误，有时因此而死。没有那些敢于挑战现状的人，今天的医疗成就无一能够实现。

当然，医学也有黑暗的一面。希望被治愈的欲望，希望活得更久的欲望，本身就是像鸦片一样的毒瘾。科学家们真的是现实中的伊卡洛斯[1]，总是希望能够制造出效果更快、更强的药来，在同行中独占鳌头。帝王们派出术士，进行荒谬的探寻，希望解开永生不老的秘密。江湖郎中则说，你需要移植一对山羊的睾丸。有时，我们不顾一切地寻求一个药方，什么都可能尝试。

甚至是放射性的栓剂。

还是实话实说吧。对很多人来说，只拥有健康并不够。我们还想要更多——永驻的青春，无瑕的美丽，无限的力量，宙斯一样的生殖能力。正因如此，江湖郎中们才兴旺发达了起来。我们因此开始相信含砷的小圆饼可以带给我们漂亮的肤色，相信难以捉摸的黄金药水可以修补破碎的心。现在我们拥有后见之明，所以很容易会对本书中提及的许多疗法嗤之以鼻。但是无疑，"谷歌博士"曾帮助你快速解决了一些烦人的问题。我们没有人能够抗拒快速解决的诱惑。如果生活在一百年前，你可能就是买含番木鳖碱的补药的人。

显然，我们需要从江湖郎中的手中被拯救出来——同样我们也需要从自己手中拯救自己。19世纪专利药品的兴起，促使美国走向了转折点。随着1906年《纯净食品和药品法案》的颁布，美国开始严厉打击和控制弄虚作假的误导性标签、食品中不安全的成分以及药品和食品生产中的假冒伪劣产品。1930年，负责此项工作的监察局被正式命名为食品药品监督管理局（FDA）。之后，1938年颁布的法律涵盖了医疗设备和化妆品，1962年的法律以科学严密的特性规范药品产业。

---

[1] 伊卡洛斯，希腊神话人物，与父亲代达罗斯使用蜡和羽毛造的翼逃离克里特岛时，向太阳飞去，因飞得太高，双翼上的蜡遭太阳融化，伊卡洛斯跌落水中丧生。——译者注

这些法规让美国的江湖郎中消失了吗？当然没有。尽管现代科学突飞猛进，FDA管理严格，人们对于人体运作的秘密有了格外深入的认识，但江湖郎中的触须依然能伸入健康医疗和化妆品行业的方方面面。所以，在本书的很多章中，你都会读到现代的更新版本。有些江湖郎中的手段，比方说水蛭，令人意外地转变成了真正有效的疗法。但是，在很多案例中（比方说吃绦虫减肥），江湖郎中的骗术依然"阴魂不散"——不散——不散。

要继续与骗子斗争，我们需要更加完全地了解人体的机能和疾病发生的原理。我们也需要保持开放的心态，了解治愈疾病、延长寿命的新方法。最后，我们需要时刻保持警惕。江湖郎中一直都在，时刻准备着在医学科学找到切实可行的解决办法之前，利用人类的绝望牟利。

那么，一个人要怎么才能变成谨慎小心且有鉴别力和开放思维的消费者呢？请注意，江湖郎中的药，为了让我们相信其效力，通常都依赖奇闻逸事作为证据，或是依靠一个知名医生的背书。还有，我们应加倍仔细地审视那些声称"研究显示某某药效果好极了"的言论。要展示药效的"研究"应该是拥有严格的操作过程，经过同行评议，并被不同实体单位重复操作检测过的，而江湖药方很少有这样的。我们自己的偏见——确认偏见、派系偏见、购后合理化，以及很多其他偏见——都会影响我们系统性地评估诸如草药止咳滴露、电子灭癌仪或价格昂贵的等离子注射美容等形形色色的疗法。

最后，事情其实落在一些非常简单的问题上。你相信该疗法起效的确实证据存在吗？你愿意冒险承担副作用吗？还有一个千万不能忘记的问题：你的钱包有多厚？

总之，本书实际上只是一部关于治疗所有疾病的最糟糕方法的简明历史。但无疑，很多更糟糕的方法现在还没有出现呢。

作者说明

本书无意成为巨细无遗的百科全书，涵盖我们现在认为荒谬的所有疗法。因此，你会注意到，我们把重点基本都放在了历史上出现的疗法而非现在流行的疗法上。而且，有很多话题，我们都很想深入讨论，但又觉得这些话题值得以一种完全不同的方式来专书讨论，比方说以宗教为基础的医疗骗术，同性恋转换疗法的明显不公，以及以种族主义为基础的所谓疗法。

目　录

第1章　元素治病　元素周期表的盛宴

汞：排毒必备，治疗梅毒有奇效?！ ……………………… 003
　甘汞：排个干干净净 ………………………………………… 005
　水银：兽性美女 ……………………………………………… 008
　梅毒患者的水银套餐 ………………………………………… 011
　双蛇杖的误用 ………………………………………………… 014

锑：催吐神药，内服，可反复使用 …………………………… 016
　呕吐简史 ……………………………………………………… 018
　修士杀手还是特效神药 ……………………………………… 019
　永存的便便药丸与呕吐杯 …………………………………… 022
　锑烟熏妆，以及起疱和厌恶治疗 …………………………… 024
　再见了，锑 …………………………………………………… 026

砷：美白有奇效，优质护肤品 ………………………………… 027
　吃上两片砷，不用看医生 …………………………………… 030
　砷上瘾的"嗜毒者" …………………………………………… 032
　致命的美白化妆品——砷 …………………………………… 034
　砷的今天 ……………………………………………………… 036

I

金：什么都镀点金，对健康有好处 ··· 038

- 可以喝的金子：杯子中的长生不老 ··· 039
- 金光闪闪的馊主意 ··· 042
- 黄金、性病和酗酒 ··· 044
- 当下的镀金时代 ··· 046

镭 & 氡：辐射包治百病，令人重返青春 ··· 047

- 一经问世，"镭"出健康 ··· 049
- 氡之水疗 ··· 051
- 镭激素仪和"镭栓剂" ··· 053
- 被"镭"死的实业家与镭药的终结 ··· 056
- 镭还有用！ ··· 057

女性健康的恶名堂：救命！别让自信满满的男人再折腾女人的健康了 ··· 059

第2章　植物和泥土　大自然的馈赠

鸦片：戒毒全靠海洛因？ ··· 065

- 鸦片的甜美催眠曲 ··· 068
- 鸦片升级版：鸦片酊 ··· 069
- 吗啡：美梦还是噩梦？ ··· 072
- 海洛因：为戒毒而诞生的毒品 ··· 074
- 鸦片药物的衰落和坚持 ··· 075

番木鳖碱：奥运会冠军的兴奋剂 ··· 077

- 强效功能性饮料——番木鳖碱饮 ··· 079
- 番木鳖碱口服药和番木鳖碱灌肠剂 ··· 082

用番木鳖碱来壮阳 ··· 085
独裁者药柜中的番木鳖碱 ································· 085
兴奋剂的衰落 ··· 087

烟草：越来越多的医生选择抽骆驼牌香烟 089

来自新大陆的喜讯 ······································· 090
鼻烟：欧洲宫廷的最爱 ································· 092
烟草灌肠拯救溺水者 ···································· 094
抽一支烟，给房间消消毒 ······························· 097
烟草工业：与医生同眠 ································· 097
烟草的今天 ·· 099

可卡因：可口可乐曾经的精华 101

天然的兴奋剂：从安第斯山脉到奥地利 ··············· 104
止痛药可卡因 ·· 106
可卡因酒：社会名流的高端饮品 ······················· 109
可口可乐依然美味 ······································· 110

酒精：关于酒，并不全是坏事…… 112

葡萄酒：历史悠久的医用酒精 ·························· 113
琴酒：因药用而生 ······································· 116
保健品白兰地 ·· 118
不受重视的啤酒 ··· 121

泥土：吃土包治百病，卖土日进斗金 123

古老的泥土，神圣的吃土 ······························· 125
黏土帝国 ·· 128
吃黏土吧 ·· 131

解毒的恶名堂：一言以概之，没什么用，但也不会更糟了 ······· **132**

第3章　割、切、泡、抽　令人毛骨悚然的医疗工具

放血：理发店门口的旋转柱是怎么来的？ **139**

 血多导致疾病 141
 专业放血，还看理发师 142
 放放血，让你找回快乐 143
 富翁名流的放血生活 147
 血流渐小 148

前脑叶白质切除术：诺贝尔奖的黑历史 **150**

 一直钻吧，钻到疯狂的源头 152
 前脑叶白质切除术：诺贝尔奖之耻 156
 弗里曼开始单干：冰锥前脑叶白质切除术 159
 再也没有人用冰锥了 161

灼术：滚油和苍蝇选哪个？ **162**

 令人尖叫的古代技艺 163
 因痛苦而流行的火疗 165
 烧这儿，不要烧那儿 169
 起疱：西班牙苍蝇与脓 170
 今日的起疱和灼术 173

灌肠：风靡法国王室，路易十四一生灌了2000次 **174**

 自体中毒理论 176
 守护直肠的大门 178
 自己动手灌肠吧 180
 最后的尾巴 182

水疗：热水澡舒服？一星期不出来泡个够 ⋯⋯⋯⋯⋯⋯ **184**

水疗，让自己不舒服 ⋯⋯⋯⋯⋯⋯⋯⋯⋯⋯⋯⋯ 186
疯人院里的水疗 ⋯⋯⋯⋯⋯⋯⋯⋯⋯⋯⋯⋯⋯ 190
8杯水太少，30杯刚好 ⋯⋯⋯⋯⋯⋯⋯⋯⋯⋯⋯ 191
水还是好的，但不要过了 ⋯⋯⋯⋯⋯⋯⋯⋯⋯⋯ 193

手术：付费观看手术秀 ⋯⋯⋯⋯⋯⋯⋯⋯⋯⋯⋯⋯ **195**

死亡率300%的手术 ⋯⋯⋯⋯⋯⋯⋯⋯⋯⋯⋯⋯ 197
脓汁四溢 ⋯⋯⋯⋯⋯⋯⋯⋯⋯⋯⋯⋯⋯⋯⋯⋯ 201
那些不必要的手术 ⋯⋯⋯⋯⋯⋯⋯⋯⋯⋯⋯⋯⋯ 202
走向清洁 ⋯⋯⋯⋯⋯⋯⋯⋯⋯⋯⋯⋯⋯⋯⋯⋯ 205

麻醉：从把人勒晕过去开始 ⋯⋯⋯⋯⋯⋯⋯⋯⋯⋯ **206**

二氧化碳：现代麻醉术的奠基者，也是小狗杀手 ⋯ 207
氯仿：可能致死的副作用 ⋯⋯⋯⋯⋯⋯⋯⋯⋯⋯ 209
笑断气 ⋯⋯⋯⋯⋯⋯⋯⋯⋯⋯⋯⋯⋯⋯⋯⋯⋯ 211
"无欺诈"的乙醚 ⋯⋯⋯⋯⋯⋯⋯⋯⋯⋯⋯⋯⋯ 214
更加安全的麻醉剂 ⋯⋯⋯⋯⋯⋯⋯⋯⋯⋯⋯⋯⋯ 217

男性健康的恶名堂：看来男人对自己也很不客气 ⋯⋯ **218**

第4章 奇奇怪怪的特殊疗法　从水蛭到尸体

水蛭：治疗方式是，塞进人体内 ⋯⋯⋯⋯⋯⋯⋯⋯ **223**

水蛭疗法的起源 ⋯⋯⋯⋯⋯⋯⋯⋯⋯⋯⋯⋯⋯ 224
水蛭，好处多多 ⋯⋯⋯⋯⋯⋯⋯⋯⋯⋯⋯⋯⋯ 225
正确使用水蛭 ⋯⋯⋯⋯⋯⋯⋯⋯⋯⋯⋯⋯⋯⋯ 228

缺点和式微 ································· 231
　　现代医学的"叮咬手术刀" ···················· 232

食人和尸药：现实甚于 B 级片 ················ **234**
　　吸血鬼的小吃 ······························· 236
　　食人养生简史 ······························· 239
　　以形补形，以脑补脑 ························· 241
　　万能的木乃伊 ······························· 243
　　勿食同类 ·································· 245

动物衍生药物：海狸睾丸移植手术，很难说谁更惨 ···· **246**
　　牛脑治疯病 ································ 249
　　两颗睾丸的故事 ···························· 251
　　现代的相关行为 ···························· 255

性爱疗法：情趣用品，但是在医学分类下大卖 ········ **256**
　　与斯巴达三百勇士的狂欢 ····················· 257
　　医疗设备震动器 ···························· 259
　　医药箱中的其他性爱玩具 ····················· 263
　　奥罡之箱，性爱能量 ························· 264
　　性爱有益健康 ······························ 266

禁食：不吃饭，治百病 ······················ **267**
　　源远流长的禁食疗法 ························· 269
　　喝西北风晒太阳 ···························· 272

减肥的恶名堂：似曾相识，流毒至今 ············ **278**

第5章 神秘力量 电、磁、光以及国王之手

电：刺激过头 ·· **285**
　电实验后，每个人都想被电电 ··································· 287
　电梳子、电胸衣和电腰带 ······································· 289
　给水通电，焕发青春 ··· 291
　与电和谐相处 ··· 294

动物磁力：一个理论，一种信仰 ······························· **295**
　黑尔神父和动物磁力的诞生 ····································· 297
　梅斯梅尔的魔力触碰 ··· 298
　失之奥地利，收之法兰西 ······································· 300
　催眠：磁力疗法的现代升级 ····································· 304

光：有课有仪器，大赚特赚 ··································· **306**
　人造太阳，灯光桑拿 ··· 310
　加迪亚利的色彩疗法 ··· 313
　亦可照亮前行的路 ··· 315

无线电：治大病，如修收音机 ································· **317**
　人体就像收音机 ··· 318
　来一次充满玄学的诊断 ··· 320
　大受欢迎，大发横财 ··· 322
　好消息：信号渐弱 ··· 325
　尚未消失的电波 ··· 326

VII

国王的触碰：有问题就让国王摸摸，假的也凑合 …………………… **328**
王权的象征 ……………………………………………………………… 331
走出蒙昧 ………………………………………………………………… 336

眼睛护理的恶名堂：含鸦片的畅销眼药水 …………………………… **338**
癌症治疗的恶名堂：以形补形，以蟹治蟹 …………………………… **340**

致　谢 …………………………………………………………………… **343**

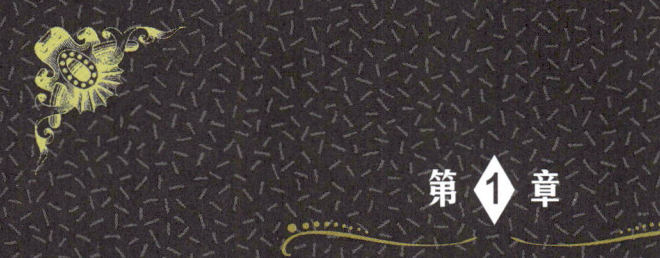

元素治病

元素周期表的盛宴

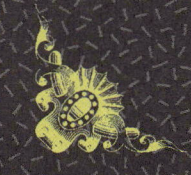

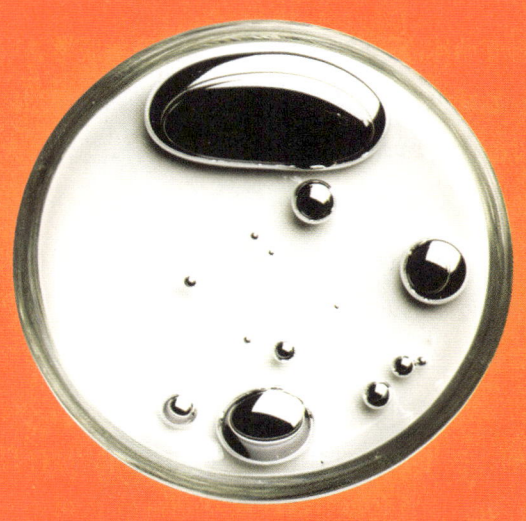

汞

排毒必备，治疗梅毒有奇效？！

有关罗马诸神、厕所考古学、流口水的梅毒病人、长生不老的超级追求者，以及错误的蛇

宝宝的手脚开始冰冷、肿胀、发红，血肉开始脱落，就像是被剥了皮的西红柿一样；她减重很多，任性地哭个不停，因为剧烈的刺痒而不停地抓自己，把发炎的皮肤都抓烂了；有时候，她的体温会到达38.9℃左右。

"如果她是个成年人，"孩子的母亲写道，"人们会认为她发疯了，她从小床中坐起，用手猛力捶头，揪扯自己的头发，不停地尖叫，还充满敌意地去挠每一个靠近她的人。"

她的状态后来被称作"肢端痛"，这个词专指患者手脚疼痛的症状。但是在1921年，这种婴儿的疼痛症被称作"粉红病"，病例每年都在增多。有一段时间，医生们一直都在努力确定病因。被怀疑的病因包括：砷、麦角碱、过敏、病毒感染。但一直到20世纪50年代，才有大量的案例指向了一种患儿都摄入过的成分——甘汞。

父母们想要帮孩子消除牙痛，就会从很容易买到的多种牙粉中选择一种，擦到孩子酸疼的牙龈上。这些牙粉中都含有甘汞。莫菲特医生顶好牙牙粉是当时非常流行的一种，这款牙粉还吹嘘自己能够"强健儿童体魄……缓解孩子的肠道问题，任何年龄段均适用"，还有一点非常诱人，"让宝宝胖得像小猪"。

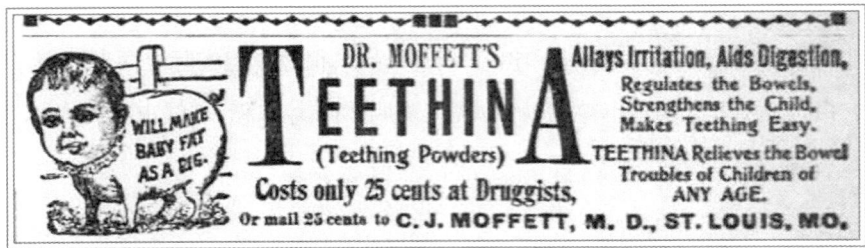

▲ 我说，我们应该会被这种"人猪合体"的怪物吓疯吧。

除了这种极可能出现的、汉赛尔和格莱特[1]非常想逃避的结果，甘汞中还潜伏着一种非常危险的东西：汞。几百年来，含汞药品都声称能够治愈形形色色、明显没有任何关系的疾病，如抑郁、便秘、梅毒、流感、寄生虫——你说一种病，就会有人发誓说汞能治好这种病。

好几个世纪以来，汞的使用无孔不入，社会的各个阶层都在用，液体形式（水银）或是含汞盐均有。甘汞也被称作氯化亚汞，属于后一类，很多历史上的名人都使用过，比如拿破仑·波拿巴、埃德加·爱伦·坡、安德鲁·杰克逊、路易莎·梅·奥尔科特。为什么呢？这可说来话长了。

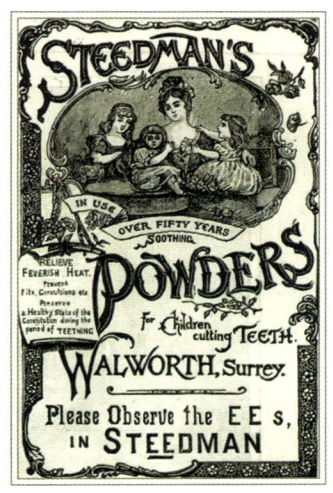

▲ 仔细阅读每一个字，所谓的药方完全是在教人如何毒死自家的孩子。

甘汞：排个干干净净

16世纪至20世纪初期使用的药品甘汞（calomel），名字来源于希腊语单词的"好"和"黑"（这样命名，是因为它有着遇到氨气会变黑的特性）。尽管这个名字的发音和焦糖（caramel）很像，但实际上两者没有半点相同，不过它偶尔也被冠以令人恶心的昵称"蠕虫糖""蠕虫巧克力"，

---

[1] 汉赛尔和格莱特，出自《格林童话》中的一则故事：在后母的逼迫下，汉赛尔和格莱特被父亲抛弃。两个人误入女巫的糖果屋，女巫决定将汉赛尔养胖一些再将他吃掉，所以他们非常害怕长胖。——译者注

用来治疗寄生虫。就其本身而言，甘汞似乎完全无害——它是一种无臭无味的白色粉末。但不要被骗了，如果说它无害，那你隔壁家那个藏着一地下室骨锯、穿卡其色衣服的邻居也是无害的。口服甘汞是一种强有效的通便剂，这种委婉的说法，意思是说它能将你肠子里的一切猛烈地转移到厕所里。便秘一直都与各种疾病有关，所以，打开直肠的地狱之门是拨乱反正、让一切好转的标志。

有些人相信，"甘汞"这个词中表示黑色的部分，来源于排出的黑色粪便，过去这被误认为是胆汁。能够允许胆汁"自由排出"，代表身体内部均衡、体液畅通的和谐状态，这个理论可以追溯到希波克拉底和盖伦的时代。如果粪便黑乎乎、黏糊糊的，那让身体摆脱这些毒素，不是更好吗？

"排毒"也有其他表现形式，比方说，令人颜面尽失地大流口水，这实际上是汞中毒的症状。甘汞的消费者和患狂犬病的狗旗鼓相当。将不好的东西通过大量唾液排出体外是件好事，对吧？16世纪时的帕拉塞尔苏斯相信，有效（或者说有毒）剂量的汞，能促使人产生至少3品脱[1]的唾液。这真是洪水一样的口水啊。所以，曾经有一段时间，频繁跑厕所、吐出几加仑[2]的痰就是很多疾病的治

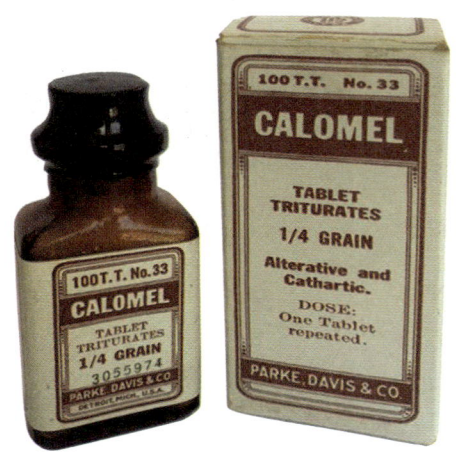

▲ 用量：一片一片又一片（直到你在厕所里"汪洋恣肆"）。

1　1品脱（美）约0.47升。——编者注
2　1加仑约3.8升。——编者注

疗手段，医生们开药时都会选择甘汞。

本杰明·拉什就是这样一个医生。作为参与签署《独立宣言》的美国开国元勋之一，拉什医生提倡女性教育和废奴。他致力于以人道的疗法治愈精神疾病患者，但很不幸，他认为精神疾病最好的治疗方法就是服用甘汞。在治疗疑病症的时候，他的说法如下：

> 针对本疾病，汞发挥如下作用：1.将病态的兴奋从大脑抽取到口部；2.清理内脏梗塞；3.改变病人痛苦的根源，通过其口疮将其彻底治愈。如果能刺激病人到对医生或朋友产生怨恨的程度，唾液分泌疗法还能发挥更多作用。

怨恨医生和最好的朋友，真是一种不得了的副作用！但实际上，拉什是用重金属中毒的症状取代了疑病症。另一个副作用就是汞过敏，这是一种神经障碍，症状包括抑郁、焦虑、不正常的胆怯，以及频繁叹息。此外，还有四肢震颤，这些症状通常被称作"疯帽商症"或"帽商抖"（因为制帽工人在制毛毡的过程中使用汞，很容易出现汞过敏）。另外，中毒的病人还要忍受牙齿脱落、颌骨败坏、面颊坏疽生疮、舌部溃疡、牙龈溃疡等症状。好了，如果能治愈成功，即使拉什医生的患者变成了情绪极度不稳定的《行尸走肉》的群众演员，那又怎样呢？

1793年，通过蚊子传播的黄热病病毒袭击费城，拉什医生积极提倡大剂量使用甘汞和放血疗法

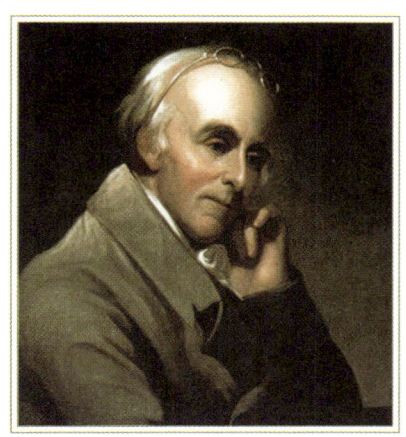

▲ 本杰明·拉什，美国开国元勋，他希望你能猛猛排便。

（英雄疗法）。有时，他会使用高于正常用量10倍的甘汞。即便是当时热爱泻药的医学界人士也觉得这太过分了。费城医学院的成员说他的方法是"蓄意谋杀""给马用的"。在这之前，1788年，作家威廉·科贝特就给拉什贴上了"猛药庸医"的标签。

当时，按照托马斯·杰斐逊的估算，黄热病的死亡率约为33%。而1960年的研究发现，拉什的患者死亡率为46%，真不算是改善了当时的情况啊。

不过，最后还是拉什医生的影响力促使费城的死水问题和卫生系统得到改善；另外，碰巧蚊子在秋天来临后的第一场霜冻中大量死亡——传染病因此而结束。拉什医生的朋友亚历山大·汉密尔顿也病了，但他去看了一个用药温和的医生。"就他放血和使用汞的理论，"汉密尔顿写道，"我和我的朋友起了冲突……我非常爱他，但他造成了很多伤害，却发自内心地说服别人相信他是在救命。"汉密尔顿活了下来，而拉什医生的名声却没有了。到了19世纪，他已经不再行医。

不过，人们还在继续使用甘汞。一直到20世纪中期，汞化合物才不再受青睐，因为人们深切地懂得了重金属的毒性——实际上，你懂的——非常可怕。

水银：兽性美女

大多数人都知道，汞元素是一种滑溜的银色液体，曾经被普遍使用在玻璃温度计中。如果你的童年是在"直升机父母"[1]和"一切有机"时代之前，那么，你很可能玩过碎了的温度计里面的东西。那些闪耀着微光的小

---

[1] 指"望子成龙、望女成凤"心切的父母，他们就像直升机一样盘旋在孩子的上空，时时刻刻监控孩子的一举一动。——译者注

路易斯、克拉克和霹雳
（不，这不是一个乐队）

本杰明·拉什利用"拉什医生的胆汁药"在费城以外的地区产生了很广泛的影响。这种由甘汞、氯和球根牵牛（一种有效的催泻药草）配置而成的专利药，被拉什医生深情地称作"霹雳"或"雷声"。在拉什医生的推荐下，路易斯和克拉克在进行他们广为人知的远征探险时带上了这种药。拉什给他们写道："当你们感觉到一丁点不舒服时……吃上一两片或是更多片排毒药，温和地疏通肠道。"他还写道，便秘"通常是疾病来临的信号……吃上一片或是多片排毒药"。还有，缺乏食欲是"疾病来临的信号，应该采用相同的治疗方法来提前避免"。

总之，觉得有哪里不对劲吗？排毒，拼命地排毒。

所以，路易斯和克拉克带了至少六百片拉什医生的"霹雳"。当代的历史学者认为，在这场载入史册的旅程中，路易斯和克拉克在蒙大拿州的洛洛蹲了很长时间——真的是蹲着。由于他们的探险是军事探险，他们依靠的军方指导手册要求，探险队的公用厕所需要设置在距离主营地300英尺[1]远的地方，历史学家通过能标记年份的铅样品发现了主营地，然后呢，哎呀，在300英尺远的地方就探测到了汞。这可真是粪便中的佼佼者啊。无论拉什医生的"霹雳"有没有治好他们的疾病，这都确切无疑地在粪便学历史上留下了一笔。

---

[1] 1英尺约0.3米。——编者注

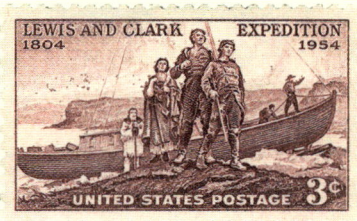

▲ 去往无人排泄之地勇猛地排泄吧！

球轻快地滚来滚去，孩子们一玩就是好几个小时。

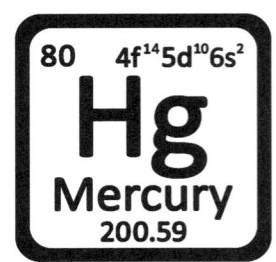

汞总是透着一些神秘。古拉丁语中，汞被称作"hydrargyrum"，意思是"水状的银子"，因此它在元素周期表中被简写为Hg。它是唯一一种在常温下是液态的金属，也是唯一一种俗名与炼金术和罗马神祇有关的金属[1]。

所以，人们很自然地会期待汞当中包含着神秘的力量。秦始皇就是其中之一。他不顾一切地想寻找长生不老的秘密，派出了很多队人马去寻找答案，但这一切都注定失败。之后，他的术士给他调制了含汞药物，他们认为这种闪闪发光的液体就是解开长生不老谜题的钥匙。

秦始皇在49岁因汞中毒而死，可以说是英年早逝。但是，哎呀，为什么要停止尝试呢？为了能在来生继续统治天下，秦始皇将自己埋在了一个豪华的地下陵寝之中，古代的作家们描述那里以水银为江河大海，以装饰在墓顶的宝石为日月星辰。据说里面还遍布着机关陷阱，一旦有人进入墓室，就会有暗箭齐发。秦始皇一人独乐而万民战栗，他确保自己的妃嫔和墓穴的设计者都被活埋殉葬（啊！啊！啊！）。因为墓穴一旦被打开，就可能出现高浓度的汞毒气，所以到目前为止，秦始皇陵还没有进行考古挖掘。

过了很多很多年，亚伯拉罕·林肯让自己彪炳青史的同时，也成了汞的受害者。在担任总统之前，林肯一直遭受着情绪波动、头痛和便秘的折磨。19世纪50年代，他的一个助理记录道："他通道不畅的时候，也总是会恶心头疼，于是他吃了蓝色的药丸——很多蓝色药丸。"这种"恶心头

---

[1] 汞的英文是mercury，与罗马神话中诸神的信使、商业之神墨丘利的名字写法相同。此外，水星的英文名字也是Mercury，这是炼金术士的占星体系确立的命名。在占星学中表示水星的符号与炼金术中表示汞的符号是一样的。——译者注

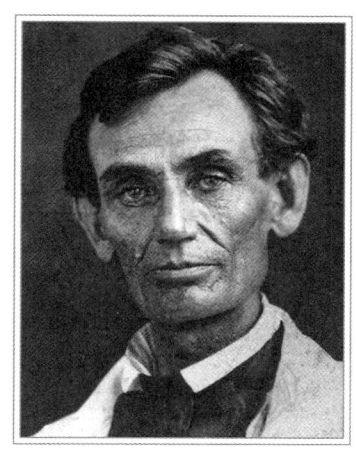

▲ 亚伯拉罕·林肯，此时还没留胡子、没戴帽子、没从汞的深渊中被解放出来。

疼"，也被称作"胆汁性头痛"，被认为通过顺畅排便将胆汁排出体外就能得到治疗。

那么，这个神秘的"蓝色药丸"是什么呢？这是一种胡椒籽大小的药丸，里面包含纯液态汞、欧亚甘草根、玫瑰水、蜂蜜和糖。因为液态汞在肠道中很难被吸收，药剂师们都很开心地将内心压抑的暴力倾泻而出，反复研捣那液体的小珠，直到几乎看不见它为止，这个过程被称作"消解"。不幸的是，这种暴力的配药方式让水银更加容易转换为气态，由此被肠道吸收。

如同咖啡因上瘾的人吞下很多冒牌的无咖啡因咖啡后的情形一样，林肯在吃了药后，身体每况愈下。当时有很多记录都说他情绪多变，抑郁发作的过程中还混杂着狂躁、失眠、肢体震颤、步态不稳等问题，理论上来说，这些都是因为汞过敏。他也有过度亢奋的症状。

林肯不负盛名，似乎意识到了这种蓝色药丸可能无法让他康复，反而会令他越来越糟，因此一进入白宫之后，他显著地减少了用量。这还不算太晚。想象一下，如果在南北战争的时候，由一个汞中毒、情绪病态、阴晴不定的领导人来全权指挥，真是令人不寒而栗。

梅毒患者的水银套餐

好几百年来，汞和梅毒都有着千丝万缕的联系。15世纪，在法国占领了那不勒斯之后,这种疾病便一路进入欧洲。伏尔泰曾经写道:"法军一路轻松地攻入意大利,无心之中就拿下了热那亚、那不勒斯和梅毒。然后他们就被人赶了出去,从那不勒斯和热那亚被驱逐。但他们没有失去一切——梅毒跟随着他们。"

很快,这种"大疱疹"传遍欧洲,成为真正烦人而致命的"朋友"。苍白密螺旋体(这是致病的细菌)的历史血统非常恶毒。在与感染了此病的性伴侣接触过后,生殖器上的溃疡就会如雨后春笋般冒出来,然后会出现皮疹、发烧的症状。继而,臭烘烘的脓肿、脓疱、溃疡遍布全身,严重的会穿透脸部、血肉,甚至骨头。是的,失控的梅毒相当可怕。

人们拼命地想寻找一种疗法。到了16世纪,汞在擅长夸夸其谈、情绪激昂的帕拉塞尔苏斯的帮助下,成为治病之方。帕拉塞尔苏斯一直都反对盖伦的四液说,他认为水银、盐和硫黄三种元素具备大地、生理和占星学三方面的特质,能组合成各种各样治愈身体疾病的良方。

这时,一种盐——氯化汞出现了。和甘汞不同,氯化汞可溶于水,极易被身体吸收,因而会产生更多的中毒反应,却被当作有了更多的疗效。服用后,它能刺激皮肤(好疼!——啊,是见效了呢!),大量的唾液分泌也被视为成功排毒的迹象。

梅毒患者还接受了听起来应该是有史以来最可怕的水疗套餐。人们在汞被加热为蒸汽后进行蒸汽浴,吸入汞蒸汽据说非常有疗效(实际上也的确是汞被吸收的一种有效方式)。氯化汞被加入脂肪中,混合出来的油膏用于定期涂抹溃疡,有时候还会有熏蒸身体的疗法。一个病人浑身赤裸,被放置在一个装满了液态汞的箱子里,只有头从箱子顶部的洞中探出来,箱子下面点火加热,让汞雾化蒸发。16世纪时,意大利的医生吉罗拉莫·弗拉卡斯托罗说,在经过含汞油膏和熏蒸之后,"你会觉得引发疾病的酶已经随着一口令人作呕的唾液排到了你的口中"。

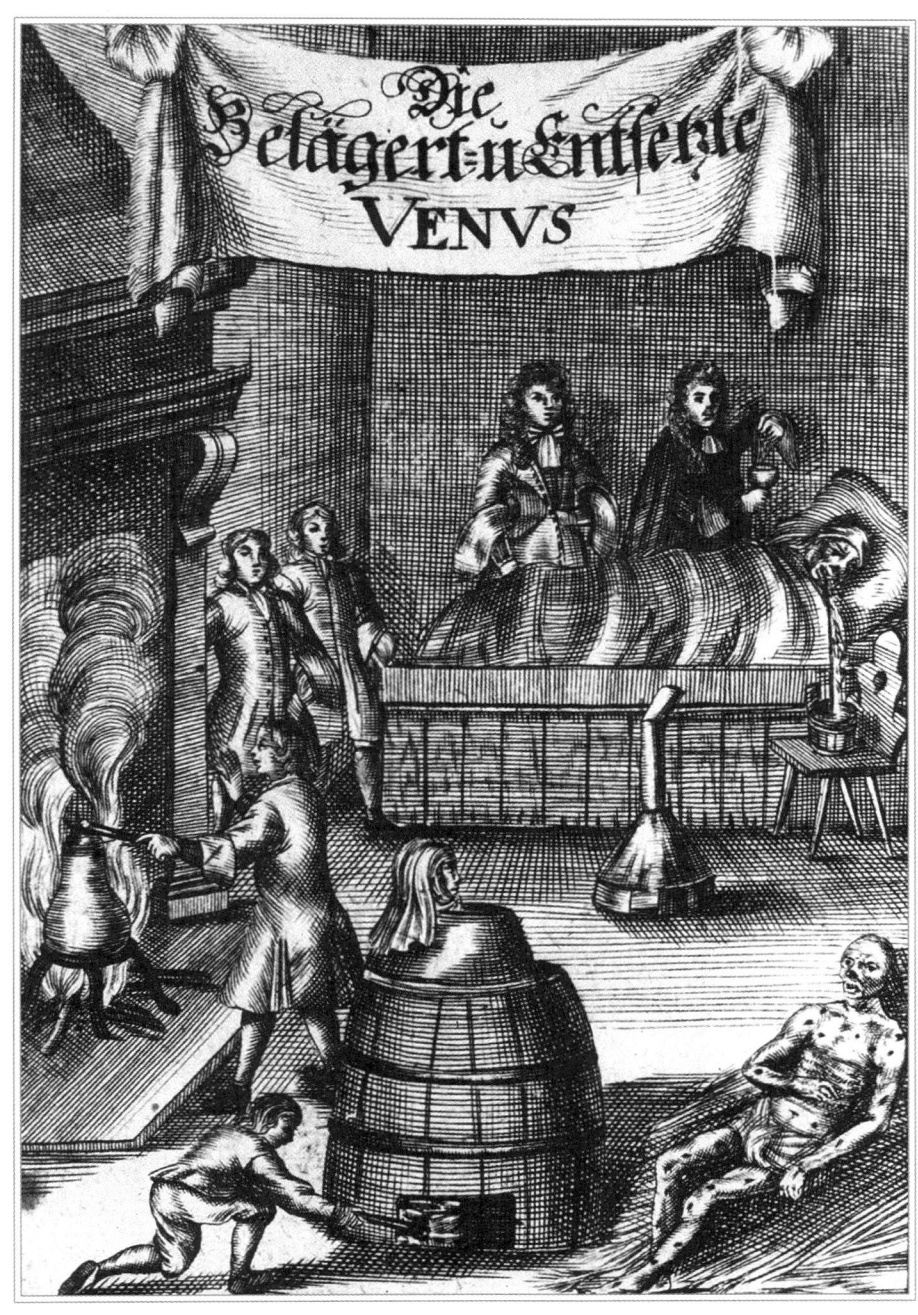

▲ 正在接受治疗的梅毒病人，请留意口水瀑布（右上）和手榴弹状的水疗桶。

针对梅毒患者的治疗，通常会使其失去性征。而更可怕的是，这些疗法基本都会伴随患者的一生。当时有一句俗语说得非常有道理："与女神共度一夜，与水银相伴一生。"

尼可罗·帕格尼尼，历史上最知名的小提琴家之一，也在被诊断患有梅毒之后遭受了汞过敏。因为汞过敏，他还有抑郁症、过度胆怯等病症，到了1834年，由于突然停药，他开始不可自控地颤抖。他的腿粗得像树干，长期咳痰。他抱怨道："我很容易就会咳出痰和脓液……三四茶碟那么多……我的腿部肿胀，已经上升到膝窝部位，我走起路来就像只蜗牛一样。"他的牙齿脱落，膀胱长期疼痛，睾丸发炎红肿，肿到"小南瓜"那么大。真该死，梅毒让人再也无法直视现在随处可见的小南瓜装饰品了。

不知该说是幸运还是不幸，这种黏液分泌旺盛、行动速度如软体动物、下体如同葫芦的生活，可怜的帕格尼尼并没有忍受太久。在停止用药一个月后，帕格尼尼去世了。

今天，我们都知道汞和类似银这样的金属能杀死体外细菌。不过，所有科学家都知道，在培养皿中有用的东西，在人体中不一定是好的。我们并不清楚，梅毒病人是被汞疗法治好了，还是疾病发展到了一个可能数年内无症状表现的新阶段。这还有一个前提：汞中毒没有先把他们杀死。

双蛇杖的误用

随着更安全、更有效的治疗方法取代了排毒这样的"英雄疗法"，甘汞逐渐不再受青睐。20世纪40年代，美国以及世界其他国家都禁止汞用于制毡业；20世纪60年代，金、银矿采中也禁止使用汞。20世纪50年代，甘汞才从英国药典中删除，因为直到那时他们才认识到汞是肢端痛的病因。即便是现在，你依然能够看到水银温度计（它们比使用红色酒精的温度计更加精确），但各类法律法规已经在全球范围里将汞从医学界驱逐了。

尽管这个元素已经不再用于主流医疗业，但它找到了一个方式钻入很多医生的办公室。阴差阳错的是，墨丘利的象征是双蛇杖——两条蛇缠绕在一根有翅膀的棍子上，而这个标志也被普遍但错误地与医学机构联系在了一起。这是由于1902年美国空军医疗队误用了这个标志。很快，它变成了一种象征疗愈的标志，被广泛使用。但实际上，双蛇杖代表的是墨丘利——收益、商业、小偷、骗子的神。

健康和疗愈的守护神阿斯克勒庇俄斯的权杖，只有一条蛇缠绕在一根简单的棍子上。1902年被错误地忽略的就是这一根权杖，目前大多数的学术医疗机构使用的标志也是这一个。

1932年，斯图尔特·泰森曾经在《科学月刊》指出了双蛇杖的误用，并认为"（墨丘利是）商业与财富的守护神……他的如'银'巧舌能将'越坏的表现解释出越好的理由'……所以，他的象征不是正适合……所有的医学骗子吗？"——完全正确。

▲ 墨丘利——手拿双蛇杖和鼓鼓的钱包，脚踩众生。

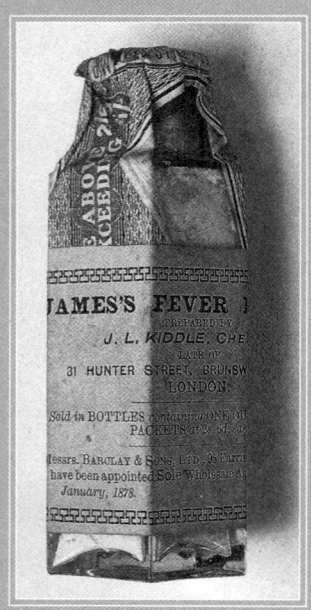

锑

催吐神药，内服，可反复使用

有关奥利弗·哥尔德斯密斯的最后闹剧，伪造的巴西尔·瓦伦丁，库克船长的杯子，以及永存的便便药

1774年，奥利弗·哥尔德斯密斯感觉非常糟糕。这位创作了《威克菲尔德的牧师》和《委曲求全》的作家出现了发烧、头疼等症状，被怀疑是肾出了问题。在过往的人生中，他以全班最后一名的成绩从三一学院毕业，试图在爱丁堡攻读医学学位，但没有成功，花光了钱财之后浪迹欧洲，最终以作家的身份获得了一定的成功，不过有一些人，比方说霍勒斯·沃波尔，说他是"颇具灵光的蠢材"。

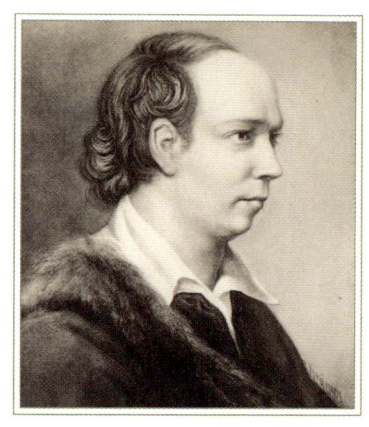

▲ 奥利弗·哥尔德斯密斯，作家，"颇具灵光的蠢材"。

然而，他医学博士肄业以及短暂地担任一位药剂师助理的经历，在那个时刻发挥了作用。他一定要自己治疗。

然后，圣詹姆斯发热粉登场了。

圣詹姆斯发热粉在当时非常有名。这种药粉由18世纪最知名的专利药研究医生之一发明并出售，据称能够治疗"伴随抽搐和轻微头疼"的发烧、痛风、坏血病、牛瘟病毒。罗伯特·詹姆斯医生将自己的配方视作顶级机密，为了防止有人偷走，他甚至在专利申请书中撒谎。不过，这个药的主要成分是一种名为锑的有毒金属，极其符合奥利弗·哥尔德斯密斯认为自己走下病床所需要的——不，该说必需的才对。

他想要呕吐。

哥尔德斯密斯，自称医生，不过他根本不是，他请一位药剂师送来圣詹姆斯发热粉。药剂师拒绝了，恳请他去找一位真正的医生咨询。但哥尔德斯密斯最终得到了自己想要的。

18个小时后,在经历了频繁呕吐和抽搐之后,奥利弗·哥尔德斯密斯死了。

呕吐简史

我们会继续讲可怜的哥尔德斯密斯先生和他梦寐以求的锑药处方。不过,短暂停顿一下这个话题,先来研究一下为什么他如此强烈地渴望要了他的命的呕吐。

呕吐是身体排出胃里的东西的方式,这一过程既违反重力,也违反正常的消化过程。通过刺激胃黏膜,引发作呕反射,刺激大脑中的"呕吐中心"(真的,真有一个这样的神经区),你可以诱发这个逆消化的过程。像锑这样的催吐剂,就是人在故意想让自己呕吐时服用的物质,催吐剂的使用有着漫长而光辉的历史。

根据希罗多德的说法,古埃及人为了维持自身健康,每月都会使用催吐剂。希波克拉底也提倡定期呕吐。之后的好几千年中,这种建议不断出现。直到最近几十年,催吐剂还被认为是医学处方的重要组成部分。

大部分催吐剂的使用,都溯源到四液说:这一理论认为,当体内的血液、黑胆汁、黄胆汁、黏液四种体液失衡时,就会产生疾病。而通过呕吐、腹泻、出汗或唾液分泌来恢复平衡,则是必需的。基本上,如果是从毛孔向外渗出液体,或是从身体的任何一个孔洞向外排放液体,就是在令你四液平衡。

锑是一种矿藏遍布世界各地的灰色金属,自公元前3000年起就被广泛用于这一目的。众所周知,有一些人在大餐一顿之后,喜欢使用催吐剂来清空自己,罗马皇帝尤利乌斯·恺撒和克劳狄乌斯都这么做过。尼禄皇帝的顾问小塞内加曾经说，一些罗马人"吐了吃，吃了吐，根本不屑于消化集世界各地美食于一桌的盛宴"。据说，有一种含锑的酒被用于此目的。[有意思的是，大通道（vomitorium）有很长一段时间都被认为是罗马的聚会爱好者们暴饮暴食的场所。但实际上，它指的是露天竞技场的出口地区，供人群"倾泻"出建筑。没错，这个建筑学术语将人等同于呕吐物。]

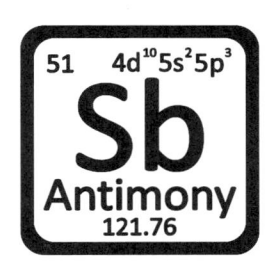

不幸的是，要让身体逆反正常的机体过程，有时候，你需要给身体一些它避之唯恐不及的东西，比方说毒药。学者和治疗者都承认锑的剧毒性。锑能造成肝损伤、严重的胰腺炎、心脏问题，以及死亡。不过，他们都相信医生可以驾驭它致命的力量。当时的人对锑有一种很普遍的观点："毒药到了医生手中就不再是毒药。"

真糟糕，奥利弗·哥尔德斯密斯是不顾医生反对弄到的锑。

修士杀手还是特效神药

16世纪著名的医生帕拉塞尔苏斯信奉一种以矿物为基础的哲学体系，反对四液说，这种极端叛逆的想法给他带来了很多追随者，同样也带来了很多敌人。在他看来，一个人必须懂得自然科学，才能懂得身体疾病。像锑、汞这样来自大地的物质，是令万物归于正确的完美元素。特别是锑，他认为锑"在净化自身的同时，也令一切不洁的东西得到净化"。你可能会觉得，这位文艺复兴时代的"奥兹医生"[1]的推荐，就足以令人去寻求这

---

1 由穆罕默德·奥兹主持的《奥兹医生秀》是一档美国健康节目，该节目已经在全球118个国家播出。——编者注

催吐小集锦

催吐剂有很多种类,通常是矿物和草药。以下是一份历史上最为臭名昭著的呕吐增强剂列表。

盐:古代的水手确信饮用海水能引发畅快的呕吐。希腊人用盐、水和醋的混合物。老普林尼推荐了一种由蜂蜜、雨水和海水组成的甜美混合物来达到这个目的。塞尔苏斯描述使用酒和海水,也就是"含盐的希腊酒",来"让肚子松快一下",这是催吐最文雅的说法。当然,喝下大量的盐水能令你呕吐,也能要了你的命。

啤酒和蒜泥:4世纪时的希腊医生菲路门努斯认为,啤酒和蒜泥的混合物能够通过引发呕吐治愈有毒的角蝰咬伤。由于蛇毒并不会聚集到胃部,似乎你只是在伤口外撒盐而已。

蓝矾(硫酸铜):蓝矾是一种耀眼的蓝色结晶体,自9世纪以来便一直被用作催吐剂。1839年的一本杂志曾经推荐蓝矾用于治疗鸦片中毒和毒芹中毒。不幸的是,蓝矾本身也有毒:它能引起血红细胞激增、肌肉组织损坏和肾衰竭。

吐根:吐根在17世纪传入欧洲。不,《吐根来的女孩》(*The Girl from Ipecacuanha*)这首歌里没有提及它。吐根糖浆作为祛痰剂和催吐剂被使用了好几百年。19世纪和20世纪初期,吐根还被用于治疗中毒,而且被认为是每个父母的药物柜中必备良药。现在,吐根依然能够买到。但是,现代的毒理学家认为,它并不能有效地减少毒物被吸收,而且有一半的概率,它甚至不会引发你呕吐——而那首歌是叫《伊帕内马来的女孩》(*The Girl from Ipanema*),好不好?

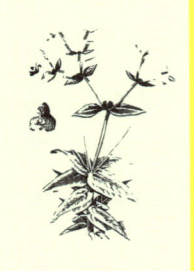

阿扑吗啡:这种致幻剂来自某种睡莲的块茎和根,玛雅人使用它,而古埃及墓室的壁画则使其名垂千古,19世纪中期,这种物质最终可以通过人工合成实现,药效很烈。一篇1971年发表的报刊评论中说,在引发呕吐方面,它的成功率是接近100%的,而其他的催吐剂只有30%~50%。不幸的是,这种物质曾经被用于同性恋的厌恶治疗,甚至杀死了一些病人。现在,阿扑吗啡被谨慎地用于兽医领域,另外,也非常罕见地被用于治疗人类的帕金森症。

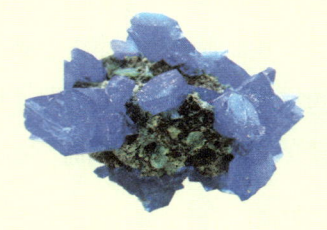

▲ 漂亮的蓝色硫酸铜,看起来像硬糖——别舔!

种催吐物品的帮助了，但实际上，锑直到获得了一位神秘修士的赞许，才开始真正风靡开来。

据说，锑的名字出自一个故事，与15世纪的一位名叫巴西尔·瓦伦丁的德国修士有关。传说，他是本笃会圣彼得修道院的修士，死于106岁的惊人高龄。他的墓志铭晦涩难解：post CXX annos patebo（120年净化之后，或者也可能是120年走过之后）。而最重要的是，据说，修道院教堂的一根柱子爆裂，露出了隐藏在其中的瓦伦丁所写的书籍，之前从来都没有人知道这些书的存在。

在一卷名为《锑的胜利战车》的手稿中，瓦伦丁极力赞扬了锑的价值。他甚至推荐用锑来给猪增肥。传说，在猪身上取得了显著效果后，他在修士们身上试验，结果修士们很快都死了。锑（antimony）就是由此而得名的——反修士（anti-monk），也就是修士杀手的意思。（这故事不太可能是锑名字的真实来源。锑更可能来源于希腊文"antimonos"，意为"一种不会被单独发现的金属"，因为在自然界中，它经常与其他元素——比方说硫并存。正如"巴西尔·瓦伦丁"更像是一个低俗的酒吧歌手的名字。）

瓦伦丁的手稿非常不可思议地出现在了一个名为约翰·索尔德的人手中，他是一个煮盐的工匠，也是一个商人，而且有极大的可能，是这些文字的真正作者。他还碰巧是一个技艺高超的化学家。在17世纪初期，他将瓦伦丁的著作传播得四处都是，同时锑的使用急剧增多。

然后，一场学术战争开始了。

极力主张四液说的盖伦派医生

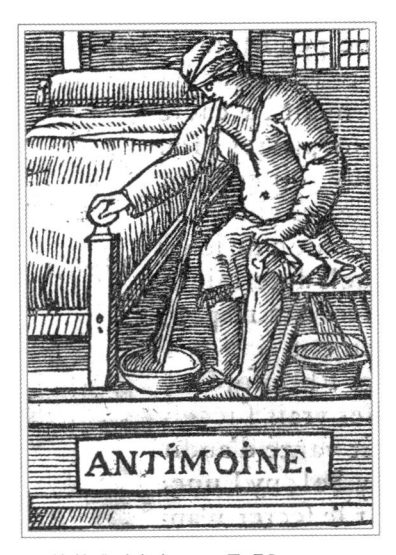

▲ 他的准头很好，不是吗？

们，对那些继承帕拉塞尔苏斯和瓦伦丁观点，崇尚汞和锑的净化力量的医生兼化学家们大为不满。围绕化学和医药学的交集，激烈争执和法庭论争持续不断，锑则是这些争议的中心。巴黎的医学界将锑视作一种"剧毒"。其中，发声最高的是一位17世纪的法国批评家、医生居伊·巴丁，他说："愿上帝保佑我们远离这些药和这些医生！"

不过，依然有很多人相信锑可以"完善身体"，能净化它接触到的一切不洁物质。锑被广泛地应用于一切疾病的治疗，从哮喘和过敏到梅毒和瘟疫。1658年，法国国王路易十四因重病而几乎死亡时，服用了一剂锑。他康复了（真是奇迹），然后法国国内围绕锑的论战就此结束，锑成为一位闪闪发光的金牌得主。

至于索尔德和可能是虚构人物的瓦伦丁，没有人真的在意这位煮盐师傅兼化学家或许就是那些文本的真正作者。那些手稿极可能不是15世纪的修士所作，因为"瓦伦丁"提到了很多在他死后才发生的事情。不过，锑令人作呕的遗赠，却是千真万确的。

永存的便便药丸与呕吐杯

在锑流行的高峰期，仅偶尔使用处方药品根本不够。人们必须拥有其衍生品。在17世纪和18世纪，有一种非常流行的杯子是用锑制成的，通常被称作"呕吐杯"。

和酒中的酸性物质起反应后，杯子中的锑会形成"催吐酒石"——锑钾酒石酸盐——令杯子的主人能享受优良健康的呕吐，或者至少是轻微腹泻。现存的锑杯中，有一个被认为曾经属于詹姆斯·库克船长，他可能在他的环球之旅中就携带着这个杯子。但是这个杯子是不能被轻易使用的——如果太多锑释放到酒中，形成的饮品将会是致命的。1637年，有人在伦敦的火药巷以50先令的价格买到了一个这样的杯子,三人因此而死。

然后,还有锑丸。和我们今天的一次性药物不同,这些金属药丸非常重,在通过肠道之后,和使用前相比,它们通常没有什么变化。自然,厕所里的药丸被悉心地回收、清洗,然后再次使用,一次又一次。所谓的循环利用,就是如此。这种"永存的药丸"或者说"永远的药丸"经常被当作传家宝代代相传。想象一下,在某个人的遗嘱中可能读到这样的内容:"送给乔纳森,我挚爱的有便秘的儿子,我的便便药丸传给他。"

现在你还觉得威利·旺卡[1]舔不完的糖很特别吗?

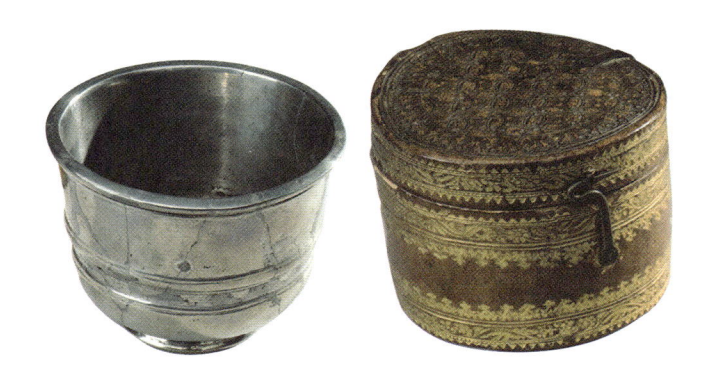

▲ 17世纪的呕吐杯和杯套——想精力充沛爽翻天,加点酒。

很多有胆量、有魄力的江湖郎中因为锑狂热而大赚特赚。18世纪的医生乔舒亚·沃德自从治好了乔治二世国王的拇指脱臼,在国王眼中,他从此做什么都是对的。尽管他根本没有任何医学背景,对制药也一窍不通,但沃德利用他的声名积累起大量财富。以他名字命名的药物有沃德丸和沃德滴露,他声称它们能治愈所有人类的疾病,痛风、癌症都不是问题。听起来好得令人难以置信?的确,但这不是真的。这些药中包含剂量足以引

---

[1] 威利·旺卡是英国童话作家罗尔德·达尔的作品《查理与巧克力工厂》中的人物。——译者注

发中毒的锑。即便如此，每个人都想在自家药柜中收藏沃德丸和沃德滴露。这位促销专家甚至还将药丸染成了红色、紫色或是蓝色，因为这种虚假的颜色令一切显得更好了，就像果冻一样。然而和果冻不同的是，沃德的一些配方中还包含砷。接着，沃德利用自己的财富不断进取，并收到了回报，甚至还开了自己的医院。他帮助了很多穷人，这是他非常好的一面。不过他经常给他们服用他的药丸——这可就不那么好了。

锑烟熏妆，以及起疱和厌恶治疗

由于锑是以令人作呕而出名的，所以，如果得知人们也将其用在自己的脸上，可能大家会觉得很惊奇。没错。就是那种让国王们呕吐的金属，就是那种永存的便便药丸中的金属，曾经被当作化妆品来使用。锑在元素周期表中的缩写是Sb，由stibnite（辉锑矿）简写而来，这是锑的硫化物矿物形式。辉锑矿呈金属光泽的浅灰色，暴露到空气中就会变成黑色。在古埃及、中东和亚洲部分地区被涂抹在眼睛周围（也就是现在的眼影）。

但在你去搞些辉锑矿给自己化个烟熏妆之前，请先读读后面的内容。如果你觉得锑能搞乱你的内脏，那就听我将它会对你的皮肤做什么娓娓道来。在反向刺激领域——这个理论认为，烧伤身体的某一部分或是让其起水疱，可以将患病部位的疾病拔出体外（参见"灼术：滚油和苍蝇选哪个？"一节）——锑经常被用作促生水疱的药剂，局部使用于皮肤。1832年，《伦敦医学百科全书》中推荐了一种含锑的软膏，用于治愈百日咳和肺结核。需要指出的是，这并没有效。唉，至于它引起的水疱，显然，百科全书的作者认为，最好能让水疱一直存在。也就是说，当水疱开始痊愈时，你最好挑开上面的皮肤，再加些酒石酸锑钾进去，以"产生大量脓汁"。

真恶心。谁说局部使用锑不能令你呕吐？

这个方法真可谓没有痛苦就没有收获，而提倡使用锑的人则更进一步，甚至开始采用厌恶疗法，这是一种行为治疗，通过将你想要的东西（例如喝酒）与你讨厌的东西（例如把肠子都吐出来）联系在一起而发生作用。费城医生本杰明·拉什曾经在一个有点太爱喝酒的人的杯子里，加入了几颗酒石酸锑钾。令拉什医生非常兴奋的是，那个病人在呕吐之后，对饮酒的厌恶持续了两年的时间。有人可能会觉得锑在这方面有很大功用，但是抱歉，它真的是一种剧毒物质，而且酗酒并不是需要快速治愈的疾病。

不过，庸医们却坚持使用锑。1941年，有一桩诉讼案件是起诉"莫法特太太醉酒飞走药粉"（含锑）欺骗病人并且有毒（暂且不说这个搞笑的药名）。但是这并没有阻止人们继续使用锑来治疗酗酒。实际上，直到现在，锑在美国之外的一些地区依然被作此用途。2004年，一个19岁的男人喝了来自危地马拉的"救命液"——一种含有锑的饮料，之后肾部受到严重损伤。《新英格兰医学期刊》重点讲述了2012年的一个案例，一个男人喝醉了，回到家，他的妻子给了他一剂酒石酸锑钾。她听说这种东西能够引起呕吐，从而令丈夫停止饮酒，这是她特地到中美洲买的。最后，她的丈夫也因肾脏和肝脏损伤住进了医院。

现在，还有一些经正式批准的药物被用于厌恶疗法，例如安塔布司，这种化学药品遇到摄入体内的酒精就会令人呕吐。不过，这种药物的使用并不广泛，因为病人不喜欢服用——惊奇吧。唉，人们厌恶厌恶疗法，即便这种药中根本不含锑。

再见了，锑

在现代药典中，除了安塔布司以外，没有别的药物用于引起呕吐，这是有原因的。我们有了更好的办法来处理摄入的有毒物质。如今，活性炭被用于吸附胃中的有毒物质，螯合治疗能令血液中的有毒离子形成稳定的螯合物，再没有呕吐的必要了！

对帕拉塞尔苏斯和瓦伦丁的追随者来说，锑可能是一种不可思议的神奇物质，但是现在，痛苦的水疱和呕吐杯则完全是不被欣赏的东西了。尽管锑依然在一些国家被用于治疗某些特定的寄生虫感染，但这在美国不合法。锑化合物具有很多和砷类似的副作用，例如口疮、肾衰竭，当然还有恶心、呕吐、腹痛。另外还有一个"小"问题——它还会致癌。

真糟糕，奥利弗·哥尔德斯密斯在要求使用锑之前完全不知道这些。

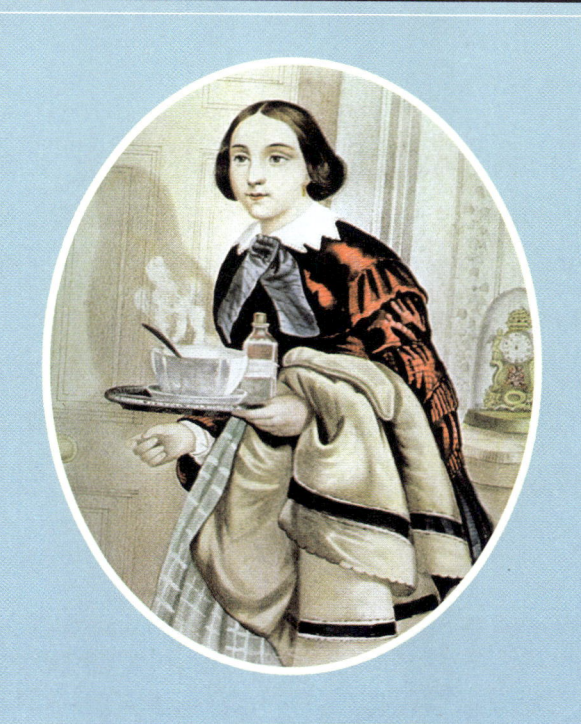

砷

美白有奇效，优质护肤品

有关代代相传的药粉，吃老鼠药的人，死于美丽的火辣挤牛奶女工，梅毒的救星，以及有毒的壁纸

来认识一下玛丽·弗朗西斯·克赖顿——一位妻子、姐姐、母亲，擅长逍遥法外。她第一次杀人是在1920年，受害者是她婆婆。人们都认为那个富有的47岁的女人死于食物中毒。但在她开始剧烈呕吐之前，玛丽给她吃了一些美味热可可。几小时后，她就死了。

1923年，玛丽再次出手。她说服自己十几岁大的弟弟查尔斯搬来与她和她丈夫同住，甚至在睡觉之前给他吃巧克力布丁。查尔斯觉得不舒服，胃痛、口腔干涩。没过多久，他就死了，死状极其惨烈，死前经历过严重呕吐和发颤。

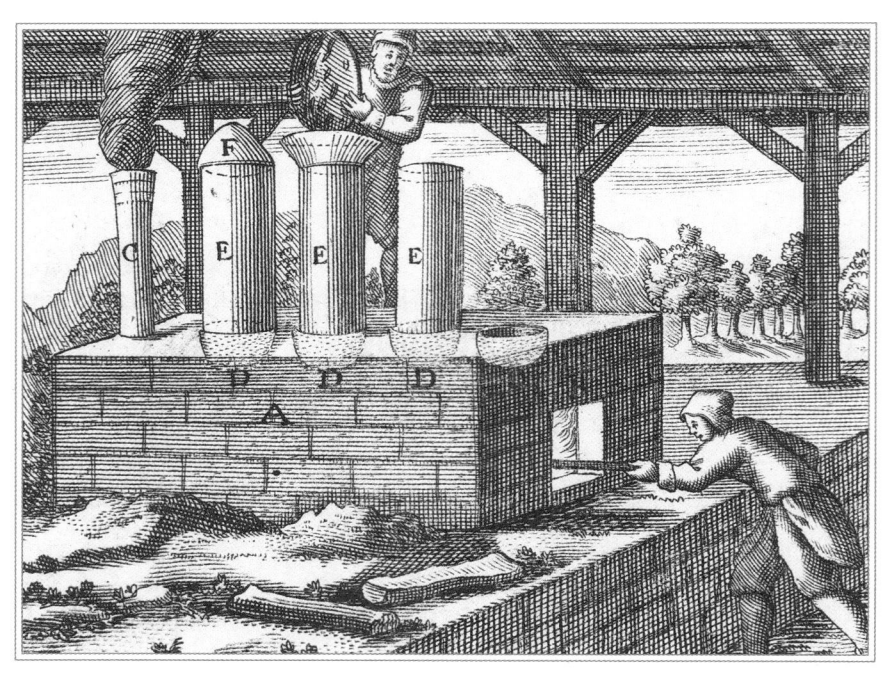

▲ 1704年，砷的大规模生产。作为谋杀者的最爱之一的砒霜，是通过烘烤硫化砷矿石生产出来的。

他的死因被归结为一种恶性病毒，而玛丽轻而易举地成为查尔斯1000美金的生命保险的受益人。警方收到了一封匿名信，称玛丽·弗朗西斯·克赖顿是个骗子，而那个男孩是被害的。查尔斯和玛丽的婆婆的尸体都被挖出来，由法医化学家重新勘验。他们发现什么了？砷。

砷的杀手之名比疗愈之名要大多了，它是烈性的伤肝毒药，也能致癌。致死剂量（大约100毫克）通常能让受害者在几小时内死亡。从中世纪到20世纪初期，砷都有着"毒中国王""国王的毒药""传家药粉"的"美称"。甚至古时候的希波克拉底都了解它的毒性，描述了一种开采砷矿的矿工身上出现的腹部绞痛。罗马皇帝尼禄觉得砷的药效非常有用，他用砷杀死了他的弟弟布列塔尼库斯，以确保自己王位的牢固。

为什么砷会成为每个人必备的毒药呢，家庭主妇和皇帝都爱用？首先，它几乎是无法被察觉出来的。砷最有名的形式——砒霜，无臭无味，混入食物和饮品中，通常也没有味道。而砒霜中毒的症状和食物中毒非常相似，这一点非常有益。在冰箱发明以前，国王开始胃痉挛，吐得脑子都快出来了，腹泻不止，并不总是有一个杀手在附近。文艺复兴时代的美第奇家族和波吉亚家族用起砷来都慷慨大度，以此干掉了所有挡路的人。英国散文家马克思·比尔博姆曾经说："没有罗马人能说：'我昨晚与波吉亚家共进晚餐。'"

尽管玛丽·弗朗西斯·克赖顿赢得了"长岛波吉亚"的绰号，她在两起可疑的死亡事件中却依然被判无罪。实际上，几年之后，她又用砷毒死了另一个人。（是啊，为什么不呢？前两次效果都很棒啊！）那起案件中的受害人是艾达·艾珀尔盖特，她的丈夫和玛丽十几岁的女儿发生了婚外情。

尽管这似乎是一桩一目了然的案件，但证明玛丽犯罪非常困难，关键原因就在于，在20世纪初，砷随处可见。

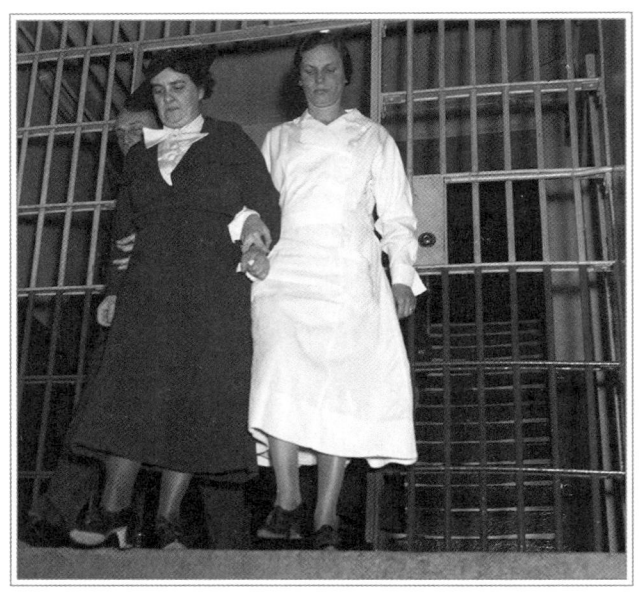

▲ 1936年，玛丽·弗朗西斯·克赖顿——"长岛波吉亚"去上庭。

吃上两片砷，不用看医生

砷自古就被用于医药之中。它是一种腐蚀剂，也就是说它能引起皮肤表面坏死并脱落。所以，当皮肤出现不正常的增厚时，比方说长牛皮癣，砷是有效的，但是人们用它来应对所有皮肤问题，包括溃疡和湿疹。这儿用一点，那儿用一点不会有多大伤害，但如果使用面积过大，或是使用过量，就会引起慢性砷中毒。和历史上很多药物一样，砷的使用范围宽广得吓死人，而且毫无道理：发烧、胃疼、胃灼热、风湿——都用砷，而且它还是一种可以强健全身的药。艾肯健体丸、复合硫化止咳含片、格罗斯神经止痛药，18世纪江湖郎中出品的成药行业对砷格外热爱。

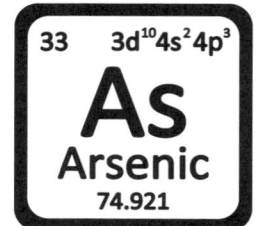

$33 \quad 3d^{10}4s^2 4p^3$
As
Arsenic
74.921

当时市面上还有以砷为主要成分的抗疟疾药，如无味疟热滴露（无味就是卖点，因为另一个选择——奎宁，非常苦）。这些药真能杀死疟原虫吗？不知道。但有些医生尖锐地指出，砷能"通过杀死病人治愈发热"。一个名叫托马斯·福勒的医生认为砷有效，他的配方成为之后150年中最为知名的含砷药物。

福勒氏液于1786年被发明，是1%浓度的砷酸钾，以薰衣草调味，防止被人们误当作水。据称这种药能治愈梅毒、一种名为"昏睡症"的寄生虫感染，以及因疟疾而引起的发热。医生们知道它能够烧掉一些皮肤病，于是将其应用于癌性肿瘤的治疗，希望能够将肿瘤消解。1818年的一本处方集详细记录了令人失望的结果："不幸的是，它的良好效果通常都无法超越一定程度。"对很多病人来说，"必须得允许造成伤害才有效果"。它还会造成维生素缺乏，令人肢端刺痛、心律过速。

作为一种提高活力的强身健体的补药，福勒氏液只是说说而已，毫无作用。砷能够扩张面部的毛细血管，所以人们会面颊红润，看起来容光焕发，非常健康——但实际上他们的感觉并不好。与汞等很多其他药物类似，砷的毒性会引发一些令人害怕的症状，包括腹泻和意识模糊。在现代实验室能做检测和扫描之前，砷所产生的效果被人们认为是药在发挥效用的表现（如果过度的胃胀气也算药效的话）。

除了福勒液之外，含砷的药品在19世纪大部分时间都可以自由使用。这些药被外用于皮肤，被当作灌肠剂，被内服。其中最常用的方式是将它夹到面包里面，做成"面包丸"，或

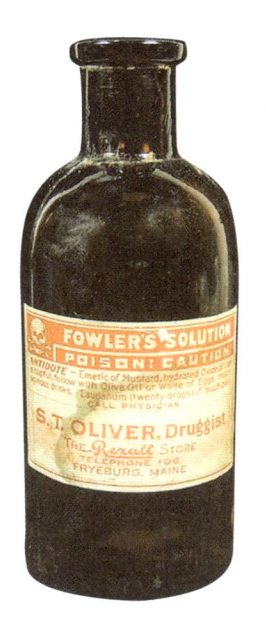

▲ 请注意，标签的一半内容都是毒性警告和解毒办法。

是拌胡椒。它也能通过注射或蒸汽吸入的方式使用。一本药理学教材向哺乳期的妈妈们大力推荐砷，说砷非常安全，可以通过含砷的母乳令宝宝们也享用到。有些人用砷来治疗孕期晨吐。砷声称可以治愈的疾病简直没完没了。蛇咬！佝偻驼背！醉酒呕吐！全都能用砷来治疗。或者说，人们是这么相信的。

1948年的一本由托拉德·索尔曼所著的药理学教材，依然认为福勒氏液和其他含砷物质"变化不定、难以预测、难以控制，既有好处，也有害处"。据说，卡尔·马克思也曾经服用过含砷药物，但因它"让我脑筋迟钝太多"而停用。传说，查尔斯·达尔文也因为使用福勒氏液而有砷中毒的症状，随着时间流逝，砷令他的皮肤变厚变暗，无论晒多么短时间的太阳，他的皮肤都会发黑。这证明确实有这种可能性。有一个叫乔纳森·哈钦森的人直言砷的药效"不是令病人有活力，而是消解活力，令病人感觉冷漠与不舒服"，有病人恳求他"请不要让我用砷，因为它总让我感觉特别不舒服"。

还有一个人的架子上也有一瓶福勒氏液，猜猜是谁？玛丽·弗朗西斯·克赖顿。但需要好几加仑这种稀释的溶液，才能达到查尔斯的尸体中砷含量的指标——不太容易混入少量布丁里面。所以，查尔斯的体内是怎么出现这么大量的毒药的？

玛丽的律师说，可能是他故意吞下砷的。这听上去很疯狂，是不是？那是因为你还不知道"嗜毒者"。

砷上瘾的"嗜毒者"

"嗜毒者"是奥地利施蒂利亚州的一些村民，他们故意吃砷，吃一大堆。这些人也被称作"吃老鼠药的人"（因为砷是非常有效的灭鼠剂——公众没过多久也发现，玛丽·克赖顿用在她弟弟和艾达·艾珀尔盖特身上的毒药就是"猛鼠药"）。瑞士的一个医生约翰·雅各布·范·茨楚迪在1851年第一次公开报道了"嗜毒者"的事情。看起来，这些村民会吃小剂量的砷，可能每次8格林[1]，一周吃几次，累计能达到致死剂量8格林。砒霜和白垩很像，会被撒在面包上，或是"一小块猪油上"。嗯嗯，真美味。药是从"流浪的草药商或小贩手里买到的，而这些人，是从匈牙利玻璃厂的工人、兽医或骗子那里买到的"。并不是来自辉瑞这样的大药厂噢，不过没关系。

施蒂利亚州人吹嘘自己性欲增强、性能力变强、面颊红润、体重增加、身体强壮（他们甚至还给他们的马服用砷）。茨楚迪提到一个挤奶女工希望提升魅力，以吸引她的一个爱人。她开始服用砷，然后，"几个月之后，她变得丰满圆润，总之，成了求爱者想要的样子"。她觉得：很好啊，为什么要就此停下呢？于是，挤奶女工增加了药量，直到"成为自己美丽的牺牲品。她死于中毒，结局凄惨"。不幸的是，"多多益善"这个说法，在涉及砷的时候，真是一个非常非常蹩脚的理论。

非常奇怪的是，"嗜毒者"似乎对他们选择的毒药产生了成瘾效应。如果停止使用，他们就会出现戒断反应，包括食欲下降、焦虑、呕吐、唾液过多、便秘和呼吸困难，有时也会有人死亡，除非"嗜毒者"恢复过去的习惯。服用砷的人也不都是每个人都闪耀着健康的荣光——有很多人的死状极其骇人。

当时，"嗜毒者"的新闻震惊了全球的医学界。《波士顿医学与外科杂志》（《新英格兰医学杂志》的前身）上，有一篇作者署名为谢瓦利尔医生的文章称："那些报道中的事情，对我们来说显得太不可能了，我们真的无法相信。"有人认为某些被吃掉的砷实际上应该是白垩，是骗子卖给

---

[1] 1格林约0.06克。——编者注

他们的。其他人则认为大剂量的砷未被完全吸收。最后，又有别的医生宣称很多"嗜毒者"所吃的是真正的砷，不过由于没有现代的血液检测，服砷者的故事还是很难让人信服。

不论人们怎么解读他们的故事，毋庸置疑的是，关于"嗜毒者"的报道将砷从令人恐惧的毒药变成了恢复青春的灵药和万灵丹。悲哀的是，服砷使人美丽的说法在社会中产生了影响。很多女人愿意服用毒药，最终却不得不因为美丽而死。

致命的美白化妆品——砷

施蒂利亚州挤奶女工的故事传遍了欧洲，这里的人都希望能变成面颊红润的美人（也许，他们都选择忽视麻烦的死亡）。在维多利亚时代，一种由砷、醋和白垩调配出来的鸡尾酒可以引发贫血，这反而令皮肤显得更加苍白，更加有贵族气质。如前所述，砷能扩张毛细血管，带给人一种看似健康的红晕。但实际上，长期吸收砷会令人的皮肤变暗，极有可能是辅料或其他的措施（远离太阳或是用醋洗脸）药效烈过砷，从而令皮肤变得苍白。幸好，很多化妆品中砷的剂量都不大。但如果是大剂量呢？一个聪明的使用者一旦注意到反作用，可能就会停止继续使用。但是，含砷化妆品的潮流经久不衰。19世纪，喝或是在脸上涂抹福勒氏液，服用含砷的营养药，使用含砷肥皂，都非常流行。

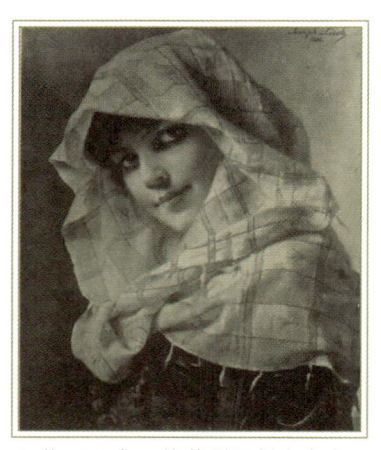

▲ 约1898年，施蒂利亚州农家女。这张脸使得毒药大卖。

别舔壁纸

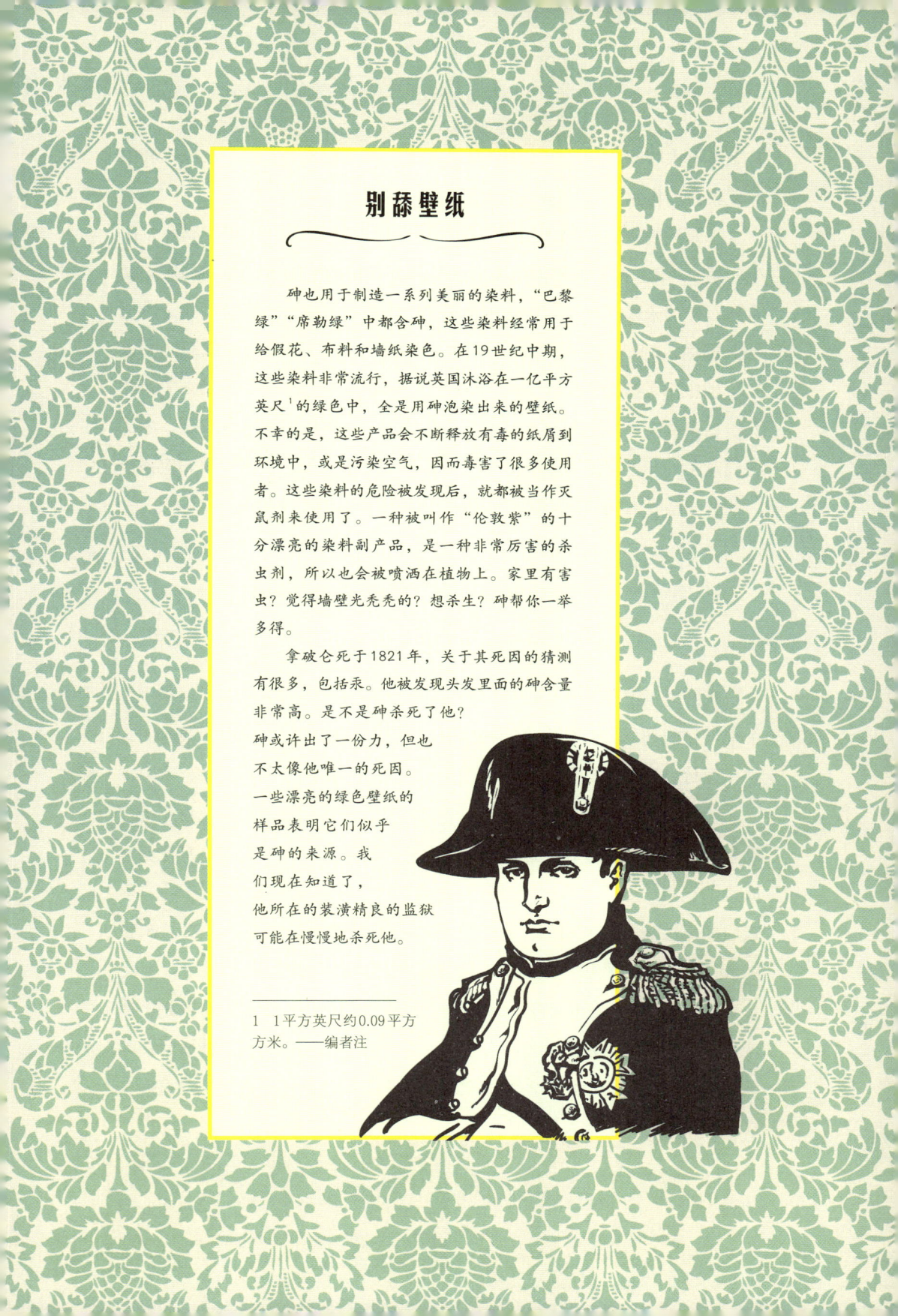

砷也用于制造一系列美丽的染料，"巴黎绿""席勒绿"中都含砷，这些染料经常用于给假花、布料和墙纸染色。在19世纪中期，这些染料非常流行，据说英国沐浴在一亿平方英尺[1]的绿色中，全是用砷泡染出来的壁纸。不幸的是，这些产品会不断释放有毒的纸屑到环境中，或是污染空气，因而毒害了很多使用者。这些染料的危险被发现后，就都被当作灭鼠剂来使用了。一种被叫作"伦敦紫"的十分漂亮的染料副产品，是一种非常厉害的杀虫剂，所以也会被喷洒在植物上。家里有害虫？觉得墙壁光秃秃的？想杀生？砷帮你一举多得。

拿破仑死于1821年，关于其死因的猜测有很多，包括汞。他被发现头发里面的砷含量非常高。是不是砷杀死了他？砷或许出了一份力，但也不太像他唯一的死因。一些漂亮的绿色壁纸的样品表明它们似乎是砷的来源。我们现在知道了，他所在的装潢精良的监狱可能在慢慢地杀死他。

1　1平方英尺约0.09平方方米。——编者注

甚至还有人吹嘘含砷的生发剂。砷实际上会造成脱发，它从希波克拉底的时代就被用作脱毛剂，这一点似乎没有人在意。

幸好逻辑还占上风，很多人都在谴责这种时尚。1878年，有一位医生写道："妻子们如此荒谬地将自己献祭在虚荣的祭坛上，她们的丈夫会有什么样的未来呢？"有一个堪称教科书的案例：凯特·布鲁因顿·班尼特。据称，她是圣路易斯最美丽的女人，因白如瓷器般的皮肤而广为人知。她服用了砷数年，于1855年死去，年仅37岁。她虚荣到底，美丽的女士恳求丈夫不要把其出生日期刻在墓碑上，这样她便能永远年轻。她丈夫同意了，却狡猾地在墓碑上加了她的年龄。下辈子，班尼特夫妇应该会为此有一些爱人间的小争执。

砷的今天

我们说了半天，全是毒药、毒性和死亡！砷入药做成药丸，似乎真是个很糟糕的选择，简直比用锋利的钢丝当牙线还糟糕。但是有一段时间，砷在医药史上真拥有合法地位。

砷凡纳明、新砷凡纳明、铋砷剂全都是含砷的化合药物，几百年来都没有治愈梅毒的药方，是这些药最终刹住了梅毒的脚步。后来，盘尼西林取代了它们。尽管之前的砷剂药物被用于治疗昏睡症感染（锥虫病），但它们的毒性是不能忽略的。新的抗原虫砷剂在20世纪问世，但到了20世纪90年代，因其致癌性被确认，它们都被从市场上撤回。

说到癌症，万能的福勒氏液也被当作抗癌药出售。令人惊奇的是，在这个特别的领域，它似乎真的有些用处。19世纪中期，它似乎能暂时消除慢性髓性白血病的迹象和症状。砒霜被用于治疗急性早幼粒细胞白血病，直到现在还在很多病人身上使用。

至少可以这样说，就如很多药物一样，砷的名声毁誉参半。在过去，它既能做英雄，也能做凶手。（玛丽在进行了第三次谋杀后，归宿是辛辛监狱中绰号"老花儿"的电椅。谋杀犯顶多能幸运这么久。）它能令你更美丽，但在这个过程中会慢慢杀死你。它能引起癌症，也能抗击癌症。正如帕拉塞尔苏斯曾说过的："万物皆有毒，无一物无毒，唯有剂量合宜，才能让一物不成为毒药。"

砷似乎也不例外。

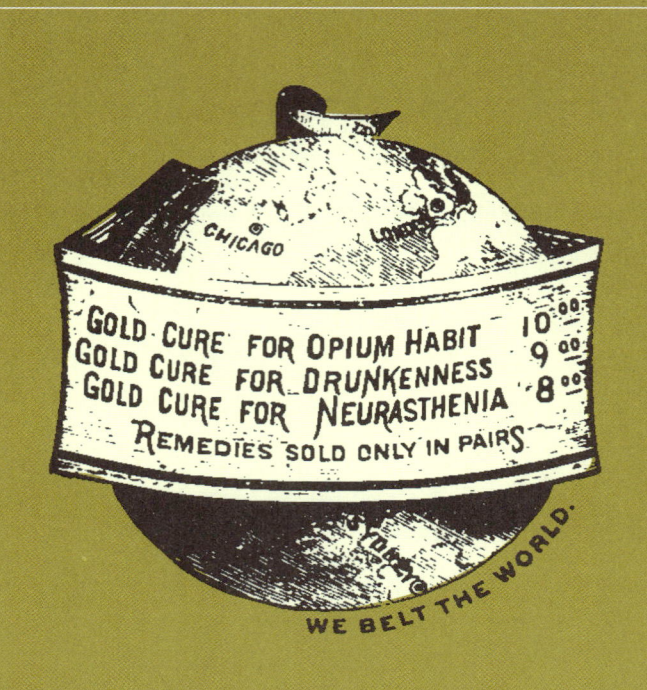

金

什么都镀点金，对健康有好处

有关贤者之石，醉鬼的解药，镀金药丸，暖心饮品，
以及娃娃的麻药

1893年，一个星期五的深夜，尤金·莱恩在布鲁克林大桥入口处被人发现，他醉得一塌糊涂。当时的情形，根据警察的描述，他醉得"又瞎又聋又哑"。他被拖入了位于市中心曼哈顿、被戏称为"墓地"的纽约市监狱，关了起来。

第二天，莱恩脑袋发烧，眼睛像死鱼，周围一片"怪味"，但他能解释自己是怎么混进监狱里的。他不过是和基利研究所的其他康复者一起在怀特普莱恩斯庆祝酗酒治疗项目的成功而已。或者，看起来，他并不成功。

莱斯利·E.基利医生曾于南北战争时在联邦军中担任军医，他承诺自己有一个神奇的戒瘾疗法。1880年，他开始在他位于伊利诺伊州德怀特市的疗养院收治酗酒和鸦片上瘾的病患。和当时的医学界观点完全不一样，他声称："酗酒是一种疾病，我可以治愈。"

能治愈吗？他一直在努力。很多年来，开往德怀特的火车上坐满了不顾一切寻觅清醒的"醉鬼"。登记入住之后，病人胳膊上会立刻被注射一针。医生还会给他们开一种药水，让他们每隔两个小时吃一茶匙。每天，病人们排着队，像军队里的阵列一样整整齐齐地等待着一次又一次的打针和装在茶匙里的药水。注射剂和药水的真实配方随着基利进了坟墓，始终未曾公开。但其中有一种原料，是他骄傲而公开地宣传过的——金。

可以喝的金子：杯子中的长生不老

基利不是第一个信誓旦旦地宣扬自己的治疗是以含金的药品为卖点的人。好几千年来，人类一直都尝试着吞下金子来维持健康。但是有一个困

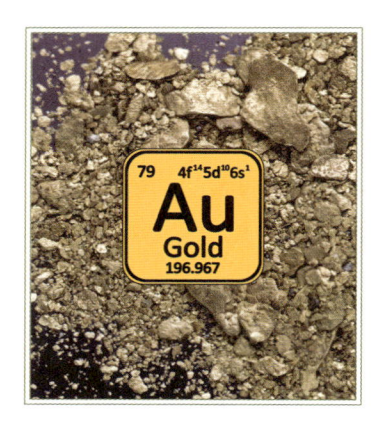

难：人体通常不能吸收金。如果是口服，纯金就会直接在人体内走一圈，然后令我们的大便比平常闪光值钱而已。有很长一段时间，医生们都不知道该如何对付这种顽固的元素。它不能发生化学反应，不能溶解，似乎对任何人都不起作用。甚至一些在医学史上最坦率的专家（希波克拉底、塞尔苏斯、盖伦等）都在这个话题上保持沉默。

这种金属虽然美丽，但似乎毫无益处，为什么我们会一直都尝试去吃它呢？

为了不朽，这是首当其冲的理由。当然啦，奢侈的金子就是令医学创新变得贪婪的起点。当你需要呕吐的时候，你会去用锑，如果你想放放血，会用柳叶刀或水蛭，但有些时候，打败疾病并不够。当要挑战死亡时，术士们就一而再再而三地被金子的闪光迷花了眼。

早在公元前2500年，中国人就已经知道金不会被锈蚀，因而将它与长生联系在了一起。大约3世纪时的术士魏伯阳曾经写道："金性不败朽，故为万物宝。术士伏食之，寿命得长久。"可见，服用金绝对不是一个当时才出现的想法。《本草纲目》中推荐了自公元前202年以来约2000年中出现的一些含金药方，比如这个用于治疗口疮和牙龈溃疡的方子："金器煮汁频频含漱。"黄金漱口液搅拌杯，了解一下？

随着中世纪时期炼金术的兴起，创造一种能够饮用的金的尝试层出不穷。炼金术士们的主要目标是什么？当然是为了研发出长生不老之药，也就是贤者之石[1]，也就是能允诺生命不朽的魔法物质（当然，这远远早于哈

---

[1] 贤者之石，Philosopher's Stone，哈利·波特系列的第一卷原文名为 *Harry Potter and Philosopher's Stone*，中文译作《哈利·波特与魔法石》。——译者注

利·波特）。1300年前后，一个名为格柏的炼金术士找到了将黄金溶解到液体当中的方法。这种"王水"是一种橘黄色的致命混合物，包含硝酸和盐酸，散发着雾气，就和你在迪士尼电影中看到的从女巫的坩埚中散发出来的东西一样。但很神奇的是，它能够溶解纯金，然后经过进一步反应，产生一种盐——氯化金，这种物质和水混合后是能够饮用的。但即便是氯化金溶剂，也是极具腐蚀性的，是个穿透能手。不过，这是第一次，药剂师们感觉他们似乎可以解开这种金光闪闪的金属蕴含的能赋予人生命的秘密。

特别是16世纪时的帕拉塞尔苏斯，他一直大力赞扬这种可以饮用的黄金。他相信金能够令人体"不可毁灭"，不过他可能有点夸大其词了："黄金饮能够治愈一切疾病，它具有重生与修复的力量。"他称它能治愈躁狂症、圣维图斯舞蹈症和癫痫。此外，它还能"令人心情愉快"。

黄金饮真的有效吗？这很难说。但有一件事情是可以肯定的，它绝对有毒。氯化金能造成肾损伤，并引发一种名为"黄金热"的疾病，患此病的患者不仅发热，还会大量流涎和排尿。

也许在金子还不能饮用的时候，人类就该放弃了。

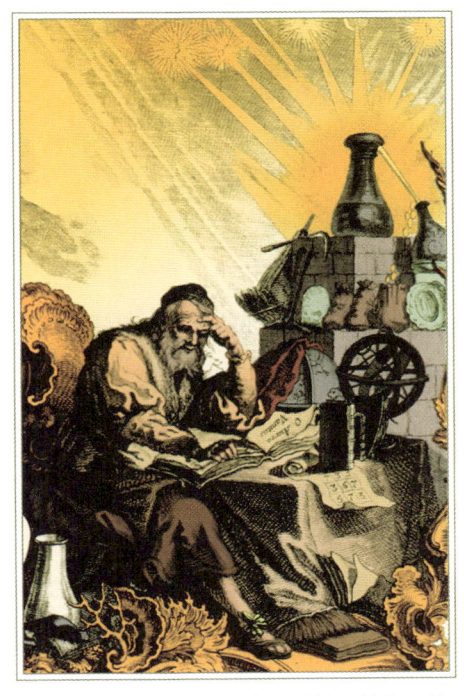

▲ 帕拉塞尔苏斯反复思考可以饮用的金，他非常认真。

金光闪闪的馊主意

非常奇怪的是,医生们——比方说17世纪的牙医和全科医生尼古拉斯·卡尔佩珀——基于和帕拉塞尔苏斯相同的理由,继续开出包含金的处方(有时候甚至是在氯化金表面裹上一层纯金,做出一颗镀金药丸,以增强药效)。副作用是病人愿意承担的风险。对那些患有癫痫或精神疾病的人来说,黄金微光的希望,还是值得一试的。

不幸的是,很多骗子利用黄金的吸引力来售卖一些毫无用处的药物。特恩的莱昂哈德·特恩尼塞就是其中之一。特恩尼塞于16世纪开始了自己劣迹斑斑的事业,他给廉价的金属镀金,然后冒充纯金销售。最后,他认定行医是来钱的事业,便开了一家店铺,生产并售卖定价极端高昂的"长生不老药",据称其中包含可以饮用的金。这些药有着"黄金剂""太阳精"这样夸张的名字,而其中极有可能根本不包含可溶解的氯化金,一切不过是夸夸其谈,根本不是药物。最后,法兰克福的一位教授终于写了一篇言辞犀利的文章将之曝光。特恩尼塞最终失去了自己的店铺和财富——不过原因却不在那篇文章,而是因为一个非常现代化的"壮举"——一桩丢脸的离婚案。当然,这其中肯定是有些教育意义的。

尽管在17世纪的药典中经常能见到金,但很明显,相比真正的执业医生,江湖郎中们更常兜售这些药剂。毕竟,医生们还无法证明金对人体有丝毫益处。但在获利巨大时,谁还会在乎实证研究结果这种微不足道的事情?售卖黄金药的商贩最常做的一个承诺就是金具有"暖心力",不是"善力",而是能对心脏起到良好的温暖效果。因为过去的炼金术士认为金代表着太阳,心脏在身体中的地位也对应着太阳和温暖,所以算是能说得通吧。暖心剂用了数百年的时光炼成,能给患者带来温暖(通常是通过酒精),有时候,药剂中悬浮着一些惰性的黄金微粒,令购买者相信他们买到的是皇家的疗法。当然,今天那些喜欢喝金箔酒的人,也会觉得自己

精神失常和蓝色的人

药用银可能不像金那么闪闪发光，但其影响力更大。银作为当今所谓的"杀菌剂"，在古代就享有可以检验食物是否变质的名声——这种名声一直延续到美国开拓者的时代，他们称，在牛奶罐中放入一枚银币，可以保持牛奶的新鲜。

炼金术士将银与心智和月亮联系在一起（这与金和太阳的关系类似），从而出现了精神失常（lunatic）这样描述精神疾病的术语[1]。有钱人通过他们使用的银勺子摄入了过量的银，将他们皮肤变成了"蓝血"[2]。往昔有诸多银的热衷者，同样，今天仍旧有很多支持者摄入了足量的银来防止感染，结果皮肤变成了蓝色（这种状况实际上是银中毒）。斯坦·琼斯，一位自由党[3]政客，曾在2000年和2006年分别竞选参议员和蒙大拿州州长，均告落败，他认为千年虫会引发抗生素短缺，于是喝下了大剂量的胶体银以预防千年虫，结果引发了严重的银中毒。在和记者谈及他灰蓝色的皮肤时，他说："人们会问我这是否是永久性的，问我是否要死了。我都告诉他们，我是在为万圣节做练习呢。"他也可能是要参加蓝精灵游行吧。

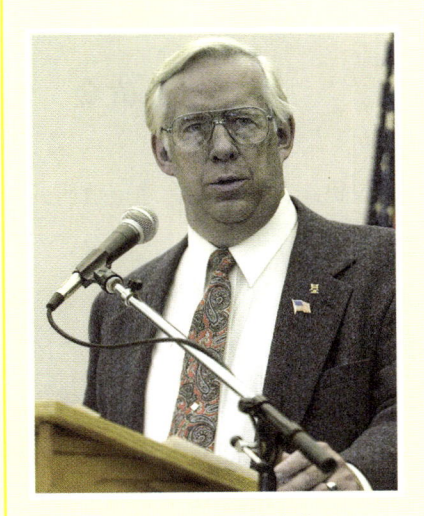

---

1 月亮的拉丁文是 luna。——译者注
2 "蓝血"英文为 blue blood，意为贵族血统、名门出身。——编者注
3 自由党俗称"蓝党"。——译者注

▲ 一位真正的蓝色的自由党人。

喝到了金光闪闪的美酒。

尽管这些商人虚假宣传，但可能也有好处。是的，这些补品药剂中并不包含金，但反正你应该不想服下真正的金。除了那种会引起发烧的盐，炼金术士们还碰巧发现了一种叫雷酸金的物质，这是一种包含金、氨、氯的有毒化合物。这种化合物同样被宣传为具有"暖心力"，在制药界引起了爆炸——这里说的爆炸就是真的爆炸，这种物质极易自爆。对纵火狂来说是个良方，对病人来说就不是了。有时候发明创新真不是好事情。

到了18世纪，金依然无所作为，渐渐失去了魔力。医生们开始相信化学家的说法，化学家已经否定了这种炼金术时代的顶梁柱可能具有的药性。有些人，比方说赫尔曼·布尔哈夫，说金"除了摆阔以外，在制药中几乎毫无用处"。但是还需更多的批评、更多的猛料，才会令这种金属失去光泽。医药学中的金的故事还没有结束。

黄金、性病和酗酒

19世纪，医学界在绝望地研究梅毒的疗法，这令金重放光芒。尽管在金被用于治疗性病的时代，汞更受青睐，但还是有一些人转向金，此时采用的是由氯化钠和氯化金混合配制成的药物，腐蚀性要小很多。就如同当时许多治疗梅毒的药物一样，它似乎是有效的，因为梅毒的症状自行减轻了。但这些证据基本上都是传言。金也以药丸、含片、治溃疡的金盐粉的形式再度出现，甚至还有注射剂和汤剂的形式，承诺可以治愈一种困扰着千百万人的麻烦——酗酒。

莱斯利·基利医生并不是傻瓜。实际上，在那个时代，他那将酗酒当作一种疾病而非一种人格缺陷并认为可以将其治愈的想法，是非常令人震惊，也是非常有开拓性的。但是一天打四针，喝点药水，真能治愈美国成

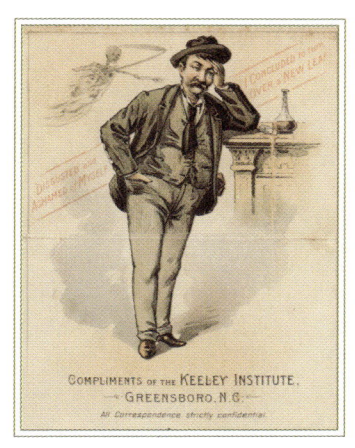

▲ 基利研究所一家分所的广告。那个飞行骷髅的笔触真不错。

千上万的酒鬼吗？基利觉得可以。他吹嘘自己的黄金注射剂具有95%的治愈率。

首先，那些注射剂当中真的含金吗？这可是他广告中最煽动人心的内容。但是基利坚决拒绝公开配方，在一些场合，他亲自拿出一些样品来测试，以证明其中含有金。但是其他人在未经基利允许、私下进行的测试中，在药水和注射剂中都无法发现足量的金。不过，他们发现的配料非常有意思：吗啡、大麻、可卡因、柳树皮汁，以及酒精。其他的分析还发现其中包含番木鳖碱和阿托品。

在基利的药最流行的时代——美国全国各地都很容易买到，无论是去他的研究所买还是通过邮购——这种药以"麻药"的名字而广为人知，孩子们会威胁自己的娃娃，如果它们不快点好起来，就给它们吃点"麻药"。这可能解释了为什么警察在拘捕尤金·莱恩的时候说他的样子昏昏沉沉、迷迷糊糊，像是吃了"他们在基利医生诊所里面吃的那种药"。

至于金？这个治疗过程中唯一一闪光的地方，可能就是基利偏重于使病人镇静下来、挺过艰难的戒酒反应，而不是真正地治愈他们。当时贬低这种治疗的人称，根据他们的数据，治愈率根本达不到基利自己吹嘘的95%，最初只有约20%~50%的病人能不饮酒，但由于没有长期跟踪的修正数据，最终的结果会远远低于此。

1900年，基利死后，他的公司和他早期的合伙人之一弗雷德·哈格雷夫斯之间打起了官司，哈格雷夫斯称那些药中根本不含金。一开始，他和基利用含金的药物治疗了一个人，但那个人死了。虽然没有看到真正令人满意的效果，但是他们仍继续使用"黄金药"这个名字。基利似乎满足于一个说法："海水中有金，泥土里有金——万物中皆有一丝金。这里面有一丝金呢，这样就够了。"

显然，在广告中发光的，并不都是金子。它当然不能治愈酗酒。

问问尤金·莱恩就知道了。

当下的镀金时代

今天，如果人们听说金实际上在医疗工具箱中是有合法位置的，也许会大吃一惊吧。唉，经过了对"可服用的金"的那么多次的尝试之后，人类都没有发现这种物质的用处，不过其毒性也不大。其他形式的金有很多用处。胶体金——一种微体金和其他物质的混合物——被用于电子显微镜检查。我们也该感谢金合金来填补我们的牙洞。金纳米颗粒正被研究应用于癌症治疗，这些颗粒会优先在癌细胞中聚合，因而可以将蛋白质和药物附着在上面，以增强特定的治疗效果。

金的化合物，无论是以注射剂的形式还是以口服药的形式，都被应用于类风湿性关节炎的治疗，可能这是由于其消炎的特性（其中的原理现在还未被完全理解）。有时候，这些金的化合物也会引发严重的副作用——其中之一便是金质沉着病，药物中的金微粒在皮肤的色素细胞中不断累积（要达到8克——需要很多年的疗程），在日晒后，病人的皮肤会呈现出一种蓝灰色。给人的身体镀金——由于是在皮肤上——并不能真正地保护人，不过这也不会导致死亡。还记得电影《007之金手指》当中满身金漆而死掉的女人吗？电影中，她是死于"皮肤窒息"。那一幕真是令人叹为观止，不过那全都是胡说，并不科学。

金在现代医药中应用非常窄，这一点并不奇怪。毕竟这么多年里，它的光芒远大于它的价值。

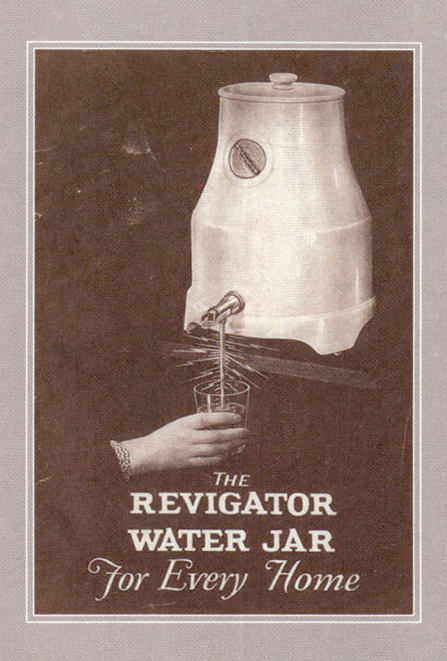

镭 & 氡

辐射包治百病，令人重返青春

有关中毒的花花公子，居里夫妇，镭栓剂，以及如何辐射你的饮用水

1927年11月的一个深夜，埃本·拜尔斯——47岁的实业家，上流精英，一个讨女人喜欢的男人——从他私人专列的卧铺上摔了下去。

那天晚上，他本来兴致高昂，刚刚看到他的母校耶鲁大学在和哈佛大学一年一度的橄榄球比赛中大获全胜。由于母校的队伍获胜，拜尔斯心花怒放，于是在"咆哮的20年代"[1]这个晚上，他在私人专列上举办了一个只有富有的花花公子能办得起的派对（也就是那种我们全都希望自己每个星期五晚上能去参加的派对）。

在这个寻欢作乐的深夜，拜尔斯摔得很严重，摔伤了手臂。他在舒服的豪宅中养了好多天，但疼痛始终纠缠着他，于是他便去向收费高昂的私人医生们求助。医生们都被难住了，他们用尽办法，拜尔斯手臂上的疼痛就是未见减轻。这次受伤对他重要的高尔夫球赛产生了不利影响。（1906年，也就是在21年前，拜尔斯曾赢得美国业余锦标赛的冠军。）

对这位富有的花花公子来说更加糟糕的是，这次受伤还削弱了他狂野的性欲。

这位众所周知的风流坏子不顾一切地想寻找治病的良方。茫然无措之中，拜尔斯的一位医生建议他可以尝试一下一种名叫"镭钍水"的新专利药。这种药由位于新泽西的贝利镭实验室生

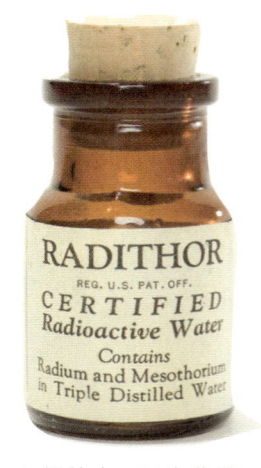

▲ 镭钍水，三次蒸馏的水中含两微居的镭。拜尔斯每天喝三瓶。

1　咆哮的20年代（Roaring Twenties）指北美地区的20世纪20年代。这十年间，北美社会发生了翻天覆地的变化：参加"一战"的美国士兵凯旋、爵士乐诞生、女权主义运动兴盛、各种发明爆炸式出现、工业化迅速发展，这一切使得民众的消费热情空前高涨，社会整体面貌欣欣向荣、多姿多彩。

产，据称每瓶中包含两微居的镭——镭是医疗产品中的新宠儿，其新的潜能还在不断开花结果。在辐射范围极广的广告中，"镭钍水"被宣传成一种能治愈大约150种疾病的万能药，包括消化不良、高血压，以及阳痿。还有一点很不错的是，那位推荐此药的医生和其他所有在处方中开这个药的医生一样，能从生产商那里收到17%的慷慨回扣。

拜尔斯开始服用这种药。他手臂上的疼痛得到了改善，他也深信镭钍水提高了他的性能力。1927年12月的一天，他开始每天喝三瓶镭钍水，是推荐的日用量的三倍。这种独有的奢侈体验，全凭借他的财务状况，因为一般人根本买不起这么大的剂量，而买不起是件好事——到了1931年，这位实业家体内累积的放射物含量已经相当于做了好几千次 X 光。

不幸的是，这种级别的辐射并没有将拜尔斯变成漫威的超级英雄，而是缓慢地——而且令人毛骨悚然地——要了他的命。

一经问世，"镭"出健康

玛丽·居里和皮埃尔·居里发现镭并将其分离出来的事迹广为人知，他们最终都将健康贡献给了这项科学突破，玛丽·居里更是一生都投入其中。在20世纪初期，镭因为具备摧毁癌细胞的惊人能力，所以备受医学界的热爱。当然，镭的问题是，它不像热跟踪导弹，而更像是一颗核弹。它能影响其接触到的所有细胞，无论是不是癌细胞。

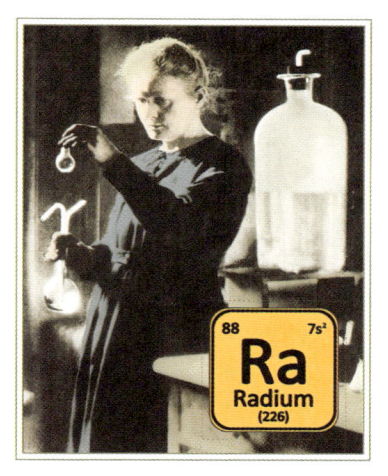

▲ 玛丽·居里，与她"美丽的镭"一起闪闪发光。

不过，在镭的危险性被充分认识之前，它享受了作为当时时髦的知名元素的短暂一生，而后迅速衰落（或者说半衰？）。1902年，居里夫妇第一次从富铀矿物和现在被称作云母铀的矿石中分离出了氯化镭。（快速小知识：铀在分解的过程中会转换为其他元素。镭只是铀向铅转换的这一单程分解列车途中的一站。）这种新元素，被玛丽称作"美丽的镭"，闪耀着放射性，以及医学界的新希望。镭的半衰期为1600年，放射性大约是铀的3000倍。这种元素非常稀有，因而极其吸引人。（而且极其危险，不过我们稍后再谈这方面的事情。）

不到一年后，在讨论镭造成深度烧伤的能力时，皮埃尔·居里提议，也许它有可能治疗癌症。最初的实验结果显示这种可能性极高，特别是在治疗皮肤癌方面。又过了一年，1904年，伦敦查令十字街医院的一位医生约翰·麦克劳德发明出了一种施镭器，可以将镭应用于体内癌症的治疗，使肿瘤缩小。

怎么夸赞这项发明的重要性都不为过。在与癌症的战争失利了几百年之后，我们终于找到了一位盟友，而且它还是会发光的！所以，毫不奇怪，除了用于癌症治疗，20世纪初期的医生们还尝试用镭来治疗高血压、糖尿病、关节炎、风湿病、痛风和肺结核。

1906年颁布的《纯净食品与药物法案》中，完全没有对镭的规范，因为它被视作一种自然元素，而非一种药。所以，全美国的江湖郎中们都开始探索镭的神秘特性，以谋取自己的利益。（报纸上雨后春笋般出现了这样的广告："镭出年轻与美丽！""镭重燃千万人的健康生机！""非凡新品镭霜膏，赶走关节疼痛与肌肉疼痛，一抹就见效！"）

唯一幸运的一点是，因为稀有，所以镭非常昂贵。自然，全国骗子们兜售的绝大多数放射性产品实际上都不包含任何放射性原料，这种供需中出现的巧合，无须质疑，拯救了千百人的性命。

氡之水疗

第一批进入非处方市场中的放射性产品都是与水有关的。医学观点认定温泉中的氡（镭在衰解过程中释放出来的气体）具有疗愈和令人焕发生机的特性，在20世纪初，氡温泉风靡一时——特别是阿肯色州的那些知名温泉（参见专栏"镭水疗馆"）。没有人真正了解到底是温泉中的什么东西令其具有疗愈能力，但一旦证实其含有氡，将功劳归于放射性，便是自然而然的事情了。然而，氡有着严重的问题。它只能短暂地存留在水中，用不了多久，就会衰变或是蒸发到空气中。

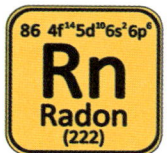

今天，我们不遗余力地要将饮用水中的氡去除（自然要这么做）。但是在20世纪初，情况截然相反，增加氡含量的设备装置的产业蓬勃发展。很多人都相信，除了浸泡在含氡的水池中，饮用放射性的水也是一个好办法，和今天每天喝下一杯绿色饮品的概念差不多。在水中添加氡的装置中，最成功的一个便是放射水罐，它由R.W.托马斯于1912年发明并获得专利。放射水罐从本质上说是名副其实的——它是由含镭的铀矿石做成的一个大罐子，上面安装了一个出水龙头。消费者们需要每天晚上将水罐加满，然后就能够"自由畅饮"，平均每天喝六七杯。放射水罐成了你私家的放射泉，承诺可以生产出一种"令人健康的饮品"。如果一天结束，你还剩下了一些水，该怎么办呢？广告鼓励消费者用来浇花！

除了镭浓度是饮用水科学建议的五倍，会缓慢地令人中毒之外，放射水罐还有一个问题，就是便携性太差。于是，很多类似的但体积要小很多的装置便涌入了市场，比方说托马斯球、齐默射气仪、镭射气仪，这些装置的原理都类似，你只需将其丢入要饮用的水中即可。（它们全部被冠以"射气仪"的称号，通常都是由铀的一种原生矿钒钾铀矿石制成的。铀会慢慢衰解，产生镭和氡气，这些混入水中后，将令水具有放射性。）最

镭水疗旅馆

在含有放射性物质的泉水中泡个澡，是一种很受欢迎的吸收放射性物质的方式。随着科学界发现氡是由衰解的镭产生的气体，而一些温泉中就散发出这种气体，于是温泉附近，旅馆开始如雨后春笋般出现，人们能够入住其中，享受到放射性水的作用。

在捷克共和国的约阿希姆斯塔尔的镭水疗旅馆，你不仅能够浸泡在有辐射的水中，还能通过连接在一个加工桶的底部的空气导管直接吸入氡气。甚至旅馆内的空气，也是专门经过辐射的。

在电影明星威尔·罗杰斯的家乡俄克拉荷马州克莱尔莫尔发现了一个硫黄泉，于是一家类似的镭水疗旅馆立刻开张，当地对外宣传这里是一眼放射泉，实际上根本不是。不过这不重要，在20世纪初期镭十分流行的时候，这些小镇和旅馆自然成为重要的旅游胜地。

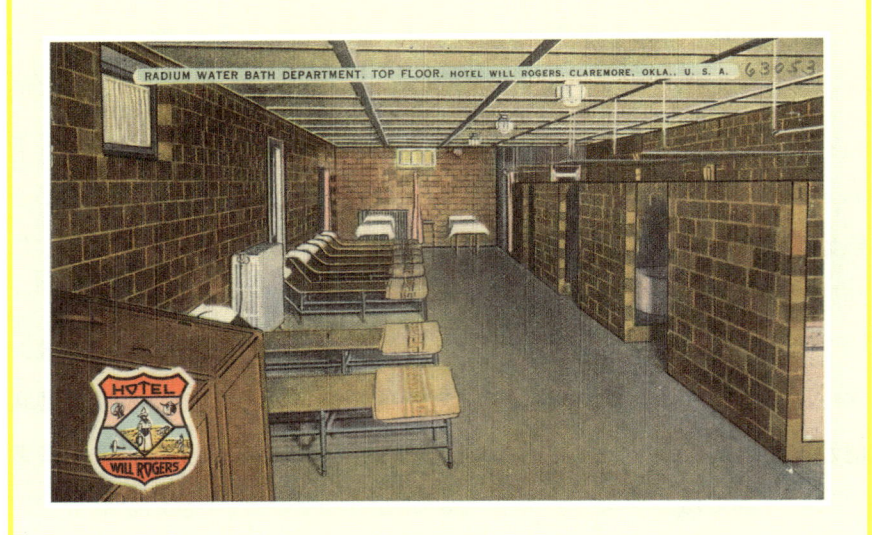

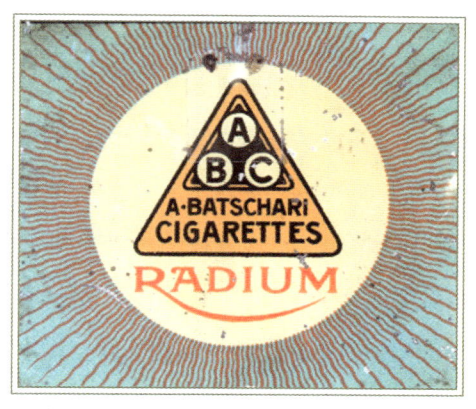

▲ 含镭香烟，有人要吗？

后，你便可以随时随地炮制出一杯放射性的水来了。旅行推销员们可以安心了，在他们夜宿路旁的汽车旅馆的时候，他们的饮用水也能被适当地放射化。

随着氡和镭之间的关系被人们认识得更加清晰（就放射效力来说，镭基本上是氡的平方），没过多久，生产商们便推出了消费者能够直接口服或是涂抹在皮肤上的产品。20世纪20年代，很多种含镭的化妆品面世，包括美容霜、药膏、肥皂和牙膏。没错，牙膏。在20世纪20年代，有一口白牙还不够，那些小小的珍珠必须要发光。

镭激素仪和"镭栓剂"

医学界关于放射性物质到底是通过什么方式有益于人体的争论，始终沸沸扬扬。有些人称镭是直接作用于患病部位，有些人则认为它是刺激腺体，特别是肾上腺和甲状腺。有一个时期，人们达成了一个共识：令人体健康的作用的产生依靠的是电离射线，也就是X射线和伽马射线。

在研制出埃本·拜尔斯服用的宝贵的"镭钍水"之前，威廉·贝利便发明了"镭激素仪"，这是一种包含镭的镀金板，病人（或者说是受害者）可以将其佩戴在任何需要返老回春的身体部位。这种镭激素仪产生的伽马射线能"电离内分泌腺体"。其理论认为电离（换言之，就是辐射）内分泌系统，可以促进激素生成。或者按照没什么见识的受众更容易理解的说法是:这个装置能够"点亮身体中暗淡的深处"。镭激素仪甚至能用一种特殊的三角绑带固定,佩戴在阴囊下,以令未被唤醒的阴茎活跃。

1924年,贝利在美国化学学会发表了一席关于镭的医疗潜力的非常乐观的演讲,由此达到了自己事业的顶点。他在演讲中说:"我们一直忧虑各种精神疾病、生理疾病、衰老,但实际上,生死都隐藏在内分泌之中。"贝利相信(或者至少他宣称自己相信,因为他真正的信念隐藏在商品销售背后,扑朔迷离),老化是内分泌腺渐渐萎缩造成的。通过辐射或者说"电离",镭可以令其复原,从而令老朽之人重焕生机。他还说:

> 镭激素仪明确的临床经验令我非常欣喜,现在有了一种电离方法,我们能够明确地、基本上百分之百地减缓衰老的过程,令那些生命的太阳慢慢暗淡为紫色幻影,让进入永夜的人重新焕发出相对正常的机体功能……满是皱纹的脸,迷蒙的眼睛,无力的脚步,混乱的记忆,疼痛的身体,不孕不育的毁灭性灾难,一切内分泌功能上的缺陷,都可以被治愈。

贝利并不是唯一一个关注镭与腺体关系的人。本国制造——一家总部在科罗拉多州丹佛市的公司想出了一个如有神助的绝妙主意,将动物激素药片和镭补充剂结合起来,发明出一种具有能帮助"虚弱沮丧的男人冒出喜悦的精力"的强大疗效的药物。

那些不幸使用过"精镭"的人,肯定会冒出些什么来,因为这些镭补充剂是一种栓剂——镭栓。病人差不多是将镭放进了自己的肛门里。

女人的情况更加糟糕。为了克服"性冷淡"这一永恒的女性问题,本国制造公司生产了一种"女性专用栓剂"。这些镭栓需要被放置到阴道内,据称可以治疗所有的性苦恼,还能激发性欲。

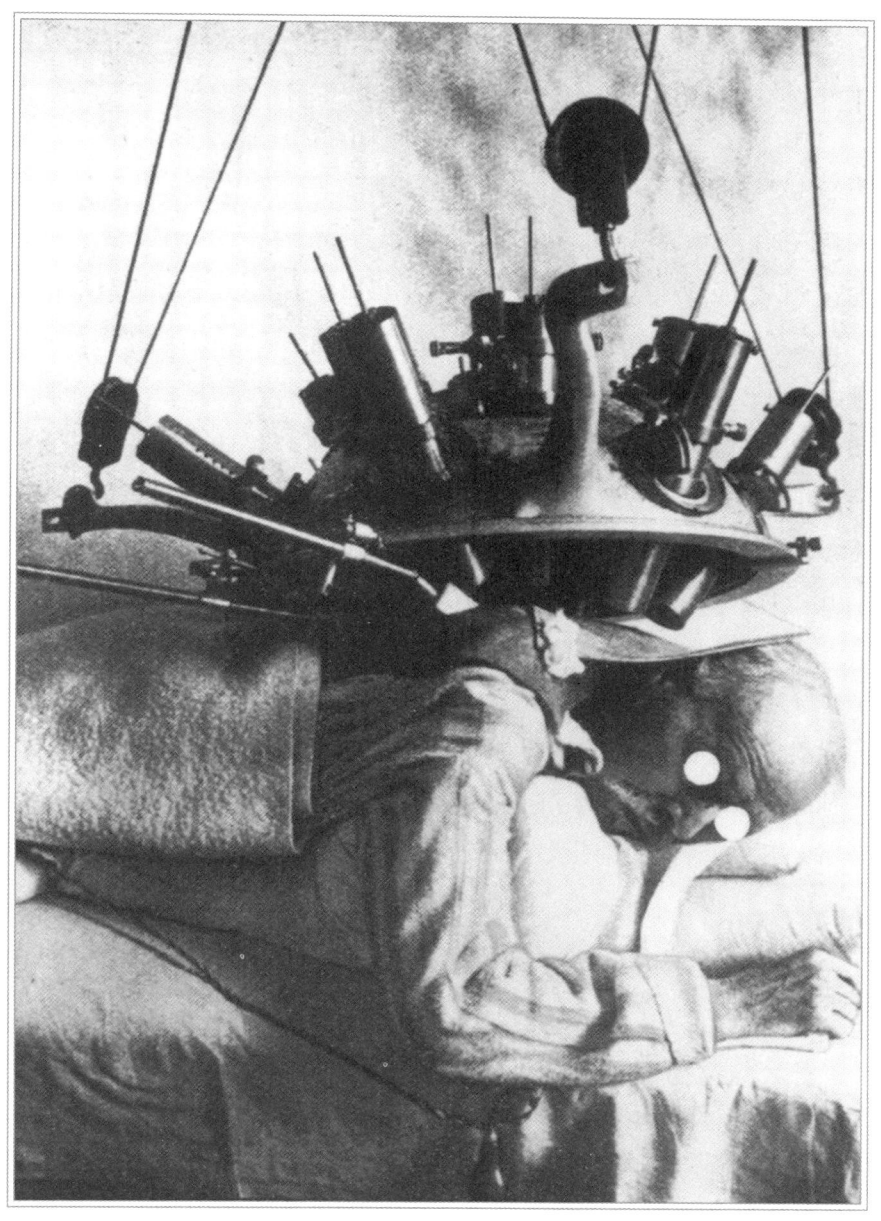

▲ 1925年,患颈癌的男人在比利时接受"镭弹"放疗。这个镭弹中有13个放射源,每一个都从不同的角度聚焦到患病部位。

被"镭"死的实业家与镭药的终结

到了1927年末,埃本·拜尔斯,我们那位富有的实业家,养成了每天喝好几瓶镭钍水的习惯,深信其是自己身体改善的大功臣。作为这种药水的新信徒,他满腔热情,除了大力赞扬它,还送了好几箱的镭钍水给他的朋友、队友及女性"友人"(其中一人,玛丽·希尔,在拜尔斯死后没多久也死了,似乎也是因为其中的放射物质)。他全心地信任这种药,甚至喂给了自己喜欢的几匹赛马。于是,在1920年代末,你有机会看到一匹放射马奔驰在跑道上,这也许是历史上空前绝后的事情。

在接下来的五年里,拜尔斯一共服下了1500瓶镭钍水,数量着实惊人。到了1931年,他的身体实际上已经由内而外地彻底垮了。他生命的最后18个月,简直就是一场恐怖电影。

这位往日身体强壮、精力充沛的风流人物于1932年3月31日最终死于全身爆发的由放射物质引起的多种癌症,死时他的体重仅有92磅[1]。他的肾彻底损伤,造成皮肤蜡黄凹陷。他的脑部满是脓肿,令他几乎无法说话,但他的神志始终清楚。为了阻止癌症的扩散,他颌部的大部分都被手术摘除了,不过这种尝试并不成功。而他的颅骨上全是辐射造成的洞,就像筛子一样。

"真的很难想出来更豪华的环境,也真的很难想象出比这更令人毛骨悚然的经历。"一个在拜尔斯辐射中毒的最后阶段拜访了他在长岛的豪宅的人这么说。拜尔斯死后的法医鉴定显示,甚至是他的骨头,也遭到了极危险的辐射。这位花花公子最后不得不被埋葬在铅制的棺材中。

拜尔斯备受瞩目的死亡是一个转折点,导致了FDA对镭钍水的全面调查,随后美国联邦贸易委员会下发了一份停止令,关停了镭钍水的生产

---

[1] 1磅约0.45公斤。——编者注

企业。全美国的商店中出售的每一瓶药都被下架，政府印行的小册子在全国范围内发放，警告人们服用这种药物的危险性。到了20世纪30年代初期，曾经获利巨大的镭药市场基本彻底崩溃。

尽管贝利的公司收到了停止令，但他一直都没有因为拜尔斯的死而被起诉。这个大骗子坚称，拜尔斯是误诊的案例，并说他自己固定服用镭钍水："我喝的镭水比所有活人都多，我从来都没有得过任何病。"之后贝利渐渐退出公众视野，于1949年死于马萨诸塞州，他死时年龄不算太大，64岁。他的死因是膀胱癌，极可能是放射物中毒后的副作用。1969年，贝利的尸体被挖出来重新尸检，被发现具有很高的放射性，所以，这个江湖郎中说对了一件事情：他说话算话。

镭还有用！

与此同时，在合法的医学界前沿，很多早期的镭专家（包括居里夫妇）也都开始研究辐射诱发的健康问题。医学领域中处理这种物质时存在的危险，以及如果用药剂量不准对病人的危险，很快就盖过了它所具有的疗愈潜力。

不过，到了1928年，盖格计数器被发明出来，科学家们可以成功测量放射指数，这是继续研究镭的过程中至关重要的一件安全用品。镭在用于肿瘤治疗时，被装在小玻璃管中，再放到铂容器内，最后注射到病变组织中。铂容器能够封锁不需要的阿尔法射线和贝塔射线，只允许有用的伽马射线穿透。20世纪40年代出现了与此类似的用金管装的氡（被称作种子）。医生也开始能够成功驾驭这种镭的衰变产物。（金的原理和铂类似，仅能允许伽马射线穿透。）不过，其危险性——可能是因为氡气泄漏，也可能是因为样品被污染——最终导致了20世纪80年代镭的大部分医学应

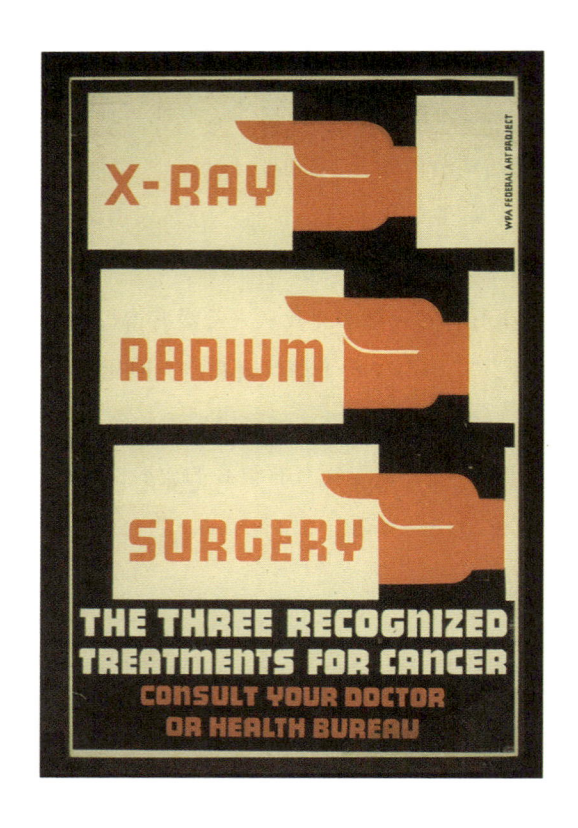

用都被停止。不过，镭依然有自己的位置——镭233是目前对某些阶段的前列腺癌的一种标准治疗。今天，放射性治疗，也就是放疗，通常采用电解后的辐射线。这种形式和手术、化疗依然是癌症的首选疗法。

最后说点好玩的事情，1989年，科学家罗杰·马克里斯研究了一瓶他从药品古董店中购买到的镭钍水的放射性，在《科学美国》上发表了他惊人的调查结果："我原本以为……镭钍水残余的活跃性在很久之前就已经衰减到微不足道了。但我错了。测试……显示，在生产出来差不多70年后，那个几乎空了的瓶子依然具有非常危险的辐射性。"

而埃本·拜尔斯被辐射的骨头，在一个铅做的棺材中缓慢地分解着，更支持了这个说法。

女性健康的恶名堂

救命!别让自信满满的男人再折腾女人的健康了

从古至今,女人的医疗基本上都是由男人来决定的。女人一直都被认为无论生理上还是心理上都不及男人(在此要冷嘲热讽地感谢一下亚里士多德曾经断言"女人是失败的男人")。女性的器官被认为是男性器官腐坏后或是与其相反的样子,而女人都是"漏了的容器"(月经、哭泣、分泌乳汁)。月经就是一种"污染"。

上千年来,很多人都认为子宫是大多数女性疾病的生理学和病理学的根源。这个器官被认为很难"伺候"(尽管它通过月经自行排毒),四处"转悠",在身体内窜来窜去,引起各种麻烦。

好啦,好啦。我已经准备好皮带要去把那个子宫拴起来了。可能要准备电击项圈或电网,免得它跟着什么放荡的睾丸私奔到巴厘岛。现在,让我们来看看,一直以来,女人的病都是被怎么(差劲地)治疗的。

气味疗法

癔症(hyseria,起源于希腊文的子宫"hystera"这个词)是个比较新的词,19世纪才出现,但是"四处捣乱、晃悠的子宫"这个概念可以追溯到古代。癔症的症状包括眩晕、失眠、腹部不适、痉挛、性欲缺失或激增——基本上,任何问题都可以打上癔症的标签。《埃伯斯伯比书》(公元前1550年)认为,要解决很多女性问题,其实都很简单,只需要以气味驱动那

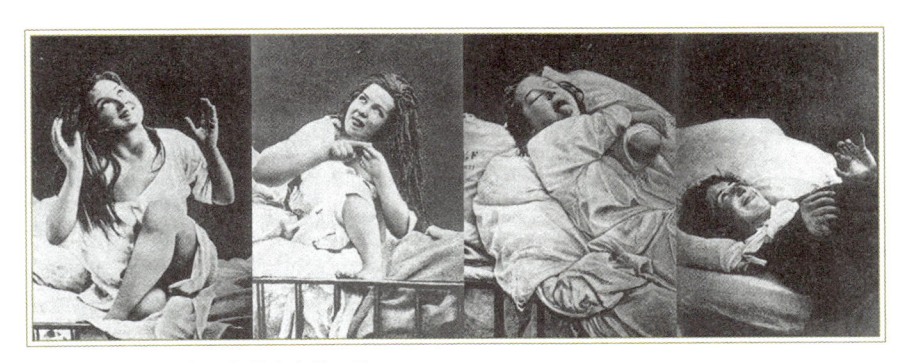

▲ 19世纪后期,表现女性癔症的照片。

个不定性的子宫回到本来的位置即可。子宫在腹腔里的位置太高了？那举起臭脚，或是放些难闻的东西到鼻子下面，就能把子宫往下赶；或是在靠近阴道的地方放一些有甜美气味的东西，可以把它引下去。在19世纪，女士们都随身携带着嗅盐（碳酸铵溶液），希望通过嗅闻嗅盐让烦人的子宫回归原位，然后顺便阻止昏厥。

子宫切除术和阴蒂切除术

19世纪，开始出现通过手术摘除卵巢来治疗癔症的疗法。如果你觉得这是女性希望掌控自己的生育权的聪明计划，那当然是很好，但是，当时的手术经常是在未经病人同意下就进行的。在19世纪80年代中期，知名妇科医生艾萨克·贝克·布朗认为，任何令女性性欲得到滋养满足的都是坏东西——坏东西——坏东西。他推荐并实际操作阴蒂切除术，甚至还切掉了自己妹妹的卵巢。这种阴蒂切除术直到20世纪还是存在的（属于"女性割礼"的一种，现在依然存在于很多国家）。1944年有一个病人接受了这种手术，之后说："他们尝试阻止我自慰。"她又补充说："但并没有作用。"

红硝

自古以来，只要生不出来孩子，就都是女人的错。人类生产的生物学原理始终都是一个谜，但这并不能成为这么做的理由。对于不孕不育，希波克拉底推荐的疗法是"子宫颈闭锁得太紧，因此，必须用一种由红硝、莳萝、松香和蜂蜜混合制成的特别药物，打开体内的洞"。那么，这个红硝是什么呢？可能是硝酸钾，也就是硝石，硝石经常被用来腌制咸牛肉或是制造鞭炮；也有可能是苏打灰，又名泡碱——埃及人用它来给木乃伊脱水。无论是什么，都应该是刺激子宫颈使其扩张。腌菜、鞭炮、木乃伊……嗯。并不是你最希望和生孩子联系在一起的令人愉快的东西。

蒜瓣和茴芹

根据希波克拉底的说法，生育能力的其他表现应该是口和阴道之间有一条自由联通的内部路径。因此，如果你用蒜瓣揉搓女性的阴部，能闻到她的呼吸中带酸味，那么这个女人肯定是可以生育的。另一个气味共振的检验方法是，让她喝下一杯泡了茴芹的水，如果第二天她的肚脐刺痛，那么她就是一个行走的宝宝孕育机。

来自动物的生产特效药

如果想成功生产，1世纪时期的学者老普林尼推荐，让一只鬣狗的右脚踩在怀孕的妇女身上可以帮助分娩。（左脚会引发死亡。不知道投毒者的装备中有没有"致命的鬣狗左脚"这一种。）他还建议，喝下晒成干粉的母猪粪便可以减轻生产时的痛苦。也许那气味可以分散准妈妈的注意力？

　　普林尼给出的其他怀孕应对方法：喝鹅的精液（好吧——他们到底是怎么让雄性的鹅……也许他们只是把鹅杀了取出睾丸……算了，不管了）或是喝从黄鼠狼子宫中经由生殖器流出来的液体——味道真是"好极了"。普林尼还建议，戴上用狗的胎盘做成手套将婴儿拉出来，你又觉得如何呢？有人愿意接应吗？

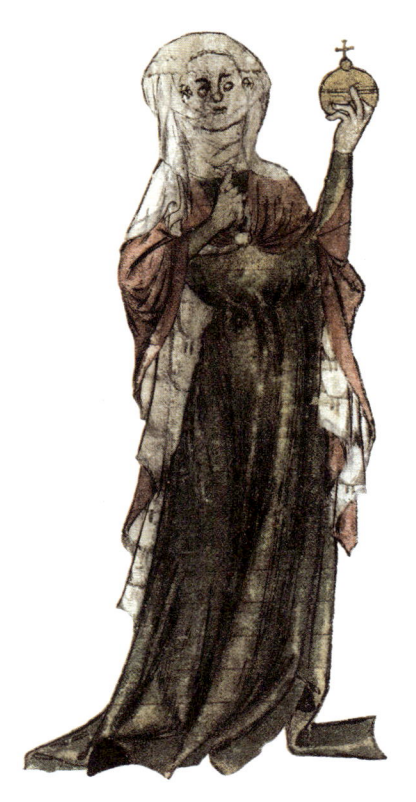

▲ 可能是萨勒诺的特奥塔的画像。

鸟粪药水

　　《特奥图拉书》是一组医学文献，根据其中一位作者萨勒诺的特奥塔命名，这是生活在12世纪意大利的一位女医生。先别庆祝女性权益的这次胜利，读读后面的内容吧。她写道："如果女性经血不足，身体虚弱，那么，从其脚内侧足弓部位的静脉放血。"而要帮助女性生产，那可能就得用上由一种在鹰粪中找到的白色物质制成的药水了。想象一下你看到处方笺上写着这样的内容，该是个什么心情。

黄鼠狼睾丸

　　《特奥图拉书》还给出了避孕的建议："寻找一只雄性黄鼠狼，摘除其睾丸，然后将其放生。让女人将这些睾丸放在胸部，用鹅皮绑住……她就不会受孕。"好吧，如果说真有对性的遏制方法，那么就是脱下一个女人的衣服，然后发现她的乳沟中间挂着一对黄鼠狼的睾丸了。好吧，至少这是一个很好的给黄鼠狼避孕的办法。唉，那可怜的没有睾丸的黄鼠狼啊。

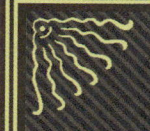

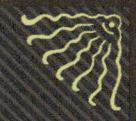

第 2 章

植物和泥土

大自然的馈赠

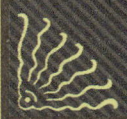

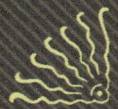

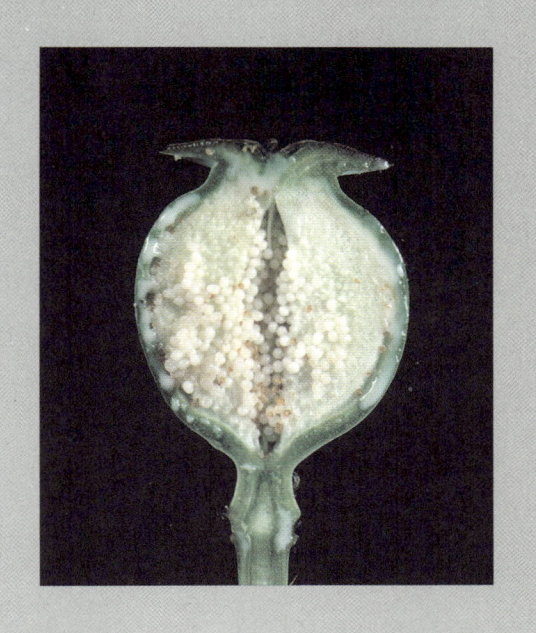

鸦片

戒毒全靠海洛因？

有关头戴罂粟花冠的神，永恒不朽的石头，"英雄"海洛因，以及"保姆"吗啡

婴儿的哭泣对耳朵来说真是大折磨。尤其如果你是一个大约100年前的劳累过度的保姆，要照顾在当地工厂工作的妈妈的10个孩子。或者你是一个半大的孩子，要看着几个小弟弟、小妹妹。或者你是一个精疲力竭的妈妈，无法再熬上一夜，也许过不了多久你就会多一个孩子要照顾。当然，那些哭泣传达了信息，他们可能是饿了，也可能是身上沾了大便。也许是因为腹绞痛或是牙疼。只是他们哭得太大声了，那声音啊！一双手能做的事情实在有限。

于是，你可能用得着温斯洛太太平静糖浆、戈弗雷氏甘露、杰恩氏顺气膏，或是达菲氏万能药。这些药都含有吗啡或鸦片，全都能让宝宝们立刻入睡……或是丧命。

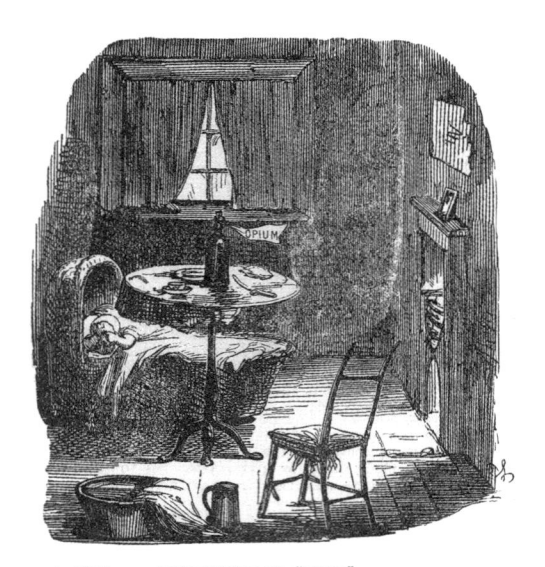

▲ 鸦片——可怜的孩子的"保姆"。

你可能会觉得这很恐怖,不过给吵闹的婴儿下药是好几千年来的传统做法。《埃伯斯伯比书》(公元前1550年)中说,用罂粟种子混合黄蜂粪便可以令哭泣的孩子安静下来。7世纪的医生兼哲学家阿维森纳推荐了一种用罂粟、茴香和茴芹的种子配制的药。从15世纪初一直到20世纪,课本中都推荐了各种包含鸦片和吗啡的配方,来治疗失眠和牙痛。如果婴儿不想断奶?美国开国元勋亚历山大·汉密尔顿有一套理论。他推荐了"一点低度白葡萄酒乳清、稀释的白兰地潘趣酒,或是一两茶匙罂粟糖浆……来防止持续不停的或是偶发的哭泣,直到婴儿忘记母亲的乳房"。

这样的问题随处可见。在19世纪晚期的爱丁堡,查尔斯·罗斯记录道,乳母们动辄就会给自己负责照顾的孩子吃药,或是自己吃药。"也许保姆们自己经常浅酌,或是服用鸦片,而这样的恶习影响了奶水……或者,她给孩子吃药。"的确,孩子睡着了,但这也意味着他们不会经常吃东西,而且他们患上任何疾病,也都只能被归于沉默。

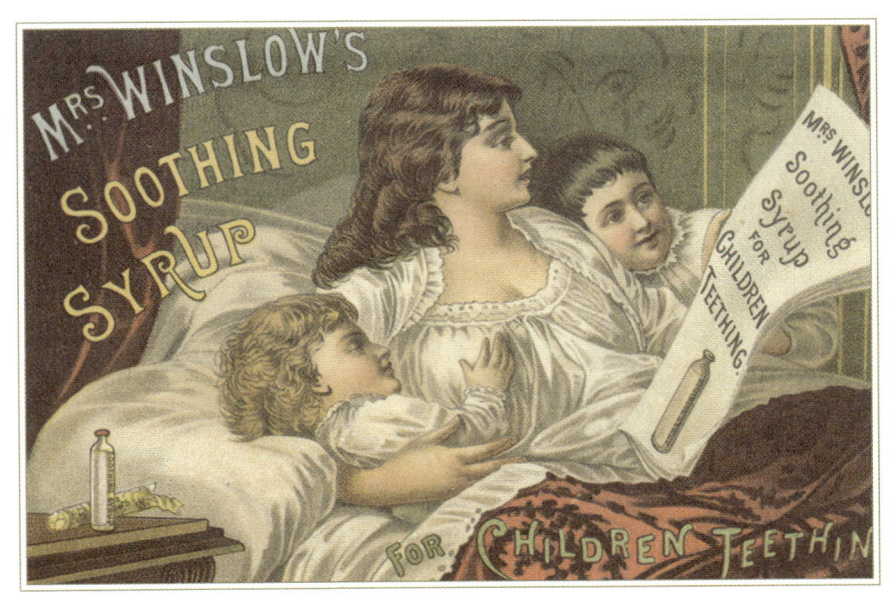

▲ 啊,一位妈妈发现终于可以让孩子们入睡,自己也能美美地睡上一觉,真是欣喜若狂啊!

鸦片的甜美催眠曲

因此，这些保姆们并不能赢得任何育儿奖章。不过，她们都参与了深度开发利用鸦片的古老传统。在服用鸦片半个小时内，你就会感到飘飘欲仙，昏昏欲睡，甚至无比剧烈的痛苦也会因为麻木而感觉不到。听起来很美妙，是不是？再来听听副作用吧：皮肤瘙痒、便秘、恶心、极其危险的呼吸减缓。哦，还有严重的成瘾，以及死亡。

罂粟，学名 *Papaver somniferum*，来自希腊文的罂粟，拉丁文的意思是"催发睡眠"，它从5000多年前就广为人知了。罂粟花是一种薄如纸的小花，呈白色、红色、粉色或是紫色，花瓣待不了两天就会被风吹落。但不要被它的纤弱欺骗，罂粟的力量不在它美丽的花朵中，而是在花开之后留下的装满麻醉剂的坚硬果荚中。大约在公元前3400年，苏美尔人将罂粟称作"Hul Gil"，意思是"令人快乐的植物"。2000年后，鸦片传遍了北美、欧洲和中东。据说，将其与甘草或香树脂混合，就能治愈一切。在古埃及传说中，伊西斯女神给太阳神拉服用鸦片来治疗他的头疼。甚至连神都会头疼，是不是？

在古希腊，神的画像经常被描绘成手中拿着罂粟花，或是头戴罂粟花冠。鸦片与很多提供各种甜美慰藉的神都有关系：尼克斯（司夜女神）、修普诺斯（睡眠之神）、塔纳托斯（死亡之神）、墨菲斯（睡梦之神）。公元前4世纪，希波克拉底留意到了其危险性，建议在用于治疗睡眠、止血、止痛或是治疗女性疾病的时候要谨慎使用。荷马描写了一种名叫"忘忧药"的药物，

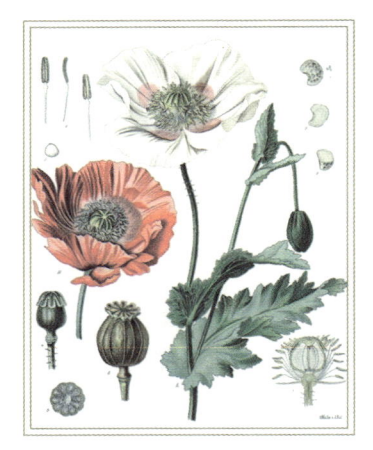

▲ 罂粟花和果荚，图中果荚的横切面显示其乳汁管里充满了鸦片。

极有可能是以鸦片为原型的，在荷马史诗中，海伦将这种药送给忒勒玛科斯，用以引发健忘。毒芹和鸦片被用在一种致命药剂中，用来处决犯人。鸦片非常有用，但它常被误用，基本上是经常被误用。

2世纪时的盖伦，就有点太爱将鸦片当作药物了。他觉得鸦片可以治疗晕眩、耳聋、癫痫、中风、视力不佳、肾结石、麻风，还有差不多其他一切病。毕竟，它肯定能令人感觉更好。在7世纪，阿维森纳写了一篇关于鸦片的论文，分析其有益之处。他在《医典》中说得非常明白——鸦片有助于治疗令人痛苦的痛风、慢性腹泻，能令失眠者入睡。就最后一条功用来说，鸦片是世界上已知的最古老的安眠药。他甚至认为它有助于控制失控的性欲："受性欲高涨困扰的病人，理论上可以使用鸦片类药物。"呃，好吧。

阿维森纳警告读者说，他观察到了鸦片毒性会引发的一些症状——呼吸困难、瘙痒、意识不清。很容易能想到，没有关于剂量和生产过程的管理控制，过量使用的现象并不罕见，因此阿维森纳才会提出警告。不过，讽刺的是，他可能是历史上第一个有文献记录的死于服用鸦片过量的人。据说，他患有疝气，他的仆人为了偷他的东西，加大了他的药物剂量。啊，对了，他在那段时间还有点纵欲过度（对降低性欲的理论来说有点太多了）。没多久，他就死了。（引以为戒：疝气加上过度纵欲以及鸦片，可以杀死你。可能，还有更糟糕的死法。）

鸦片升级版：鸦片酊

15世纪，鸦片在欧洲迅速传播，这都是帕拉塞尔苏斯的功劳。这位知名的医生将鸦片称作"不朽之石"，他还有发现鸦片酊之功，他谦逊地称其"比其他所有英雄药剂都要好"。与他同时代的乔纳森·欧珀利努斯说:"他有一种药,被他称作鸦片酊,样子就像是老鼠屎……他吹嘘能用这些药起死回生。"

帕拉塞尔苏斯的老鼠屎状的鸦片酊(鸦片酊,laudanum,源自拉丁文 laudare,意为"值得夸赞")应该是包含了 25% 的鸦片的混合物,另外还有干尸(你没看错,参见"食人和尸药:现实甚于 B 级片"一节)、从牛的消化系统中提取出来的胃石、天仙子(一种具有镇静和致幻作用的植物)、琥珀、碾碎的珊瑚和珍珠、麝香、油脂、从牡鹿心脏中取出来的骨头(什么?)、独角兽的角(更可能是犀牛角或独角鲸的角)。他的一些处方中还包含了青蛙脚掌,而另外一些药方中包含了橙汁、肉桂、丁香、龙涎香和藏红花。基本上,它主要就是鸦片混合了一大堆昂贵的(大多数)、很好闻的废物。就其本质来说,没有什么巨大改善。它能起死回生吗?呃,不能。

在 17 世纪,托马斯·希德尼汉大力推广他自己配方的鸦片酊,其中没有包含帕拉塞尔苏斯的药方中那些华而不实的装饰物,而是加入了一种关键物质:大量酒精。他也添加了肉桂和丁香来调味。它被宣传可以用来治疗黑死病。不幸的是,鸦片酊并不能治疗黑死病。它可能会在疾病无情地杀死病患的过程中令病患感觉好一些。希德尼汉不知道这一点——他逃到了伦敦去躲避瘟疫……就是那种黑死病。

而这个时候,鸦片成了畅销全球的商品。19 世纪爆发了两场鸦片战争,导致香港成为英国的殖民地长达 150 余

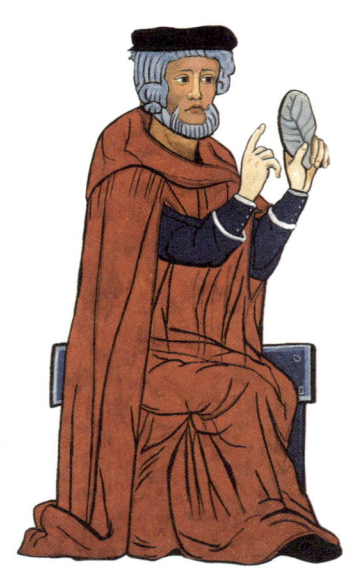

▲ 帕拉塞尔苏斯,鸦片酊的发明者。

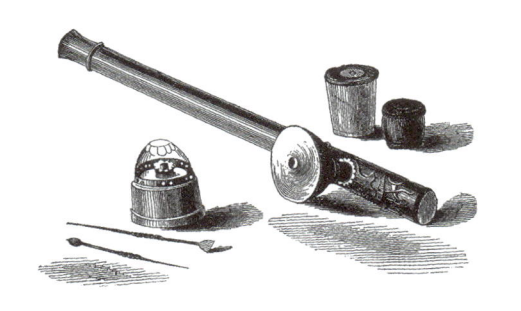

▲ 吸食鸦片烟的工具。

年。鸦片在世界范围内"畅通无阻",鸦片馆全球开花,鸦片以各种形态出现在人们手中。其中人们吸食的固态鸦片做成的大烟,是在中国的鸦片生意的常用供货。

但在西方,占据大份额市场的还是液态的鸦片酊。尽管没有直接服用鸦片有效,但这种衍生药物强劲有效,而且味道更好。添加的酒精可以起到令人兴奋和改变情绪的作用。很多医生都推销这种药品,而且你无须处方就能买到,在家中安心使用——根本不需要去鸦片馆。而且,很容易就能增加或减少剂量,通常的情况是增加,增加,再增加。

不可避免地,一种如此便宜的药物,一路都伴随着上瘾的阴影。它是一种能在社会各个阶层中暂时驱走所有障碍的麻醉剂。在1821年出版的《一个英国鸦片吸食者的自白》中,作者托马斯·德·昆西用诗意的语言描绘了自己对鸦片酊的上瘾:"这是一种万灵丹……能治愈所有人类的苦痛……幸福,用一便士就能买到。"然后写到了坏处:"我似乎每个晚上都要陷入……裂缝和没有阳光的深渊……最后沦入彻底的黑暗,因为一种自杀式的绝望。"

上瘾并不是玩笑,而药剂师们因此卖出了大量鸦片酊、鸦片剂、麻醉药。18世纪的多佛粉就

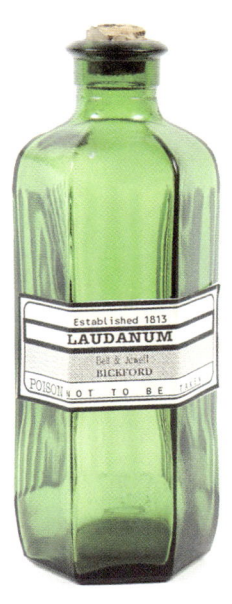

▲ 鸦片酊,上有"不要取用"的警告,真令人有点迷惑。

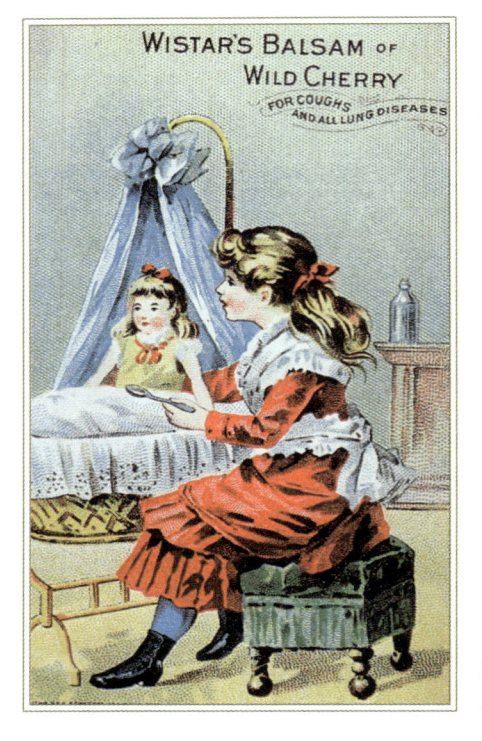

是一种包含了鸦片、吐根、欧亚甘草、硝石（硝酸钾，大量用于制作炸药和腌猪肉）和硫酸酒石（硫酸钾，一种肥料）的药剂。在治疗感冒发烧的过程中，多佛粉能令人入睡……长睡不醒。而针对其有效剂量——70格林，托马斯·多佛是这样说的："有些药剂师会希望他们的病人在冒险尝试这么大的剂量之前能写好遗嘱。"

◀ 一种包含了樱桃树皮、酒精和鸦片的药膏的广告，用于"所有肺部疾病"以及——显然还有——游戏时间。

吗啡：美梦还是噩梦？

弗莱德里克·威廉·亚当·泽尔蒂纳首次成功从罂粟果荚中的胶质物和蜡状物中提取出吗啡时，年仅21岁，那是在1806年。他甚至没有受过化学方面的训练，只是从16岁起就给一位药剂师做学徒。他的设备非常粗陋，但他坚持不懈。因为鸦片具有催眠效果，他将自己新发现的这种化合物叫作"催眠原理"（principium somniferum）。然后，他以古希腊睡梦之神墨菲斯（Morpheus）的名字来命名这种物质——吗啡（morphine）。

来和吗啡打个招呼吧。当然，泽尔蒂纳必须要检测这种物质。之前，他将不太纯净的提取物用在了随便抓来的狗以及误入他实验室的一只老鼠身上。这一次，他用在了自己（伦理学家们，别多管闲事了）和其他几个十几岁的男孩（国际审查委员会，也别管了）身上。他写道："在三个年轻人身上的效果迅速而显著。表现为……疲倦，严重昏迷，接近于彻底晕倒……我进入了如梦似幻的状态。"由于害怕沉醉其中，他让所有人都喝了醋，将吗啡全吐了出来。有些人持续呕吐，而迷幻的感觉持续了好几天。

而他得出了结论。这种提取物确实是令鸦片诱人（以及恶心）的物质。因为社会总是期待着更强、更纯的东西，吗啡迅速推广普及。威廉·奥斯勒爵士，现代药物学的开拓者之一，称吗啡是"神自己的药"——不得不再提一次神和他们的头疼。尽管更有可能他的意思是说，这对人类来说是一种独一无二的发明。

19世纪，放血、排毒、水蛭、灌肠等疗法依然广为盛行，但医生们发现吗啡更加温柔。从此之后，吗啡和鸦片都将在药物学的课本中占据重要一页，被医生推荐用于缓解疼痛和腹泻这样的显性疾病。（霍乱和痢疾都真该感谢鸦片，因为和鸦片一比，它们杀死的人要少得多了。）但是这两种药也被用来治疗所有让人不舒服的疾病。被蛇咬、狂犬病、破伤风、溃疡、糖尿病、中毒、抑郁和其他精神疾病，全都能被"治愈"。医生和他们的病人从吗啡中寻到了一种非常有效的安慰剂。

在南北战争期间，鸦片和吗啡被大量使用，用于治疗痢疾和其他严重的战场损伤，但也导致了上瘾（人数太多，鸦片上瘾当时得到了"士兵病"或"军队病"的花名）。邦联军的军医纳森·梅杰少校骑在马上，会把吗啡倒在自己戴着手套的手中，让士兵们舔走。

19世纪50年代，就在我们认为鸦片已经实现了最有效、最容易获取的形式时，亚历山大·伍德发明了现代的皮下注射器。这样一来，注射吗啡的药效更强，而所需剂量则远远减少。结果，吗啡的使用变得更加广泛，特别是在中上阶层，因为吗啡、注射器、针等设备非常昂贵。

19世纪80年代，伍德的发明促生了一种新发现：吗啡成瘾。对医药来说，注射器是一个奇迹般的发明，但很不幸，它也是黑暗疾病传播的座驾。

海洛因：为戒毒而诞生的毒品

如果说鸦片是一种送给人类的令人欢欣、消灭痛苦的礼物，那么吗啡肯定要更好——它是天赐之物。但是鸦片和吗啡都会使人成瘾。自然而然，人类不会满足。我们希望能改变自然的本能，寻找下一个最好或最可怕的东西的本能，从来都无法压制。在火箭诞生（13世纪）与电子邮件出现（1971年）之间的某个时间点，我们发明了一个叫海洛因的怪兽。

1874年，伦敦，一位名叫查尔斯·罗姆雷·阿德勒·怀特的药剂师想要创造出一种没有成瘾性的吗啡。他的新鸦片制剂二乙酰吗啡的药效惊人，但10年之后，一位在拜尔实验室工作的德国化学家海因里希·德莱赛才将这种药物当作领头马，使其成为拜尔的摇钱树。

另一位拜尔的化学家，菲利克斯·霍夫曼，刚刚"重新发明"了阿司匹林。但德莱赛并不认为阿司匹林有效，反而认为它会令心脏"衰弱无力"。（现在每个有冠状动脉疾病的人都在吃阿司匹林——请不用理会他的说法。）所以，他在知道二乙酰吗啡已经能人工合成的情况下，让霍夫曼快速炮制出了一些来，在兔子和青蛙身上实验，之后又非常谨慎地在拜尔的员工身上尝试。大家都很喜欢。有些人说这种物质令他们觉得有力量，有英雄气概（德语是 heroisch，英语是 heroic）。

他们将其命名为海洛因（heroin）。当然，海洛因没有成瘾性。当然，这种新的缓解疼痛的物质，是每个人都在寻找的鸦片的替代物！（别想阿司匹林了，尽管那也是一种很有效的疼痛缓解剂。）他们甚至认为它的副作用更少，而且药效很强——几乎是吗啡的八倍，这意味着需要的剂量更小。谁会抱怨？

拜尔实验室将海洛因宣传为一种治疗吗啡成瘾的药物。

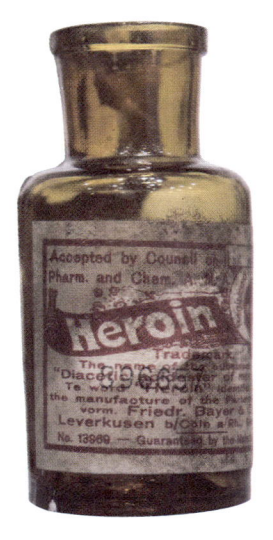

到了1899年，该公司每年人工合成一吨的海洛因，做成口服药片、药粉、药水以及糖衣含片，行销全球。拜尔称其能治疗肺结核、哮喘、感冒以及各种原因引起的咳嗽。广告兴奋地宣称："海洛因能提亮肤色、清醒头脑、调节肠胃，真是健康的完美领路者。"很多医生都因为海洛因没有成瘾性而举杯庆祝，畅饮这种真正的补药。《波士顿医疗期刊》在1900年的一篇文章中写道"它有很多胜过吗啡的优点……它不是安眠药"，而且，幸运的是，"没有形成习惯的危险"。但是真相昂起了它丑陋的头。20世纪初，越来越多的期刊报道了海洛因黑暗的成瘾性。

▲ 很多人都不知道大名鼎鼎的拜尔公司售卖过海洛因。

鸦片药物的衰落和坚持

鸦片的滥用一直持续到20世纪，直到全球决定最终停用它。1912年，海牙国际鸦片公约承诺开创药物管控的时代。拜尔公司于1913年停止了海洛因的生产。美国紧跟国际步伐，于1914年颁布了《哈里森毒品法》，该法规规范了鸦片和古柯产品的进口、销售和分销。

全社会公开使用鸦片药物的时代就此结束了。温斯洛太太平静糖浆也不再像牛奶那样容易买到。1924年，美国永久性地禁止了海洛因的使用。

不过，没什么，一代人已经上了海洛因的钩，还有更多人在效仿。法律的保护以及处方的严格限制，依然不能阻止鸦片带来的死亡。2015年，在美国有3.3万人死于类鸦片制剂的使用，其中半数是因为服用处方止痛药。

像纳洛酮这样的鸦片拮抗药物可以在急救机构之外的很多地方买到，无论有没有处方。但这样的药物治标不治本。全社会与非法药物之间的斗争依然在继续，还在揭露所谓的止痛与致死的副作用之间的平衡的虚伪。只要大片的罂粟花田依然存在，只要现代医学没有生产出一种更安全的止痛药物，这场斗争就会继续下去。

所以，下一次，当你在超市的货架上看到拜尔的阿司匹林时，你应该知道，拜尔公司在发展之初有过一段海洛因的黑历史，这种所谓的英雄药物，事实上是成瘾世界中的大恶魔。

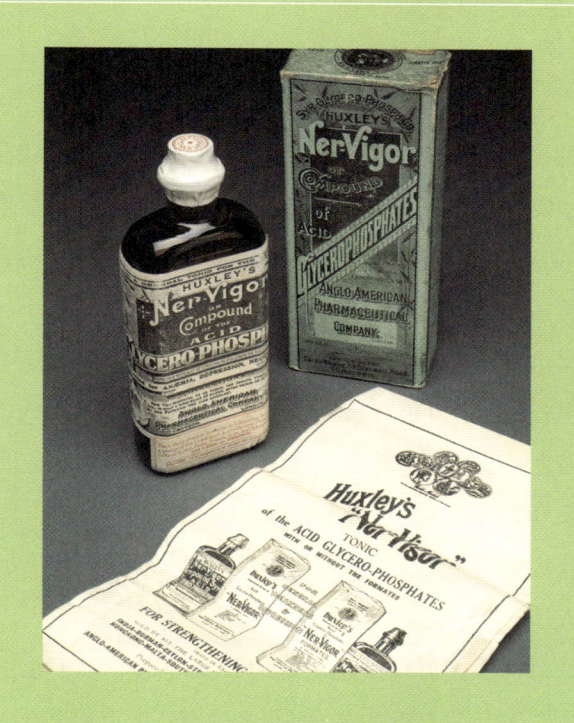

番木鳖碱

奥运会冠军的兴奋剂

有关中毒的马拉松运动员，致死的树木，性兴奋剂，险恶的啤酒酿造商，以及印度举重选手

1904年的一个闷热潮湿的日子，密苏里州的一伙跑步者在奥运会马拉松比赛的起跑线后就位。队列当中有一个搭便车抵达的负债累累的古巴邮政局长，两个因为布尔战争展览而刚来到这里的非洲人，还有美国的长跑运动员托马斯·希克斯。

比赛的起点和终点都在圣路易斯体育馆，但是剩下的整个路段都是在密苏里的乡间公路上。气温在32℃以上，一路上有数不清的山以及路况很差的路段，沿途经过的汽车轧起阵阵尘埃，更是雪上加霜，因此，1904年的马拉松赛段可能是奥运会历史上最艰苦的一段。

至于急救站呢？在大约11英里[1]的地方有一口井。

一口石头井，旁边配了一个水桶。

于是，我们的美国男孩希克斯跑到14英里的时候，感觉真的非常糟糕，他的教练们决定给他加加油。兴奋剂当时还没有被禁止，依然在运动竞赛中被广泛使用。希克斯的教练调配了一种1904年的功能性饮料：1毫克的番木鳖碱（没错，是番木鳖碱），加蛋白来掩盖其浓烈的苦涩味道。他喝了下去，继续跑步。

当时希克斯大幅领先于他的对手，每一段剧烈的山路他都会减速。然后他出现了大量脱水的情况。他的教练们禁止他在比赛过程中喝水，而是用"温暖的蒸馏水"来给他漱口。所以，当需要再给奋力拼搏的跑步选手配一剂番木鳖碱的时候，希克斯的教练们明显不能在其中掺水。他们是怎么办的呢？他们配了一份番木鳖碱加白兰地的鸡尾酒。

希克斯简直是人类耐力的奇迹，他坚持着继续跑下去。在最后两公

---

[1] 1英里约1.6千米。——编者注

里,一位赛道工作人员写道:"(他)机械地跑,就像是一台运行良好的机器。他的眼睛暗沉无光,面如死灰,肤色变深,胳膊上仿佛吊了沉重的重量,他几乎举不起来腿,膝盖基本上是僵直的。"

啊,这是因为这位选手快死了。希克斯此时已在番木鳖碱中毒边缘徘徊,再加上8月的热度、严重的脱水、跑过奥运会级别的马拉松后极端的体力消耗,希克斯真的是快要死了。他的教练们——令人震惊地——讨论后决定再给他一剂番木鳖碱,而这一举动几乎要了他的命。

在最后的阶段,他向教练们寻求帮助,帮他站直身子。那个时刻拍下的希克斯的一张照片显示出他的脸紧张而僵硬。这应该是番木鳖碱的毒性造成了他面部肌肉的持续痉挛。希克斯一瘸一拐,出现幻觉,比起跑时轻了8磅。

希克斯被宣布为1904年马拉松的冠军。

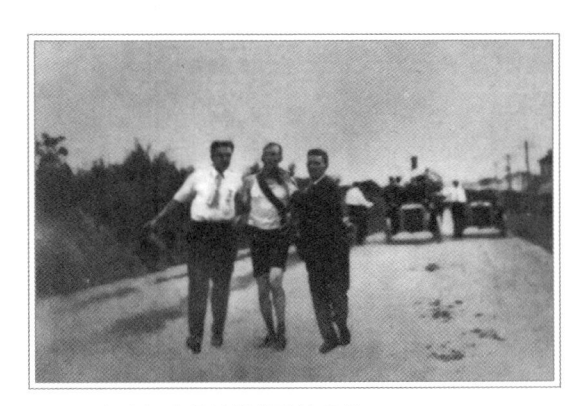

▲ 1904年奥运会马拉松的恐怖结局。

强效功能性饮料——番木鳖碱饮

尽管希克斯的教练在今天看来涉嫌虐待,但他们相信,而且20世纪初期的医学界大部分人都相信,番木鳖碱可以提高体能。他们并没有完全说错。小剂量的番木鳖碱可以产生短时间的刺激,就像咖啡因一样令神经系统一震。但和咖啡因不同,番木鳖碱用不了太多就能要了你的命。精确地讲，只要5毫克。

因为力量强劲，从中世纪以来，番木鳖碱就被——特别残忍地——用于一种特殊用途：毒杀老鼠、猫、狗以及其他不需要的生命。甘氨酸是将神经信号传递到肌肉的化学物质，通过阻隔甘氨酸的运作，高剂量的番木鳖碱能引发极严重且痛苦的肌肉痉挛。如果不加遏制，痉挛的频率和程度就会增多、增强，几个小时之内，便能令受害者死于窒息或因剧烈抽搐而产生的严重虚脱。

简而言之，这个东西就是奥运会马拉松比赛中的那份提神水，或者是一个忙着准备考试的学生的强效功能性饮料。

番木鳖碱在维多利亚时代曾经一度被当作治疗注意力缺失和多动症的药物，在19世纪晚期野心勃勃的医学生当中掀起了一个浪潮，他们尝试用其来对抗睡眠的需要。不过，1896年，伦纳德·桑德尔在使用番木鳖碱的时候有点超量了。尽管他活了下来，可以亲自讲述这段故事，不过这真不是一段开心的回忆：

> 三年前，我正准备考试，感觉"快垮了"。我每天服用两次10量滴（大约0.02液体盎司[1]）的番木鳖碱溶剂（据《大英药典》）加同质量的稀磷酸，稀释之后服用。第二天晚上，我感到面部肌肉发紧，嘴里有一种特别的金属味道。我感觉非常不安，坐立不安，我想要走走，随便做点什么，而不是一动不动地坐着读书。我躺在床上，小腿肌肉开始僵硬、抽搐。我的脚趾弯到了脚下，只要一动，或是转动头部，我的眼前就金星乱跳。我知道出了大事了……我的整个身体冷汗直冒，心口绞痛，有一种"要完了"的感觉……过了一会儿，我失去了知

---

[1] 1盎司约28.3克。——编者注

毒药背后的植物

番木鳖碱自然存在于番木鳖树的种子当中,这是一种原产于印度和南亚地区的落叶乔木。树木高度适中,大约能长到40英尺高,看起来非常清白无害,很像是长得过大的梨树。它的花有一种非常明显的、不好闻的味道,结球果,每颗球果的白色浆汁中包含5粒种子。

番木鳖树的每一个部分都有毒,甚至是树上附生的植物,也吸收了惊人的毒性。1840年,一个英国水手在加尔各答的一家医院中治疗淋病。由于无聊以及道德沦丧,水手在漫长的停工期中开始殴打医院的仆人。

没多久,这个"人见人爱"的病人得到了一种新药物来治疗他的疾病:一种叫 kuchila molung 的植物叶子磨成的粉,这是一种附着在番木鳖树上的寄生植物。

4个小时后,水手死了。医院的员工将这起事件记录为"不幸的错误"。

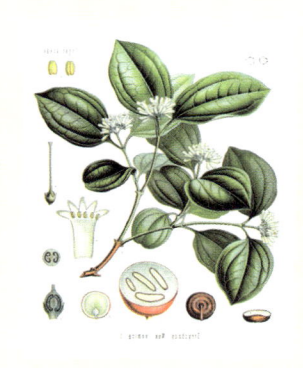

觉,陷入了一种"沉睡"状态,早上醒来,那些不舒服的症状都消失了,没有头疼以及其他症状,我非常想"动一动",轻微地感觉到下颌僵硬。白天的时候,这些症状也都消失了。

简言之,番木鳖碱中毒的早期阶段就是如此。有过这些经历的幸存者的记录非常罕见,因为,你总得活下来才能够记录。桑德尔很幸运。但大部分人没有这么幸运。

番木鳖碱口服药和番木鳖碱灌肠剂

尽管在中世纪,番木鳖树的种子就被传播到欧洲,做毒杀动物之用,不过直到1811年,其在人类医学中的效用才得到认真研究,这要归功于巴黎的皮埃尔·弗奎尔医生。在此之前,大部分法国医生都忽视了这种植物,直到弗奎尔医生提出:番木鳖碱类似电流般的能量,应该可以刺激瘫痪病人的肢体,使其恢复正常功能。

弗奎尔医生配备着番木鳖碱酒精萃取物,把注意力投在慈善医院的16个瘫痪病人身上。他的第一个实验对象是一个34岁的男性装修工人,此人因为从手足开始逐渐扩展到骨盆的奇怪麻痹而不得不卧床。弗奎尔医生给这个装修工人服用了萃取物,最初效果不明显,不过很快,随着用量增多,病人开始出现抽搐,似乎是在"震动"他的身体系统,使其恢复正常功能。之后的三个月,他一共服用了314格林的番木鳖碱,然后,他能够在床上坐起来并且走出医院了,他的瘫痪好了。(可能是碰巧。)

弗奎尔的另一个病例不是那么成功。这位不幸的范霍夫先生,被特别选出来使用番木鳖碱灌肠剂(大家可以多用些时间慢慢接受这个)。值得注意的是,据说范霍夫在灌

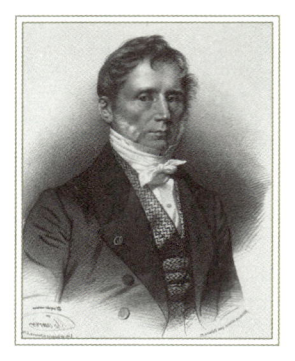

▲ 弗奎尔医生,在毒杀病人过程中歇上一口气。

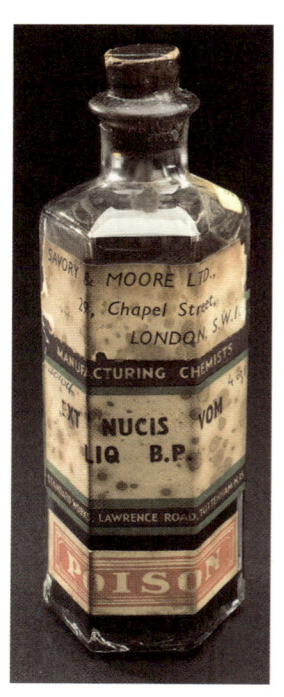

▲ 番木鳖碱被正确地标识出有毒!

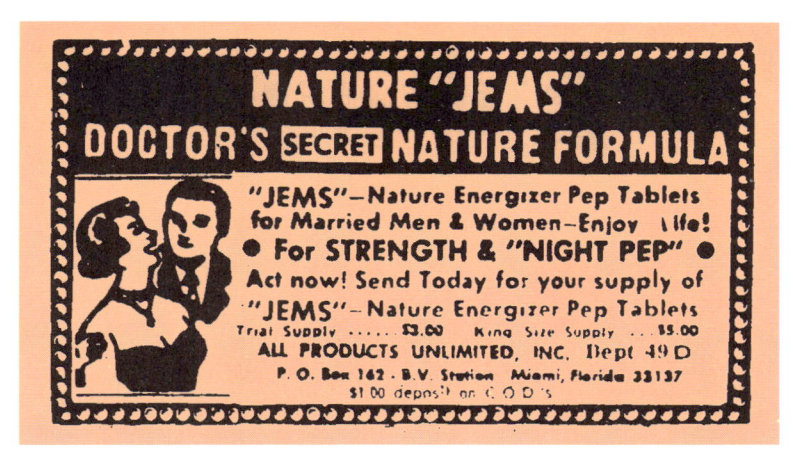

▲ 他们的文字游戏真的非常厉害：用番木鳖碱能量药丸在深夜提提神！

肠剂之外还偶然服用了番木鳖碱口服药，当时他的麻痹症状也有所好转。不过，他——令人吃惊地——没有死于之后很快出现的可怕抽搐，但在他的健康情况没有好转之后，范霍夫干脆再没有出现在弗奎尔的记录中。

在弗奎尔令人恐慌的实验的影响下，其他法国科学家也开始了进一步的研究，1818年，番木鳖生物碱被首次从种子中提取出来。法国医生们积极地进行了一系列实验，研究纯番木鳖碱作为药物的效用。结果并不是太好。常规剂量的番木鳖碱为1~3毫克，不过，科学家们很快就发现，只需要5毫克番木鳖碱，就能产生致死的毒性。它非常容易使用过量，而很多医生真的都使用过量了。

使用番木鳖碱的巨大危险，很快就因其作为医药能产生的效用而被忽视了。而在番木鳖碱不受医院青睐的时候，它在药店和街头却变得流行了起来。

苦啤酒：番木鳖啤酒丑闻

1851年，有谣传称，一个重要的英国啤酒生产商——奥尔索普啤酒——在他们的印度淡色艾尔啤酒中掺入番木鳖碱，以提升啤酒的苦味。印度淡色艾尔啤酒，一个所有喝啤酒的人都知道的品牌，是一种添加了很多啤酒花、味道很苦的酒。奥尔索普啤酒被指控用番木鳖碱代替啤酒花加入酿造过程，因为番木鳖碱更便宜，不过毒性也更大。

谣言沸沸扬扬，亨利·奥尔索普亲自委派了两位杰出的英国化学家，进行了一次独立检测，以证明奥尔索普啤酒并不包含任何番木鳖碱，他郑重地挑战那句古老的谚语："任何宣传都是好的宣传。"

两位英国化学家发现，奥尔索普啤酒中不含番木鳖碱，这肯定令某个地方的某个人大吃一惊。因而，奥尔索普摆脱了悬而未决的大规模下毒的指控。不过谣言从来都不是空穴来风。奥尔索普啤酒中没有添加番木鳖碱，但是全英国的酒馆老板这么做了，而且经常这么做。在19世纪，酒馆老板以付给啤酒商的进价销售啤酒，那么，他是如何获利的呢？好吧，他往里面兑水。当然，他没有办法留住客人。不过有没有办法能在给啤酒兑水的同时保证其口感不变呢？

加入番木鳖碱。

这种神奇的药粉溶于水中，能够增加因啤酒花而产生的苦味，产生一种接近于纯啤酒的醉人感受。换句话说，贪婪的酒馆老板们急于牟利。在19世纪，英国有不少酗酒者死于一种完全不同的醉酒。

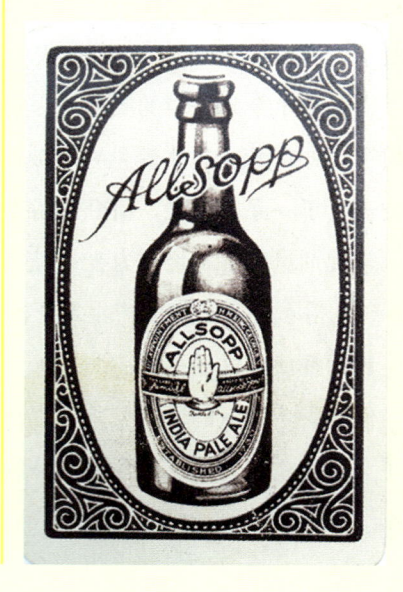

用番木鳖碱来壮阳

在番木鳖生物碱被提取出来之后没多久，法国的科学家就开始研究它在性方面的应用。他们认为小剂量地使用番木鳖生物碱能使感官变得敏锐。这并不是什么新理论，维多利亚时代，番木鳖树一从印度和南亚传播到西方市场，就有谣传说它能提升性能力。"我听拉其普特人当中的一些有些放荡的人说，他们使用马钱子（番木鳖）作为助兴物。"这是19世纪30年代一个在印度的人写的。

特洛希医生和皮迪奥医生记录了一个病例，一个25岁的人，有18个月的时间，只能与他的妻子进行"兄弟式的交流"。而在番木鳖碱的作用下，他可以适时地勃起，但在停止用药之后又失去了这一能力。看来，在没有伟哥的世界里，你至少还可以依赖番木鳖碱。

20世纪60年代，总部在迈阿密的万用无限公司偶然发现了昔日维多利亚时代番木鳖作为性刺激物的鼎鼎大名。为了抓住当时兴起的性革命的良机，他们在1966年推出了一种叫"宝石"的春药。广告中尴尬地声称是"给已婚男女的纯天然助兴提神药"，每颗"宝石"中都包含了小剂量的番木鳖碱。

这家公司很快就被告上法庭，罪名是邮件诈骗——不是因为其产品的成分表中包含了番木鳖碱，只是因为这家公司夸大其词地描述了服用"宝石"后消费者在性能力方面的提高。这家公司没有费力去打官司，很快就被定罪。

独裁者药柜中的番木鳖碱

番木鳖碱渐渐流行起来，很多不择手段之人跑来瓜分这种提升精力的新药的利益。费洛斯公司是一家父子档公司,在加拿大发家,后来迁到伦敦,生产了许多种成分可疑的家庭用药,比如"蠕虫含片""消化不良克星",以及极端暧昧的"黄金膏"。随着费洛斯次磷酸盐复方糖浆的推出,这家公司确实日进斗金。这种专利药物在20世纪初期极为流行,其中含有番木鳖碱。费洛斯公司宣传称詹姆斯·费洛斯本人亲自检验了这种糖浆,他曾经是"第二期肺病"(也就是肺结核)的病患,服用这种糖浆后得到了彻底的治愈。这种糖浆立刻获得了极大的成功。

费洛斯糖浆的广告称,其"在治疗贫血、神经衰弱、支气管炎、肺结核和儿童期的萎缩性疾病方面,以及在衰竭疾病痊愈阶段"卓有成效。

通过严重依赖"病人证明"的有力的市场推广计划,费洛斯公司从他们的非处方番木鳖碱药物中获利颇丰。这种药每瓶15盎司,卖7先令,以今天的标准来看,这个价格相当高,但瓶子上深红色的明胶密封(请在此处惊呼)令它显得物有所值。

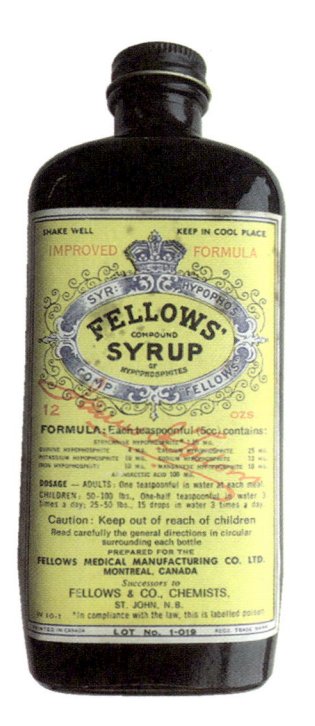

还有一种叫伊斯顿糖浆的竞品,尽管不像费洛斯糖浆那么流行,不过却包含了两倍剂量的番木鳖碱,1911年,每品脱合6液体盎司,只需要1/4品脱伊斯顿糖浆就可达到致死剂量。

另外一种含番木鳖碱的药水叫作"超级健",于1930年推出,每盎司中含有1/25格林番木鳖碱。今天在英国依然可以轻易购买到,"超级健"的广告称,这是一种帮助病后恢复健康和精力的药水。然而,值得注意的是,番木鳖碱没有出现在其成分表中,它是在1970年无声无息地消失的。

番木鳖碱还偷偷地出现在了德国一种名

叫"凯斯特医生顺气药"的消化药中。在20世纪40年代初，西奥多·莫雷尔医生开始给他一个因长期吃素而便秘以及肠胃胀气的病人开这种药的处方。医生推荐他的病人每日服用8~16片，病人忠实地照办，并坚持了9年，直到"二战"结束时在柏林的一个地堡中自杀身亡。

没错，阿道夫·希特勒在其恐怖统治期间，服用了接近致死剂量的番木鳖碱。番木鳖碱的药粉在他的肠道中不断累积，量越来越多，这可能就是希特勒在临死前喜怒无常、行为难以预测的原因。

兴奋剂的衰落

20世纪70年代初期，随着《英国医学期刊》极力主张将番木鳖碱完全从人类医学应用中剔除，番木鳖碱最终不再流行。

今天，番木鳖碱在西方是禁用的，但我们依然在运动员的尿液中检测是否含有番木鳖碱。2001年，在希克斯赛跑近一个世纪后，番木鳖碱再次出现，一个印度的举重运动员因为在尿检中被发现含有番木鳖碱，被禁赛6个月。这个名叫昆贾拉妮·德维的运动员还需要归还她在亚洲举重锦标赛中赢得的一枚金牌。德维发布了一个疑点重重的说法，称自己只是喝了太多咖啡。她说，在咖啡中也含有小剂量的番木鳖碱，不过这一点毫无科学根据。更有可能的是，德维服用了大量的马钱子，这种草药在印度依然是可以从很多渠道买到的顺势疗法药物。

不过，德维的说法也不是完全错误。尽管在咖啡中没有发现番木鳖碱，但咖啡是我们如今最喜欢的晨间饮品，而咖啡因和番木鳖碱的分子又有着惊人的相似。两种物质都能在人体中起到甘氨酸抑制剂的作用。只是番木鳖的效力更强，强很多。

所以，如果你想要稍微体验接近番木鳖中毒的感觉，那就试着喝几品脱浓咖啡。你的心跳会加速,感官会变得敏锐,肌肉开始震颤,你可以享受到19世纪的法国医学生和20世纪的奥运会马拉松选手追求的那种猛烈刺激……还没有恐怖的抽搐和痛苦的死亡这样不幸的副作用。

但是,你也可能出现心律失常,从而进入急诊室,所以,最好还是想想就算了吧。

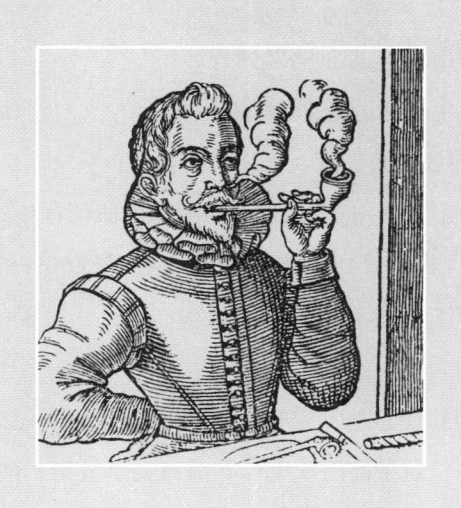

烟草

越来越多的医生选择抽骆驼牌香烟

有关香烟处方，奶油烟，以及对着屁股吹烟

"越来越多的医生选择抽骆驼牌香烟!"

"20679位医生说好运牌香烟刺激性低!"

"给你的喉咙放个假,吸一根清新的香烟!"

在20世纪中期之前,这些吸烟有益健康的激情宣传,能在全美各地杂志上的彩色插页广告中看到。在1955年,有超过50%的成年男性吸烟,吃惊吗?医生们自己也非常喜欢吸烟,就在当时,约30%的医生称自己每天至少吸一包烟。

如今两代人的时间过去,美国的吸烟人数达到了历史最低。在之前500年中,人们深信这种高度成瘾的物品有益于健康,而在过去60年中,人们的认知发生了翻天覆地的变化。

但别误会,对人类来说,烟草依然是最致命的植物,每年全世界有超过600万人的死亡与烟草直接相关。尽管今天烟草被普遍认为是一个杀手,但是在很长一段历史中,烟草都是作为药草来使用的,到了20世纪,还因其疗愈特性而广受新大陆和旧世界的喜爱。

来自新大陆的喜讯

在美洲本土,过去几千年中种植过60种烟草。15世纪,西班牙探险家来到美洲的时候,烟草已经在南美和北美被广泛使用——作为仪式辅助、消遣性药物以及医用草药。

哥伦布船队的人员发现居住于现今的古巴和海地的土著泰诺人燃烧烟草叶子做的火炬以驱散疾病,或在家中和祭祀场所以此消毒。据说,那些船员还看到泰诺人嗅大量干烟草的鼻烟，然后快速进入丧失知觉的状态，这可能是当地医生在进行穿孔手术之前将人迷晕的方法。（尽管关于"烟草"tobacco 这个词的起源依然有很多争议，泰诺语中的表示烟叶和用来抽烟的烟斗的词，都使其成为该词语起源的强有力的竞争者。）

后来，探险家们不断在新大陆上发现了烟草在医药中的广泛使用。在墨西哥，它被当作止泻剂、泻药以及镇静剂。这种植物不仅晒干后可以用来抽，它的叶子也被当地人用于治疗伤口和烫伤，叶子磨成粉末吞服之后，可以缓解喉部的黏液堆积。在加利福尼亚，沙漠部落将烟草叶子碾碎，制作出一种药膏，来治疗风湿病之类的炎症，以及湿疹这样的皮肤感染。烟草叶子也被用来抽，以治疗普通感冒，另外，当地人还认为将其与鼠尾草叶子混合疗效会更强。（下一个冬天，除了吃下一瓶感冒白片，你还有了一个令人愉快的选项。）

对欧洲的医生们来说，新大陆的发现就像给他们打了一针兴奋剂，他们一心陶醉在喜悦中，感觉自己即将揭开这种出现在药柜里的新植物所包含的丰富疗愈力量。烟草作为新世界的冠军作物，深受欧洲医生欢迎，拥有了"万灵药"的称号（尽管这称号显然并没有持续太久）。

16世纪70年代，西班牙医生尼古拉斯·莫纳德兹出版了一部有关新世界药用植物流行史的著作，这本书有着振奋人心的书名——《来自新大陆的喜讯》，书中用大量篇幅讲述了对于植物新物种发现的普遍感觉。莫纳德兹坚持认为，烟草可以疗愈至少20种疾病，包括癌症，这真是医药文献中最具讽刺性的说法了。（在接下来的一个小时中，就有17个美国人会死于吸烟引起的肺癌。）

鼻烟：欧洲宫廷的最爱

烟草界另一位早期的医疗开拓者是法国驻葡萄牙宫廷的大使让·尼科特（Nicot），他的名字因是尼古丁（Nicotine）一词的起源而被永久地记载于医学史册之中——烟叶在燃烧时会产生4000多种化学物质，尼古丁只是其中一种，却是最恶劣的一种，因为它能刺激吸烟者的大脑和神经系统，令人逐步上瘾。

1559年，尼科特到达里斯本，很快便在别人的介绍下接触到烟草。他是一个充满好奇心的人，有着一颗向往学术的心，他被这种来自新大陆的植物以及葡萄牙研究其医学效用的早期实验深深吸引了。这位大使兼刚刚起步的医生决定自己试一下，于是，他很快做出了一种烟草药膏，然后他抓来一个长了瘤子的当地人，让那个人定期使用药膏，以遏制那玩意儿的生长。（这个故事中，那个当地人的看法并没有被历史记录下来。）药膏发挥了作用，这令尼科特深信自己的研究方向是正确的。

尼科特认为烟草是一种包治百病的良方妙药，于是他打包了一些烟草植物，荣归法国，当时统治法国的是凯瑟琳·德·美第奇王后。1561年，尼科特将烟草叶子进献给凯瑟琳，并说明将叶子研磨成粉后通过鼻子吸入，可以缓解头痛。凯瑟琳当时正被剧烈的头疼折磨着（把你的敌人都毒死，你也会剧烈头疼的），她接受了尼科特的建议。尼科特的鼻烟起了作用，这使得凯瑟琳以及整个法国宫廷在一夕之间都成了烟草的信徒。

在引领时尚潮流方面，16世纪的法国就和21世纪的法国一样。鼻烟很快成了欧洲各国宫廷的必备之物。在16世纪晚期，去参加贵族派对，很难有一个不给你一撮鼻烟的人。这种时尚的药物向其他社会阶层传播，进入大众的怀抱，也不过是时间问题。尼科特功成名就，获利颇丰，于是退居乡野，继续为自己的又一个梦想奋斗：编辑一部法语词典。

1773年，瑞典植物学家卡尔·林奈将烟草的种属命名为Nicotiana，以

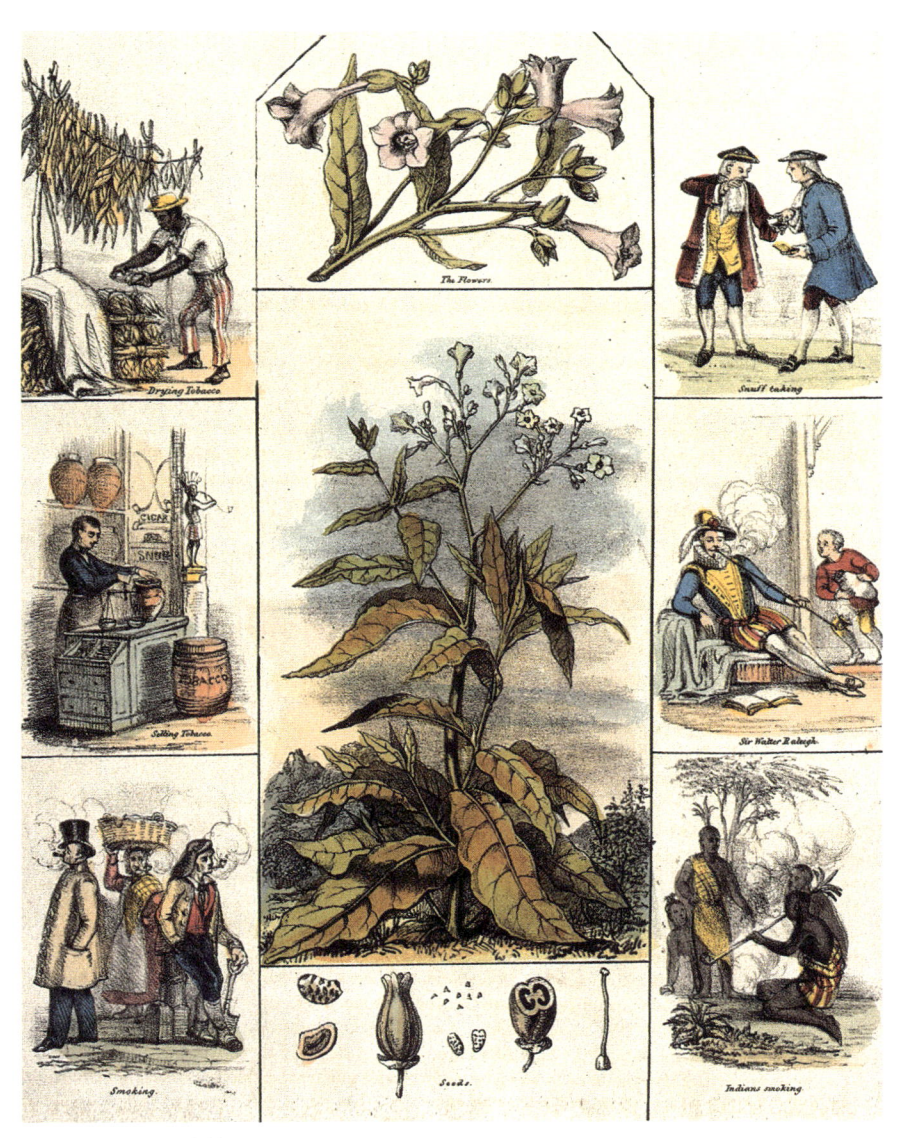

▲ 烟草植物的多种妙用。

纪念尼科特在推广这种植物中所发挥的重大作用。不过，一旦世人正确认识到尼古丁诱人上瘾的能量，就会发现，这是美名还是恶名还真不好说。

尽管凯瑟琳·德·美第奇在传播烟草福音，但对这种植物的反馈也并非都是雨露、阳光和鲜花，从它最初传播到欧洲起，就有唱反调的人出现。反对烟草的人中最知名的便是爱扫兴的英格兰国王詹姆斯一世，他在1604年的一篇文章中称吸烟"令人恶心"。詹姆斯国王仿佛先知一般，进一步称烟草"对大脑有害，对肺部有威胁"。

詹姆斯一世对烟草的感情起了作用。17世纪和18世纪，这种植物已经不被视作万灵药了。不过，吸烟依然是备受某些医生推荐的，可以用于特别的治疗。比如，18世纪中期至19世纪中期非常流行的一本医学书《初级病理》，认为烟草产生的烟能缓解耳痛——这也是我们觉得很有意思的一个药方。如果你觉得耳痛，要做的就是找个朋友，然后让他点一个烟斗，把烟吹入你的耳道深处。（很有意思的实验，下一次你同事去吸烟休息的时候，可以陪着他一起，请他给你做治疗。）

烟草灌肠拯救溺水者

耳道并不是身体上唯一一个可以接受二手烟强力治疗的开口。你知道有句俗语叫"blowing smoke up your ass"（直译为"把烟吹进你的屁股"，用来形容虚与委蛇、言不由衷的奉承）吗？好吧，你可以在下一次相亲时感受一下这个源于医学的俗语的恶心程度。实际上，把烟吹进某个人的屁股，是18世纪时实施的一种复苏方法。这个方法非常流行，因而烟草灌肠套装生产规模很大，忧心忡忡的普通家庭可以非常方便地买到它们。不过，准备一个急救医药箱总是最好的，但真不是说要在急救用品之外准备一套烟草灌肠套装。

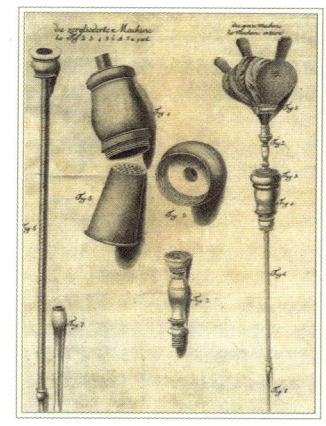

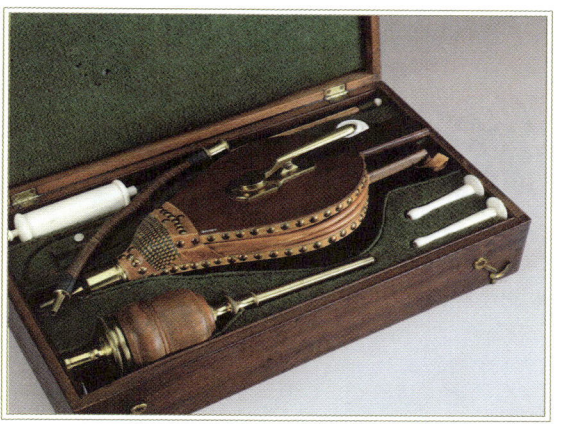

▲ 烟草灌肠套装。没有这么一套,就不是一个安全的家。

  18世纪,烟草灌肠法大行其道,深受英国医学界的欢迎,被用于一种非常特别的治疗:溺水之人的复苏。当时,在泰晤士河中溺水是经常发生的事情,为此,一个专门的社团建立并筹资专门用于提高溺水之人的复苏率。这个社团被特意命名为"帮助看似溺死之人立刻苏醒委员会",社团成员在危险的泰晤士河河岸上巡逻,烟草灌肠套装就在手边,随时可以帮助不小心跌入河中、需要唤醒的可怜人。如果碰到溺水事故,社团成员就会一跃而下,跳水去救援。他们将溺水之人拖出河,撕开他所有的衣服,翻转他的身体,让他腹部朝下,然后把一个灌肠管子塞入他的屁股,打开烟熏器和鼓风器。

  顺便说一句,鼓风器是灌肠套装中很受欢迎的附件。在鼓风器加入之前,你必须自己上阵,坚持不懈地把烟吹入别人的屁股。但愿你不会偶尔往里吸一口气,因为那样做的结果,不只是恶心,还可能导致死亡。比方说,如果你救的人患有霍乱,那么因为吸入霍乱弧菌,你也要死了。而且,朋友们,这种死法可以列入本书认为的"最糟糕的死法"了。

  这个医学套装背后的医学理念在其推广者看来似乎非常合理,特别是

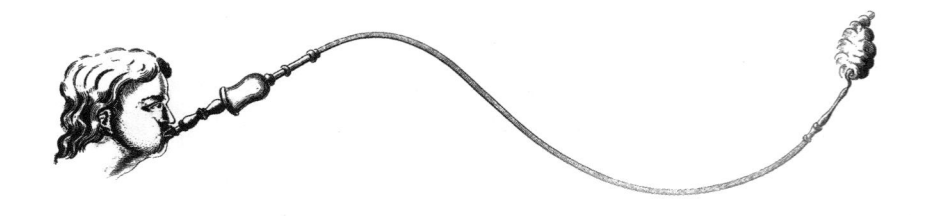

▲ 记住不要吸气。

威廉·霍斯医生和托马斯·科根医生，是他们成立了泰晤士河救援队。把烟吹入溺水之人的身体，被认为可以实现两个医学目标：温暖病人，刺激呼吸。

当然，把烟吹入人的屁股，实际上什么也实现不了，所以，今天这个俗语被用来形容不真诚的恭维。这是一个毫无目的、毫无意义的举动。但这确实给了18世纪的救援者们一个……去看别人私密部位的非常亲密的视角，要知道，在那个年代，露出脚踝都被认为是有伤风化的，这可能也说明了这种套装流行的一些社会性原因。

如果烟草灌肠没有救到受害者，那么机构的成员们就会转而采用一种更加可信的方法，而实际上正是这种方法能够救命：人工呼吸。不过，口对口的人工呼吸，是很不受医学界推崇的，"很下流"——比起把烟吹入人的屁股，应该有复苏器将空气泵入将近溺死之人的肺部。然而，接生婆们更了解口对口的人工呼吸，并经常采用这个方法来让婴儿复苏。幸好，医学界的其他人最终追上了接生婆的脚步，口对口的人工呼吸不再有"下流"的含义，因此，无数的生命得以被拯救。

抽一支烟，给房间消消毒

尽管烟草灌肠剂绝对不是一个好主意，但烟草也曾一度被当作消毒剂，这种产生烟雾的迷人应用，可能并非无效。哥伦布的船员注意到古巴的泰诺人在家人生病时，就燃烧烟草叶子来给房子消毒，因而，烟草作为消毒剂的声名便和该植物一起传到了欧洲。

1665年，伦敦暴发了一场瘟疫，学生们真的被告知在教室中抽烟是一种驱散疾病的方式。生活在瘟疫蔓延的伦敦的唯一好处可能是学生们不需要逃学就能接受尼古丁的治疗。

无独有偶，1882年，博尔顿暴发天花，一所济贫院中的所有居住者都被分发了烟草，来帮助他们避免遭遇病菌。

烟草作为消毒剂的效力，只是医生们偶然发现的。1889年，一位不知名的作者在《英国医学期刊》上发表文章，提到化合物吡啶存在于烟草的烟中，能够杀死病菌，而且，吸烟的人感染白喉和斑疹伤寒等传染病的概率更低。1913年，《柳叶刀》上的一篇文章称对烟草中的吡啶做了更多检验，再次证明，烟草的烟能够杀死引发霍乱的病毒。

不过，两篇文章也都很简略地提及吸烟的害处远远大于益处，这一论点在很大程度上阻止了将烟草作为消毒剂进一步研究的可能。

烟草工业：与医生同眠

19世纪似乎是医用烟草退出历史舞台的开端。1811年，英国科学家本·博尔迪耶发现，尼古丁对心脏有害。研究者们一直努力想分离出尼古丁生物碱，而在1828年，一个发现进一步降低了医学界对这种植物的评价，因为尼古丁对大脑和神经系统的负面影响被观察到了。

烟草牙膏

一些美洲印第安部落将研磨成粉的烟草和石灰或白垩混合,做成一种牙膏,用于清洁牙齿,这项功效今天的烟草使用者可没有享受到,他们经常因为嚼食烟草或是抽烟而把牙齿弄脏。

今天,在南亚地区,烟草牙膏依然在使用,IPCO公司等机构成功将其商业化并投入市场。IPCO的牙膏"奶油烟",除了有有史以来最好的牙膏品名(比比看,高露洁算什么),还包含了橄榄油、甘油、荷兰薄荷、薄荷醇、樟脑,当然,还有烟草。奶油烟在南亚妇女当中备受欢迎,有些人在生产商的鼓励下,为了让口气持久,一天用八到十次。(顺便说一句,如果要评选本书中出现的"最糟糕的牙膏成分",奶油烟中的烟草并不是唯一一个参赛者。请查阅《镭&氡:辐射包治百病,令人重返青春》的部分,看看另一个参赛者——放射性牙膏。)

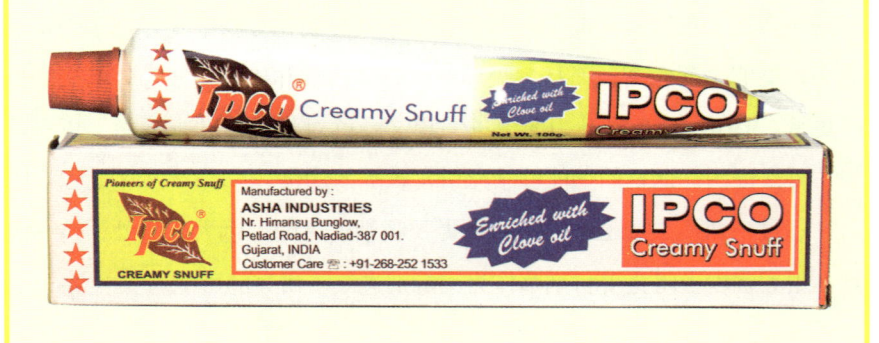

到了20世纪初期,吸烟可能有害健康的说法开始浮出水面。烟草产业警铃大作,为了平息消费者的恐慌,他们编织起其与医生之间的强大联盟。医生们和普通大众一样抽烟,而且都还在慢慢消化表明吸烟可能有害健康的最新研究成果,加之并不是每个抽烟的人都得病这一奇怪现实,因此，要找到愿意给烟草公司提供担保的医生，并不是多困难，特别是为了换取他们的支持，烟草公司还会提供好多箱的香烟，来满足医生们的爱好。

美国烟草公司成功打出好运牌香烟"低刺激"的广告之后，医生们就纷纷出现在杂志的彩色广告中推销香烟。20世纪30年代，一个新加入这种游戏的公司——菲利普·莫里斯公司，因为称"一组医生"认为他们公司的香烟能够改善或是彻底消除鼻炎和喉炎，凭借一场规模宏大的成功的广告活动而青史留名。这场广告活动几乎直接将菲利普·莫里斯变成了主流品牌。

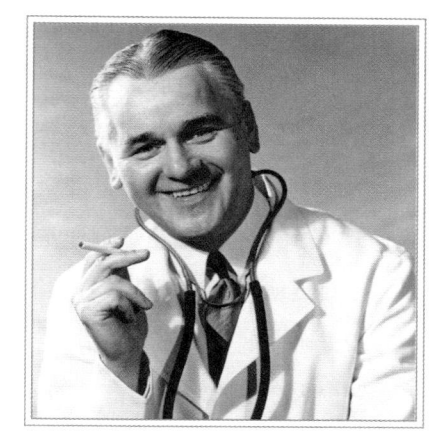

▲ 越来越多的医生选择抽骆驼牌香烟！

在R.J.雷诺兹烟草公司推出"越来越多的医生选择抽骆驼牌香烟！"这条宣传语时，医生为香烟代言的广告狂热到达了顶峰。1946年至1952年，骆驼的广告打着这句宣传语，称其是由"独立研究"发现的结果。事实上，这项独立研究是由威廉·埃斯蒂公司执行的，这是R.J.雷诺兹的一家子公司，他们在给医生提供了表达敬意的盒装骆驼牌香烟后，向医生们询问他们最喜欢的香烟品牌是什么。

烟草的今天

"越来越多的医生"这句广告语是结束，也是新的开始。随着越来越多的研究发现表明吸烟的害处，烟草被医学界彻底关在了门外。医生们从原本使用烟草作为治疗手段，到开始认识到吸烟引起数不清的不良作用

（癌症、肺气肿、心脏病、哮喘、糖尿病，还有很多其他疾病），然后开始为了消除这些危险而努力。

然而，同时，我们也要接受全球范围内的消遣性吸烟。尽管几十年来，人们都很了解吸烟有害健康，这一点也得到了大力宣传，但全球依然有13亿人长期吸烟，烟草业是一个年收入3000亿美元的巨头产业。所以，很自然地，医生们都忙着在消除吸烟对人体造成的负面冲击，而没有进一步去研究烟草的正面应用。

对今天在泰晤士河边散步的人来说，很开心的一点是，烟草灌肠已经不再是给溺水濒死之人的首选复苏方案了。得知没有变态时刻等待着我们不幸落水，好把烟吹入我们的屁股，我们在游览泰晤士河时应该会感觉安全一些。

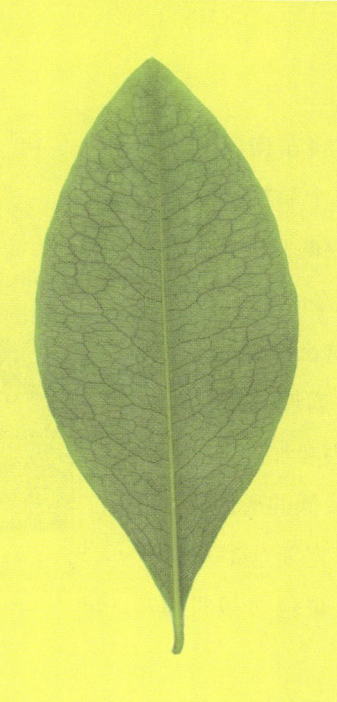

可卡因

可口可乐曾经的精华

有关令人飘飘欲仙的可卡因实验，西格蒙德·弗洛伊德，可卡因牙痛滴露，马里亚尼葡萄酒，以及一位垂死的总统

在罗伯特·E.李将军向尤利西斯·S.格兰特投降一个星期后，在流经阿拉巴马和佐治亚两州的查塔胡其河上爆发了南北战争的最后一场战役。生活中很少有这么深刻的讽刺了，一场战争实际上明明已经结束了，人们却还不得不去参加战斗。不过，全因为当时效率极低的通信线，在李将军于阿波马托克斯法庭投降整整一个星期之后，哥伦布战役爆发了。

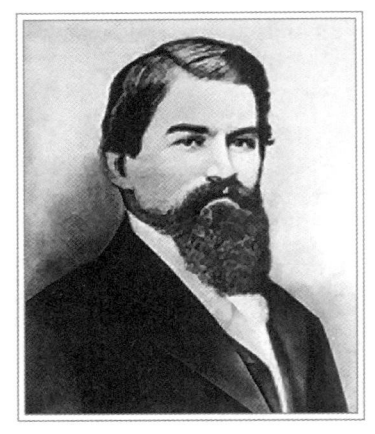

▲ 长了胡子的约翰·彭伯顿中校。

在这场战役中，南部邦联一个名叫约翰·彭伯顿的中校在一次骑兵冲锋中差点丢了性命。彭伯顿不幸被一把军刀刺伤胸口，这个伤口本可以轻松地杀死他，但令他以及未来的汽水爱好者们庆幸的是，他活了下来。

在康复期间，彭伯顿和很多参加南北战争中南北双方的同志一样，都染上了吗啡瘾。但和很多受伤士兵不一样的是，彭伯顿本身是一个药剂师。因而，他有很多种药物和草药供应，可以用来实验。（他的实验调配出了很多药方，比如：植物补血油、三效养肝丸、金莲花咳嗽糖浆、印第安女王染发剂。）在复原之后，他继续寻找——以及调制一种能替代吗啡的止痛剂。你懂的，一种鸦片含量少的药。

彭伯顿实验的开端是从古柯树中提取可卡因，古柯树是一种在南美洲很常见的古老植物，在法国很受欢迎，被制成古柯酒（稍后会详细介绍），也是有名的兴奋剂和万能药。很快，他就调配出了美国本土制造的

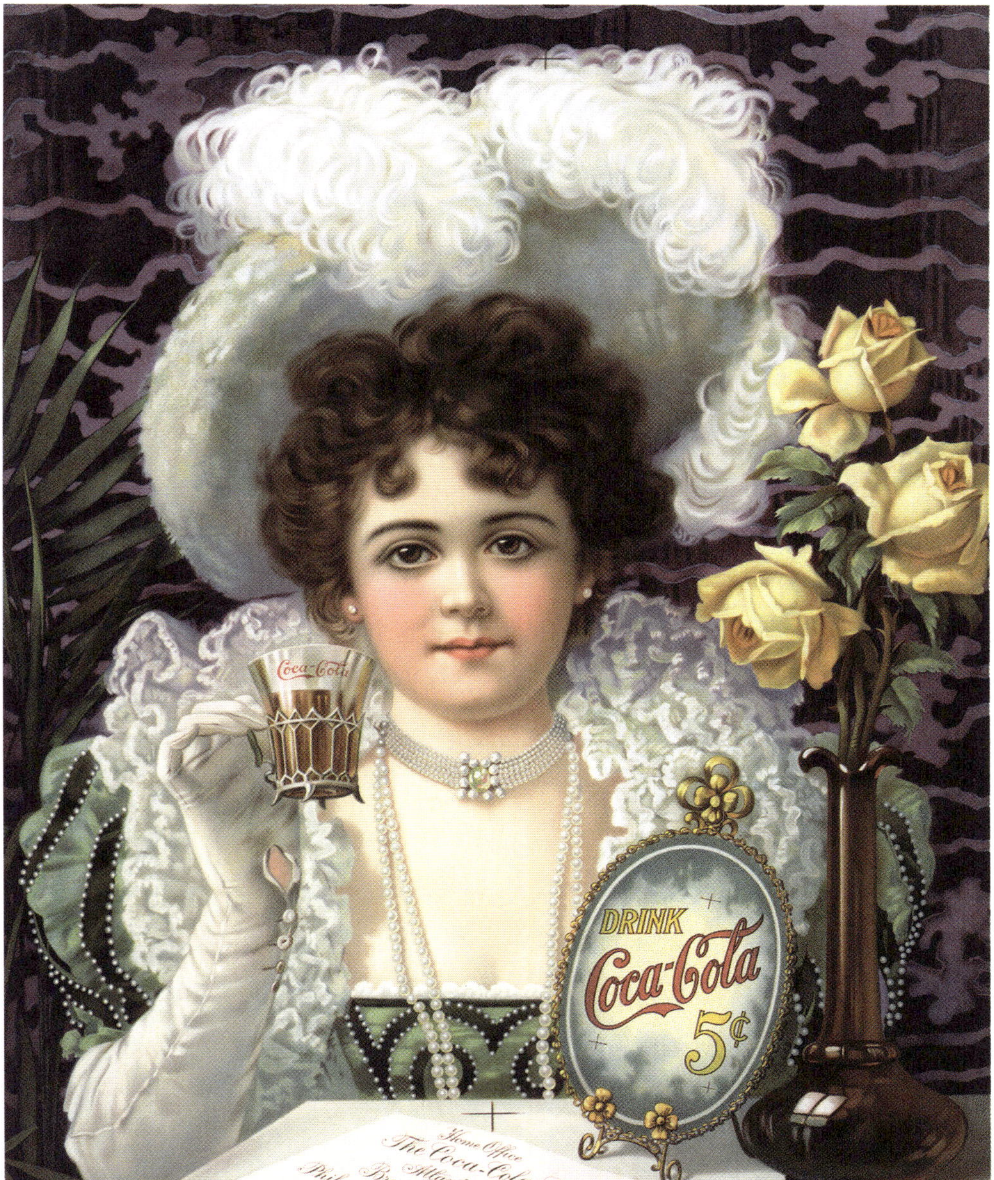
Coca-Cola
DRINK
Coca-Cola
5¢
Home Office
The Coca-Cola Co.
Atlanta, Ga.
Branches: Chicago,
Philadelphia, Los Angeles,
Dallas

能代替法国古柯酒的饮品,他将这种含酒精和可卡因的饮品带到了亚特兰大销售。

他调配出的这种冒着气泡的可爱饮品,名叫可口可乐。

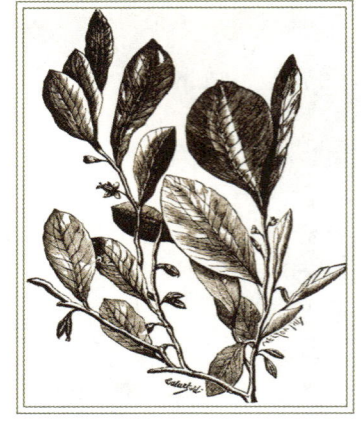

▶ 一株无辜的古柯灌木,后院植物完美之选。

天然的兴奋剂:从安第斯山脉到奥地利

可卡因——"街头毒品中的鱼子酱",这个星球上最受欢迎的消遣性毒品之一——在至少公元前3000年就被作为兴奋剂使用。可卡因是从原产于南美洲安第斯山脉的古柯属植物古柯树中被提取出来的。这种植物看起来非常普通,几乎透着无辜天真,不过是灌木植物海洋中的一种普普通通的灌木。这种小灌木种在你后院中做绿化也不会显得特别,却创造了不计其数的财富,同时也毁灭了不计其数的生命。

秘鲁的印加人普遍嚼食古柯树的叶子,利用它们的刺激效用,16世纪西班牙征服者来到之后,西班牙天主教会立即下令禁止嚼食古柯树树叶。

然而,他们的计划实施得并不是太好。古柯树叶被频繁而大规模地使用,最终西班牙殖民政府不得不承认他们的失败。一个征服者在1539年写道:

> 古柯树树叶,一种小树的叶子,和在我们的卡斯提尔发现的漆树长得很像,是印第安人从不离口的东西,他们说,这能

支撑他们，令他们精神焕发，因而，即便是在太阳的炙烤下，他们也不会感觉热，在这些地方，它的价值和等质量的黄金相当，是什一税的主要来源。

古柯叶的使用是地方特色。最后，西班牙人只好说，管他呢，然后自己开始用这种叶子来爽一下。但他们还是对古柯叶的销售和使用征税并颁布法规，这是对麻醉药的管理的非常明智的一步。

西班牙征服者们还将古柯树树叶带回了欧洲，不过因为船上满载的闪闪发光的金银财宝，这叶子几乎被彻底忽略了。而且如果一捆叶子中的任何一片沾上了水汽，都会非常糟糕，因为整批叶子很快就会烂掉，这是船只运输中要特别面对的挑战。所以，过了一阵子，其他的欧洲人才开始研究这种来自南美洲的奇怪叶子。

19世纪初，生物碱提取技术有了重大进步，必然会有人将注意力投注到古柯灌木的叶子上。1859年，有大量古柯树传到了德国一个名叫艾伯特·尼曼的聪明的年轻人手中，他是个博士生，正需要写一篇论文。这位博士研究生决定尝试从古柯树树叶中提取有效成分。他成功提取出了可卡因，轻而易举地拿到了博士学位，同时成了第一个也是最后一个因为生产出一种高度成瘾的兴奋剂毒品而获得高等学位的人。（而且，创造出可卡因可能还不算一项足够可怕的创举，这位26岁的博士开始拿乙烯和二氯化硫做实验，最终发明了芥子气，并在实验过程中丧命。）

就在尼曼提取出可卡因的同一年，一个名叫保罗·曼特盖扎的意大利医生开始迷恋古柯树，他旅行至秘鲁，狂热地主动将自己当作小白鼠，来检验古柯树树叶的效力。没有人会逃避极端的刺激，曼特盖扎用心地记录下了自己在服用小剂量、中等剂量、高剂量以及高得离谱剂量的古柯树树叶的反应。他注意到自己在服用小剂量和中剂量之后饥饿感变弱，而体力增强，然后开心地记录下他从大剂量中得到的"冲动"：

> 我真鄙视那些将生命限制在这条泪谷中的可怜凡人,而我,乘着两片古柯树树叶的翅膀,飞过了 77 438 个词语的空间,一个比一个绚烂……上帝是不公正的,因为他让人类无法将古柯树树叶的效用维持一生。我宁愿在古柯树树叶的支持下只活 10 年,也不愿意要没有古柯树叶但能活 10 000(在这里,我要加入一整行的 0)年。

这份狂热记录在曼特盖扎出版的小册子《有关古柯树叶的保健和医用价值》中,欧洲大众没有忽略这些内容。他说得没错,可卡因的确能令使用者感觉超级自信、果决、充满能量——这对很多行业来说都是非常有用的。

所以,可卡因的使用会流行于知识分子、艺术家、作家和其他依赖大脑高度运转来产出作品的人中间也就不足为奇了。19 世纪极力倡导将可卡因当作兴奋剂使用的人中,最知名的一位应该就是西格蒙德·弗洛伊德了,他在二三十岁的时候彻底对可卡因上瘾。1851 年,弗洛伊德在"左鼻孔被可卡因麻痹"之后,给一个同事写信说:"在过去几天中,我感觉好得难以置信,就仿佛一切都被清除了……我感觉非常美妙,仿佛从来没有过任何不对的事情。"40 岁的时候,弗洛伊德戒了可卡因,再之后,写出了他的心理学代表著作,成了家喻户晓的名人。不过,学者们依然在争论,弗洛伊德的可卡因瘾是否对他后期理念中蕴含的才华有长期影响。

止痛药可卡因

年轻的弗洛伊德提倡,不要仅将可卡因当作一种兴奋剂,还可以将其作为一种局部麻醉剂,而这方面,可卡因的效果的确非常好。弗洛伊德将他的知识传播给了眼科专家卡尔·科勒，科勒在眼科手术的过程中将可卡因作为一种局部麻醉剂使用，并取得了巨大成功，他的成果发表在英国的医学期刊《柳叶刀》中。

一个名叫威廉·斯图尔特·霍尔斯特德的年轻美国医生（他因创立了约翰·霍普金斯医院和在乳房根治切除术方面的成就而知名）读到了科勒的实验，自己也尝试了一下，开始使用可卡因来麻痹牙科手术中的疼痛，并且在自己的研究生身上练习麻醉技术（我们能肯定，研究生们都因为获得被实验的特权而非常感谢他）。

自然而然地，可卡因因其缓解疼痛的能力，受到了19世纪末和20世纪初迅速兴起的专利药生产商的热烈欢迎。在很多流行的药剂中，可卡因都是主要原料，比方说：罗杰氏可卡因痔疮修复药、劳埃德可卡因牙痛滴露。（消费者相信这些药品实际上并不包含任何会令人上瘾的药物。呵呵。）

罗杰氏可卡因痔疮修复药旨在收缩令人痛苦的严重痔疮。这种药是一种栓剂，可能真的有效，因为可卡因的确有收缩发炎组织的效力。

劳埃德牙痛滴露——广告中称"即刻见效"——极有可能是在霍尔斯特德医生在牙科手术中使用可卡因的实践成功后仿效而生的。这种牙痛滴露每瓶只需0.15美分，非常物美价廉。这种药在儿童应用方面的销售也非常成功。

霍尔斯特德医生的实验悲剧的结果是他自己对可卡因上瘾了。霍尔斯特德医生

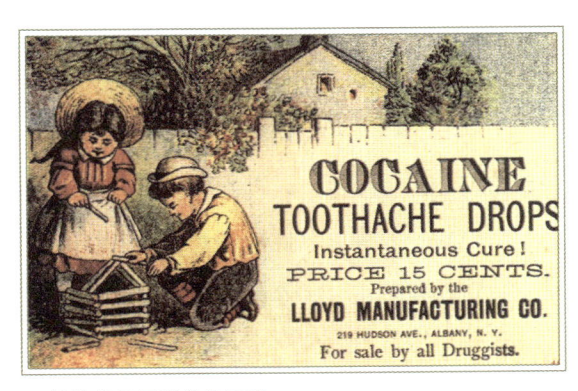

▲ 从前的日子甜美又天真。

化身博士

有些证据表明罗伯特·路易斯·史蒂文森在写《化身博士》的时候，经历了一次为期6天的可卡因狂欢。确实，对某些读者来说，这个故事读起来就像是可卡因成瘾的一种隐喻。（猜猜是主人公的哪一个形象象征成瘾。）关于这部小说，奥斯卡·王尔德写道："哲基尔医生的转变，读起来就像是《柳叶刀》中的一次实验里的那么危险。"1971年，《美国医学协会杂志》上的一篇文章详细考据了这个说法，并指出，在写作的时候，史蒂文森基本上是一个残废，他被他的医生要求必须卧床休息，并且需要严格遵循医嘱，甚至不能说话，以防引起"肺部出血"。不过，尽管如此，史蒂文森还是在短得惊人的时间内写出了小说，那6天中，他甚至没有停下来吃东西或是睡觉。这一事实，加之小说本身的特性，差不多证明了，在写作小说的时候，史蒂文森正因为可卡因而爽得高高飞起，仿佛风筝一样飘在空中。

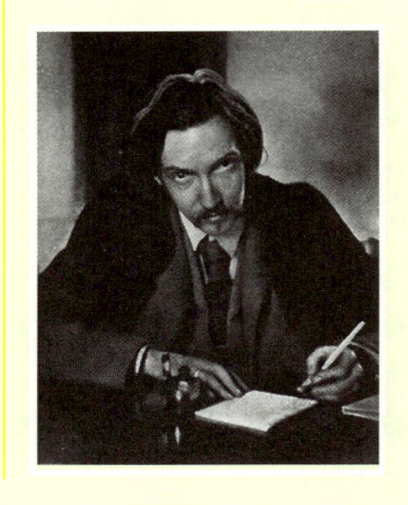

开始将可卡因直接注射入自己的静脉中，以获得刺激作用，很快，他就成了一个瘾君子。最后，他被送到罗得岛州普罗维登斯的巴特勒医院，那里对于药物成瘾的通用疗法是给病人注射大剂量的吗啡。

霍尔斯特德最后离开疗养院的时候已经不成人形，他因为对吗啡和可卡因的双重毒瘾而腿瘸了，但他并没有因为这状况而停止继续行医。

可卡因酒：社会名流的高端饮品

由于可卡因深受专利药行业的欢迎，含可卡因的药水开始随处可见，就以名字诱人的"古柯牛肉水"来说，这种药水意欲成为肉的替代品。如果你买不起一片美味的菲力牛排，可以挤出几便士来买上一份牛肉味的饮料。这份弥补你缺少肉食的食谱的药水，包含了可卡因和23%的酒精。在抗击饥饿方面，真的很少有东西能够和酩酊大醉的同时飘飘欲仙相提并论。

不过，还有一种更受欢迎的可卡因分销方式，是将其加到酒里。一位法国化学家安吉罗·马里亚尼，在读到曼特盖扎使用古柯叶进行飘飘欲仙的自我实验后，决定在一瓶上好的波尔多葡萄酒中加几片叶子，看看会发生什么。酒中含有的乙醇将可卡因从古柯树树叶中萃取出来，然后溶解，形成一种令人陶醉的饮品。这个效果令马里亚尼非常高兴，他开始把古柯树树叶添加到波尔多葡萄酒中，马里亚尼将这种产品命名为马里亚尼酒，并宣称这是一种药酒，然后他便坐下来数钱了。马里亚尼酒大获成功，成功得令人瞠目结舌。10%的酒精加上8%的可卡因提取物，怎么会不成功呢？马里亚尼酒备受欢迎，那位法国化学家因而成了千万富翁，他还可能是第一个通过贩卖可卡因发家的人。

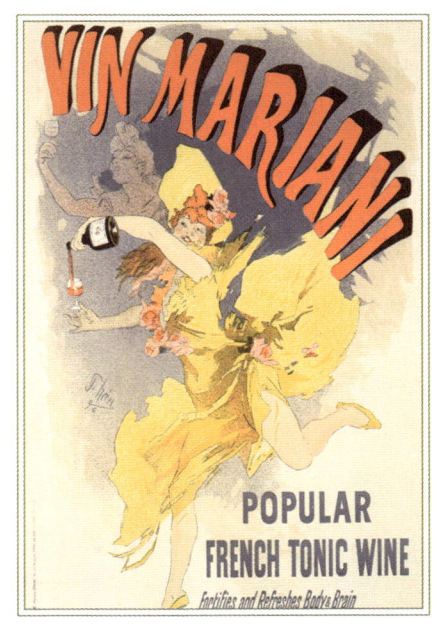

▲ 可卡因溶解于酒："强化并振奋身体和大脑。"

这种酒还备受社会名流的推崇并在一定程度上对19世纪末的文学繁荣起到了促进作用：亚瑟·柯南·道尔、儒勒·凡尔纳、亚历山大·仲马、亨德里克·易卜生和罗伯特·路易斯·史蒂文森都是这种酒专注而狂热的饮用者。下一回，当你磕磕巴巴地阅读一本有点太长的19世纪末文学经典时，可以想一下这个事情。请记住，可卡因令使用者对自己的决定极端自信，对小说家来说，便是不再那么依赖编辑。

维多利亚女王也是马里亚尼酒的爱好者，教皇利奥十三世和庇护十世也是。托马斯·爱迪生饮用这种酒，因为它能帮助他在通宵的电力实验中保持清醒。（这位公认的天才每天晚上只睡4个小时。他真的需要这种东西。）而美国前总统尤利西斯·S.格兰特，因喉癌而承受着漫长的死亡过程，在写作回忆录期间，他一瓶接着一瓶地喝下马里亚尼酒来缓解疼痛。

马里亚尼酒风靡一时，而风靡一时的商品都会引来竞争者。比方说，像约翰·彭伯顿这样的竞争者，便做出了属于他的法国酒精古柯，最后这饮料被称为"可口可乐"。1886年，可口可乐首次出现在市场上，我们知道当时的可口可乐中包含可卡因。但我们不知道——现在活着的人中也没有人知道——其中包含多少可卡因。（本书的作者倾向于认为含量很高。）这种饮料被宣传为"大脑的药水、智慧的饮料"，据说还有减缓痛经之功效。1905年，经检测发现，每盎司可口可乐中包含1/400格林的可卡因。到了1929年，可口可乐正式摆脱了可卡因。顺便介绍一下，可乐（cola）这一部分名字，来自其中的另一种原料：非洲可乐树坚果的提取物，其中包含咖啡因，西非人嚼食这种坚果，从而获得一种温和的刺激作用。

可口可乐依然美味

今天，可口可乐中实际上也含有古柯树树叶的提取物，只是没有使人愉快的那种。尽管确切的配方是一个受严密保护的商业机密，但是该公司的确从秘鲁国立古柯公司合法进口古柯树叶。可卡因被提取出来，作为局部麻醉剂，卖给眼科和耳鼻喉专家做药品，而古柯树叶剩余的芬芳被封存到秘密配方当中。

所以，尽管你不能再合法地饮用含可卡因的酒，不过，知道饮料史中最成功的传奇，提神的冰可乐的味道中依然有古柯树树叶的痕迹，依然是挺让人开心的。每一罐可乐中所包含的历史小细节，都将你与人类使用可卡因爽翻天的5000年历史联系在了一起。

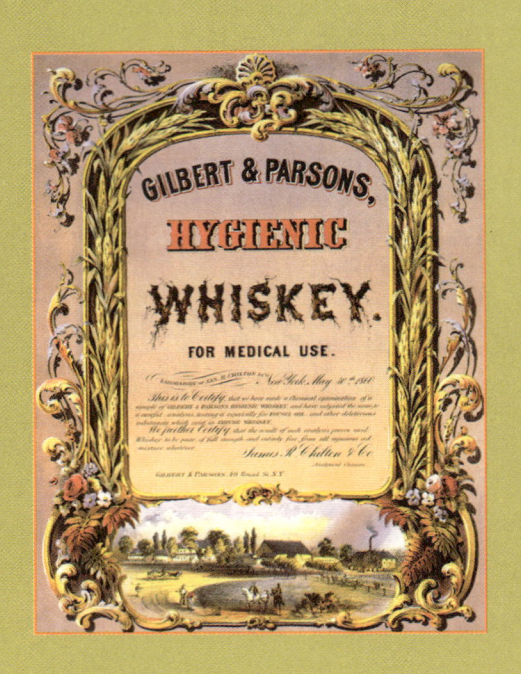

酒精

关于酒,并不全是坏事……

有关穴居人,挖出肠子的角斗士,黑死病,喝醉的乳母,
以及白兰地注射剂

几千年来,人类为了自身的生存都在不断地奋斗,要杀死足够多的猛犸象,才能熬过一周,然后周末才有盼头,可以在火边放松一下。然后,在迷失于时间迷雾中的某个光荣的日子,一个新石器时代的洞穴人碰巧在一个土罐中剩了一些浆果汁,把它放了些日子。于是,酒精被发现了,人类突然之间有了一个在早晨起床的新理由。

在那个好日子之后,酒精——确切地说,是乙醇——成为我们的食谱和药柜中重要一员。早期的人类,除了注意到酒精对大脑造成的美妙影响,还发现把酒精洒在伤口上能够有效杀菌,并且在你不得不缝合伤口时,它能够起到轻微的麻醉作用。

"小比利又被剑齿虎伤了?咱们拿点果子酒来。"

没过多久,人类就发现,酒精还是一种非常好的溶解液,特别擅长从药草中萃取活性成分。于是,在历史长河中,将医药和酒精联系在一起的种子就此播下了。这里给大家介绍从新石器时代穴居人的发酵果汁到今天下班后去喝一杯的酒之间的一些重要里程碑。

葡萄酒:历史悠久的医用酒精

在人类发明出蒸馏法之前的几千年里,葡萄酒就是医药调配过程中选择用的酒精。实际上,它是唯一的选择。所以,古代的药方,从古埃及到古希腊,再到古罗马,全都推荐将药草浸在葡萄酒中,以增强其疗效。

而到了古罗马时,酿酒的艺术才真正臻于完美,人们也开始极力宣扬它对健康的益处。抑郁?记忆有问题?感觉受挫?——来来来,喝点酒。

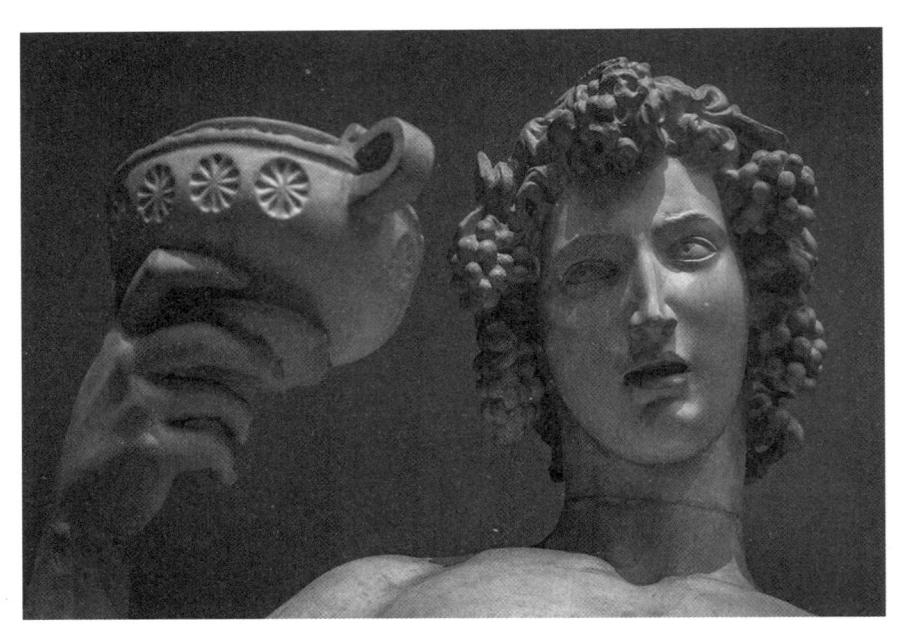

▲ 酒神巴克斯祝您身体健康！

胃胀气？便秘？小便有问题？腹泻？痛风？——来来来，再喝点酒。被蛇咬了？有绦虫？——咱们不醉不归。

加图记录了一个治疗便秘的药酒配方：将葡萄酒与灰尘、粪便、嚏根草（一种剧毒植物）混合。你能想象到侍酒师会做什么说明吗？

"轻微的果香，混着微量的尘埃、粪便与毒药。"

加图还建议，治疗小便问题，可以用陈酒泡刺柏果，然后放到铅壶中煮沸。你会从这个药方中获得额外的赠品：铅中毒和铅中毒性痛风。

盖伦，曾经有一段时间负责帕加玛的角斗士的医护工作，他大量使用酒来给伤口消毒，包括将好几个受伤的角斗士的肠子浸到酒里面，然后再放回到他们的身体里。（这种极端的酗酒方式并没有受到美国同行们的欢迎。）

古罗马并不是只有一个盛大的酒神节，有些古罗马作家描述了过度

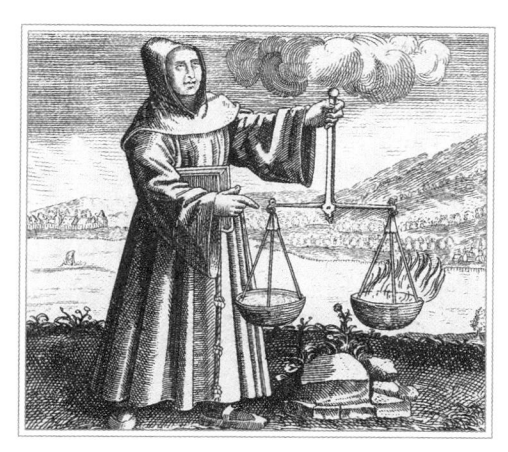

▲ 工作中的罗杰·培根。中世纪科学家们的工作福利真好，礼服多酷啊！

饮酒所带来的负面影响，他们觉得酗酒会显著地放大饮酒者的人性缺点。在正式活动时，公开醉酒是会引起公众不满的，比方说马克·安东尼，他曾经有一次在参议院中宿醉到呕吐。

葡萄酒作为疗愈品的声名，随着酒本身传出了古罗马，然后传到了黑暗时代的欧洲，传教士们依然保持着将酒作为药物使用的传统。13世纪的修士罗杰·培根曾经写道，酒可以"保护肠胃、加强自然热量、帮助消化、防止身体腐朽、给食物增味，直到其转换入血液之中"。

不过，培根还谨慎地反对过度沉溺于酒：

> 如果饮酒过量，反而会造成很多伤害：因为这会残害人的理解能力，对大脑有不好的影响，让自然活力变得倦怠，引发健忘，弱化关节功能，引起四肢的颤抖和视力模糊；它还会令心脏中血液的颜色变深变黑，从而导致恐惧、战栗和多种疾病。

听起来，培根对醉酒的感觉非常熟悉。

一直到20世纪，葡萄酒都维持住了自己在医疗储备中的地位，然后它经历了一些艰辛岁月（禁酒法令一度非常严苛），但是最近它又成功杀回医学领域，你能反复听到有人推荐，说每天喝一杯红酒，可以减少患心血管疾病的风险。

琴酒：因药用而生

长久以来，杜松子都被认为有益于疗愈。在古埃及，杜松子被认为可以治疗黄疸。在古希腊，杜松子被用于治疗疝气，同时作为那些赤裸的角斗士比赛之前的表演助兴之物。到了古罗马，这种浆果终于与酒精配在了一起，迪奥斯克里德斯开处方，将杜松子浸渍在酒中，用于胸痛辅助治疗。

1世纪时，老普林尼也记录了用杜松子泡酒的养生效用，不过，他还发现将杜松子浸在红酒中，可以"收敛肠道"。

不过，杜松子的止血作用使其成为医生们的挚爱。到黑死病横扫欧洲，夺取大约一亿人性命的时候，医生们推荐病人燃烧杜松香，将杜松子油涂抹在身体上，吃杜松子浆果，喝杜松子果汁，由此就全副武装地戴上一套瘟疫防护罩，可以给身体消毒，强健体魄。

在黑死病的最高峰（14世纪中期），情况就是如此，而与此同时，荷兰的蒸馏酒商正在尝试研制白兰地酒。可能是出于瘟疫肆虐带来的绝望，那些蒸馏酒商尝试着将杜松子浆果放到了他们调配的液体中，想让白兰地具有保护作用。（他们中奖了！）

荷兰人很快不再迷恋白兰地，那需要葡萄（在荷兰这种北方的气候条件下种植葡萄可不太容易），他们开始尝试从谷物中蒸馏酒精，与此同时，他们一直将

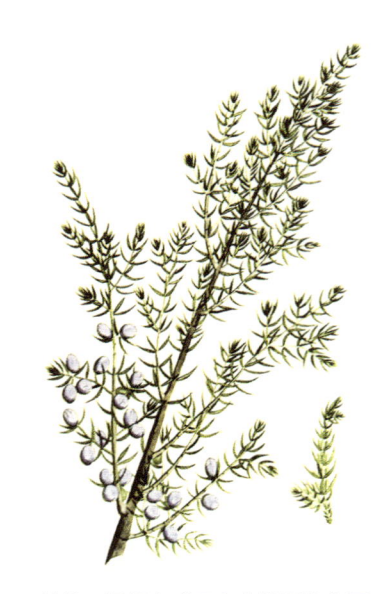

▲ 杜松子慢慢变成了令人惊讶的东西。

杜松子作为添加原料。

于是，原始版本的杜松子酒诞生了。荷兰人很快将这些杜松子饮品放入了自己的药柜，不过人们喝酒是为了一些其他目的。哺乳期的母亲和乳母甚至通过喝杜松子酒来将杜松子的疗愈能力传递给自己要照顾的婴儿。据一个荷兰裔的英国蒸馏酒商威廉·沃斯说：

> 这是荷兰的习俗，如果孩子有胃胀气的问题，那么妈妈要在孩子吸奶的时候，饮用一些杜松子的能量与精魂，由此，孩子就会痊愈。

到了15世纪，大多数的荷兰城镇都有了自己的蒸馏酒商，以专门生产这种特别的酒精产品，这种酒被荷兰人称作"金酒"（Genever），后来渐渐有了琴酒（gin）之名。尽管最初是出于药用目的，但琴酒因其口感和给意识带来的愉快冲击，很快获得了北欧人的喜爱。

当琴酒传播到英国后，本来习惯喝兑水啤酒的英国工人阶级，却对这种高度酒饮料五体投地了。18世纪初的英国掀起了琴酒的狂热，因此而丧命的人多得令人难以置信，在此过程中，改良后的琴酒坚定地离开了药柜，走入了酒铺。

今天，我们都知道过多饮用琴酒——或者是任何酒——可以引发"金花"[1]。是的，有些时候，这是指深夜里多愁善感，高歌一曲《你好，嫉妒》，或是不断缅怀克林顿当政的年月，但同时，更有害的是，"金花"会出现在你的脸上。这些"金花"是出现在重度饮酒者脸上的红线或红点，是因喝了太多酒而引起的毛细血管扩张。

---

[1] 英文是 gin blossoms，美国有一个摇滚乐队名为 gin blossoms，《你好，嫉妒》是他们的一首代表曲目。——译者注

征服者威廉爆炸的尸体

随着年岁见老，征服者威廉（1028—1087）不再能感受到自己征服者的雄风，而他的体重也在与日俱增。威廉越来越胖，胖得骑马都困难了，于是他决定要征服自己的身体——通过节食。他奉行绝对的节食，除了酒，什么也不入口。威廉躺在床上，简言之，是开始了一场长时间的纵酒狂欢，而这种做法起了作用。他的体重很快下降，他能够再骑上马背了。但讽刺的是，正是骑马导致了他最后的死亡。1087年，威廉的肚子（依然是大腹便便）撞到了马鞍的前鞍上，这力度极大，引发了他的内伤。威廉最终因此伤而死。根据一条归类在"权力如何陨落"的骇人野史记载，人们发现，威廉发胖的身体相对于他提前安排好的石棺来说，实在太大了。他的侍从们努力将他的尸体塞入棺材，而尸体却爆炸了，整个教堂里面四处都是可怕的恶臭和大量恶心的体液。所以无须赘言，威廉的葬礼非常简短。

保健品白兰地

从医学的角度来说，白兰地被普遍认为远远胜过其他各种酒……

——《柳叶刀》1902年

在8世纪摩尔人踏足南欧之前，欧洲是一个只有葡萄酒和啤酒的地方。北非人除了让欧洲人重新接触到科学和数学，还带来了蒸馏的技艺。为了发现新药，摩尔人几乎把能找到的东西都蒸馏了一遍——其中就有他们在西班牙建立要塞时找到的当地葡萄酒。

在把葡萄酒蒸馏浓缩后，你会得到一种高浓度的酒，今天我们称其为白兰地。当西班牙人收复伊比利亚半岛时，摩尔人将蒸馏作坊和这种新酒精饮料的特色风味留了下来。西班牙修道院保留了将酒蒸馏为白兰地的传统，开始将其出口到天主教世界的其他地区，包括梵蒂冈，教皇的医生将它当作一种延长寿命的药水加入处方。很快，白兰地凭借自身魅力成了一种保健饮品。

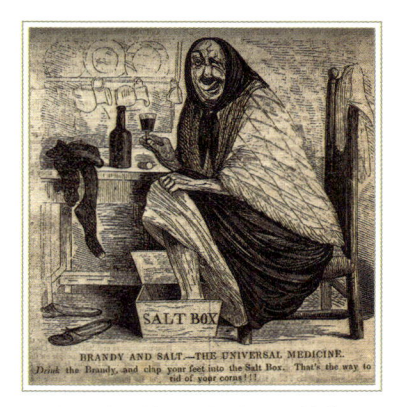

▲ 白兰地和盐：万能的灵丹妙药。你难道不想变得像她一样吗？

在接下来的几百年中，白兰地在医学界一直都被认为是所有酒精饮料中最棒的。它被当作一种兴奋剂，而且通常是眩晕时的首选。阿拉贝拉小姐在你家豪华的门口昏厥了？给她点白兰地让她苏醒。

医生们在处理出血病人时也会用到白兰地，因为酒精被认为有助于凝血。在怀孕出现问题时，白兰地有时候甚至被直接注射到病人的胳膊里，或是屁股上，或是静脉里。在硬膜外麻醉出现之前，妈妈们在生产的痛苦过程中大叫一声："快点给我打一针白兰地！"——这样的画面应该很容易想象出来吧。

人们还认为，白兰地可以在低温时充当兴奋剂，因为它的这一名声，在早期的北极探险中，白兰地是重要物资。不过，有一个问题，尽管酒精会让你感觉暖和，但实际上，一开始它会让你血管扩张，加速热量损失。之后，它会紧缩血管，令冻伤恶化。然而，直到今天，这一生理过程已经被更好地理解了，你却依然能发现猎人们为应对严寒气候，会在物资包中带上一瓶酒。在那个可怕的包裹中，包含了两个恐怖的概念：把枪支和酒混在一起，以及用喝酒来保暖。

尽管因为酒精的血管活性作用，它在低温的时候是一个糟糕的选择，但如果以重量计算，酒精所能提供的热量依然比蛋白质和碳水化合物多。加之酒精能令虚弱的病人醉酒，从而使他们平静下来，所以，19世纪的很多医生都将酒精纳入了他们的药品库。

即便是到了20世纪初期，医生们依然将白兰地当作一种常用保健品。不过，"一战"结束时，病理学得到了更好的发展，新的静脉药物出现，白兰地在医生药架上的尊贵地位陨落了。

带酒桶的圣伯纳犬的传说

在阿尔卑斯山荒凉而危险重重的圣伯纳山口，一所修道院中养了几只圣伯纳犬，以帮助进行搜寻工作，因为很多旅行者在那里因遭遇暴风雪或雪崩而被困。这些狗非常擅长这项工作，能够嗅出人类的踪迹，并在救援到达前帮被困者保温。根据盛传的传说，圣伯纳犬会在脖子上挂着装酒的小酒桶，以此让它们找到的失温者保持温暖和恢复温度——而且，实际上，如果你被困在暴风雪中，只要看到一只暖融融的狗，还带着一小桶酒，就能精神一振——这当然只是一个传说。任何现存的历史文献都没有记录这样的事情。考虑到酒精对失温病人的影响，这也许最好只是个传说而已。

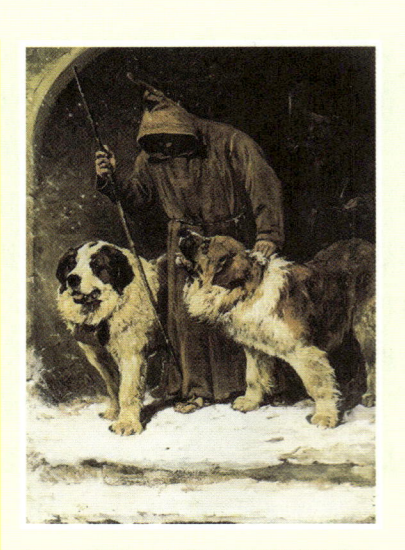

▲ 一幅有关一个错误历史说法的绘画。

不受重视的啤酒

尽管啤酒在人类生活中的历史可能比红酒还要悠久，却从来都没有享受过同样的医学声名。甚至昔日的医生似乎也认为其缺点大于优点。根据意大利医生锡耶纳的阿尔多布兰蒂诺在1256年的说法：

> 无论它是用什么制造的，无论使用燕麦、大麦还是小麦，它不好的气体都会伤害头脑和胃部。因此，如果把啤酒和葡萄酒混在一起喝，人很快就会喝醉；不过，它的确能促进小便排泄，令人皮肤白皙光滑。

啤酒在有助于小便排泄这一条，阿尔多布兰蒂诺说的非常对。问问那个在周五晚上带着焦急的眼神在商业区走来走去的人吧。

医用啤酒的概念的确出现过，但有些荒诞。在禁酒令时期，当时几个

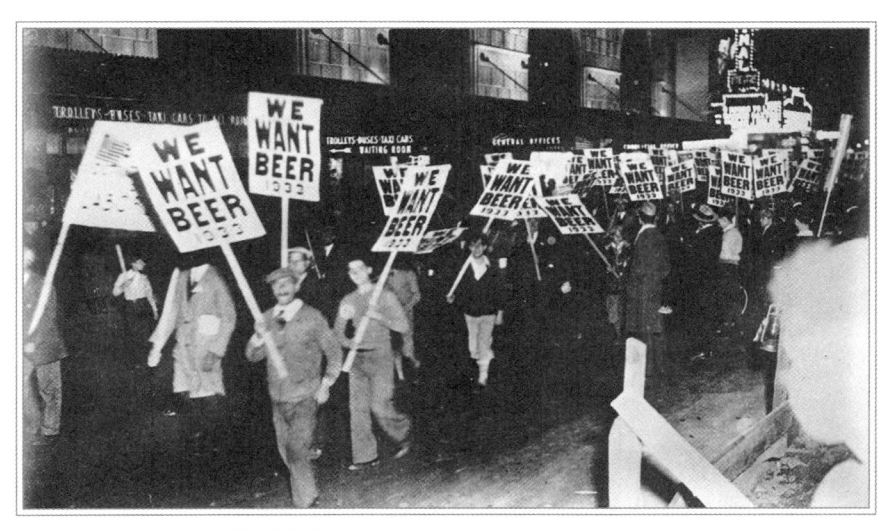

▲ 这是有史以来最好的抗议标志。

特殊利益体联合起来，共商大计，希望能令酒——真的是任何酒都行——可供医疗采购。这些倡议者已经不敢想任何比葡萄酒和啤酒更烈的东西了，所以，他们便开始宣传啤酒的医用价值，希望政府能够给《禁酒令》（1919年通过，禁止酒精消费）破一个例。医用啤酒在当今的医院最终赢得了一席之地，医生有时候会给病人开啤酒来防止戒断反应，但在禁酒令的时代，酒真的没有那么幸运。

"自从《禁酒令》生效以来，已经有好几个医生来跟我要啤酒，因为对于他们的病人，啤酒是绝对必需的。"雅各布·鲁珀特上校说，他是一个啤酒酿造商，同时也是纽约扬基队的老板。鲁珀特很伤心地告诉《纽约时报》自己"不便帮助他们"。

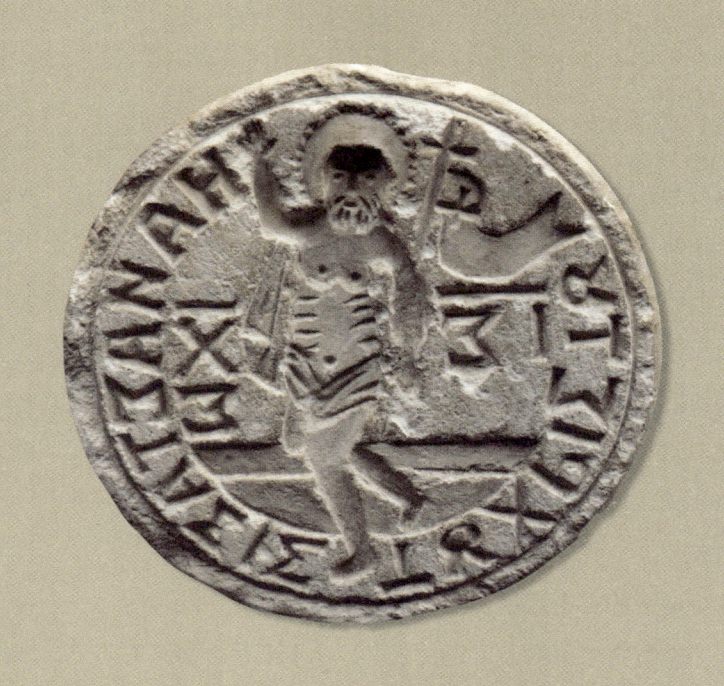

泥土

吃土包治百病，卖土日进斗金

有关死牢交易，盖章的土，旅行的矿工，给狗下毒，
以及吃土的人

1581年，年轻的温德尔·萨伯朗已时日无多。在德国的霍恩洛厄城，他被判有罪，罪名为连续多次抢劫，并被判处绞刑。不过，他还留了一手。他听说有一种名为印土（terra sigillata）——也就是"盖了印章的土"——的强效解毒药刚刚传到德国。他建议，不要绞死他，而是将他的身体当作一只小白鼠。

萨伯朗建议行刑者们用"能找到的最致命的毒药"来给他下毒，然后"就能对这种医用土的价值做一个完美判断"。这是一场很聪明的赌博：如果他死了，很好，那正是他要面对的结果；但如果他活下来了，那他可以自由离开。

这个地区的君主沃尔夫冈二世深受诱惑。就在几天前，一个名叫安德烈亚斯·波特霍尔德的人出现在城里，他本来是个德国的矿工，现在成了一个游医，他带来了一种名为印土的黏土小药丸。根据波特霍尔德的说法，这些药丸是包治百病的灵药，不过，它们最特别的效力是作为毒药的解药。在那个时代，解毒药非常重要，因为当时要毒杀别人非常简单，只需要去趟当地的药店，然后往酒杯里撒点粉末，就大功告成了。16世纪，美第奇家族统治着整个欧洲，就和当时别的好君主一样，沃尔夫冈二世也非常重视解毒药。

他同意了这个罪犯的请求。

萨伯朗被从地狱一般的地牢里拖了出来，被强迫吃下了一杯半"混在玫瑰果酱中的汞"。这个犯人真的实现了他想接受"能找到的最致命的毒药"的愿望。汞中毒而死是一种非常恶毒、非常恐怖的死法，伴随着可怕的肾脏损伤，以及对黏液膜和胃黏膜深入而痛苦的腐蚀……而你依然有知觉。他们很贴心地将毒药混在了玫瑰酱中，使其更容易下咽。他们强迫那个罪犯吞下的量,是致死所需剂量的三倍。

沃尔夫冈二世不想有任何风险。

吃下毒药之后,萨伯朗立刻得到了一些酒,其中溶解了4克波特霍尔德带来的印土药片。

真想不到啊,萨伯朗活着见到了第二天的太阳,尽管"毒药的确令他备受痛苦和折磨"。沃尔夫冈二世觉得能挺过汞中毒足够有威慑力了,他之后下达的第一道命令就是释放萨伯朗,将他交给他的父母照顾。他的第二个举动是跟那个行脚货郎买了足够用一辈子的印土。他甚至给了波特霍尔德一份许可书,以便他可以在德国全境推销那种泥土药片。

古老的泥土,神圣的吃土

食土的习俗由来已久,至少可以回溯到公元前500年,地中海上的一个希腊岛屿——利姆诺斯岛上的居民们每年都会在一个特殊的日子,到一座特殊的山上,收集一种红色的医用黏土。之后,在政府官员的监督之下,这种黏土被清洗、

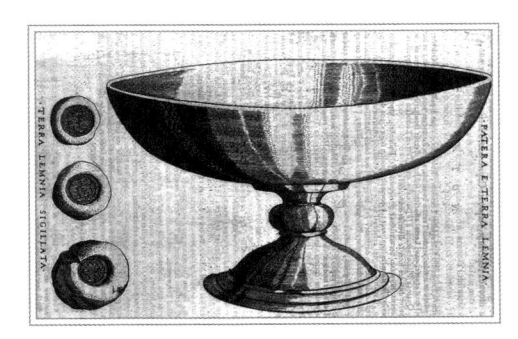

▲ 利姆诺斯岛的印土被一个大杯子衬托得没有什么光彩。

提炼,滚成特定的厚度,再形成小块。之后,岛上的女祭司出场,她们一边祈福,一边用她们的印信盖在土块上(因此有了印土这个名字,就是盖印章的泥土的意思),然后就批发给利姆诺斯岛上的药店,作为医药物资出售。

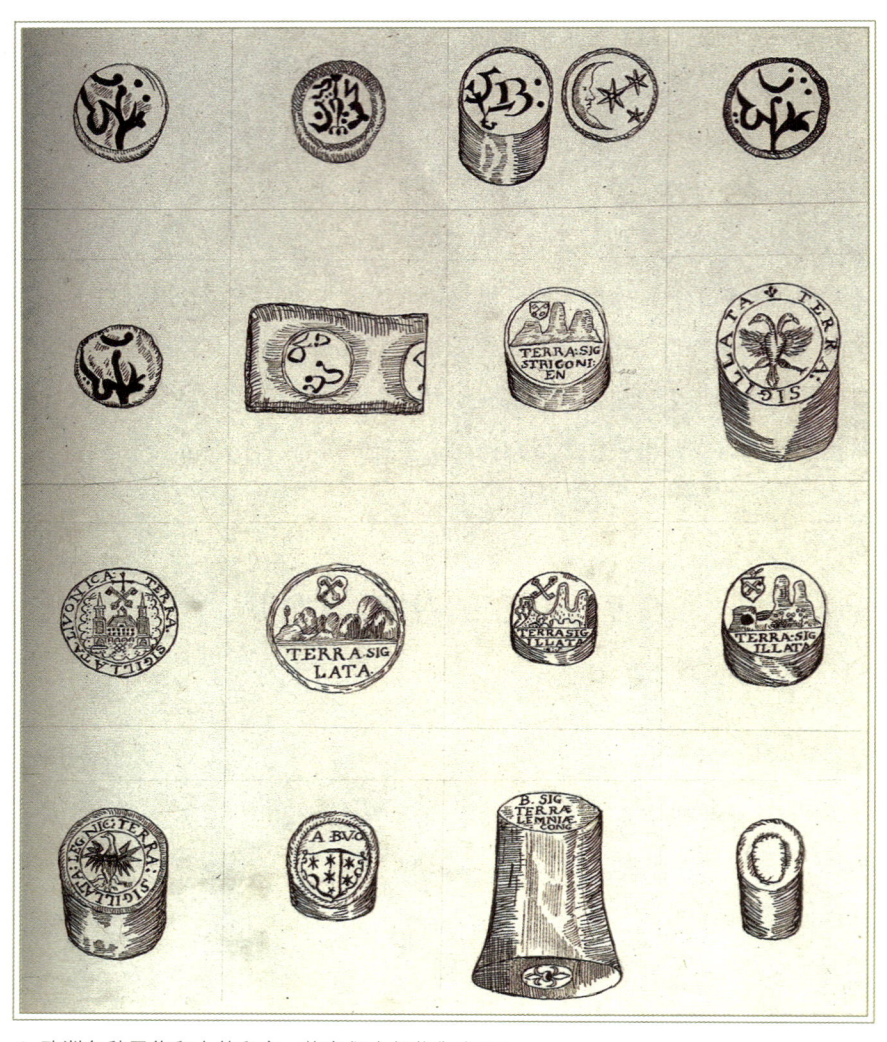

▲ 欧洲各种用作印土的印章,将它们全都收集来吧!

你可能会问:这能治什么病?这种黏土从古时候起就被当作解毒剂,因为它能够减缓消化系统对药物的吸收。它甚至能有助于伤口的痊愈。具有宗教意义的举动则更给这种黏土小药片增光添彩,关于其特别的采集地点的宣传增强了它们的效用。于是,渐渐地,它们具有了包治百病的能

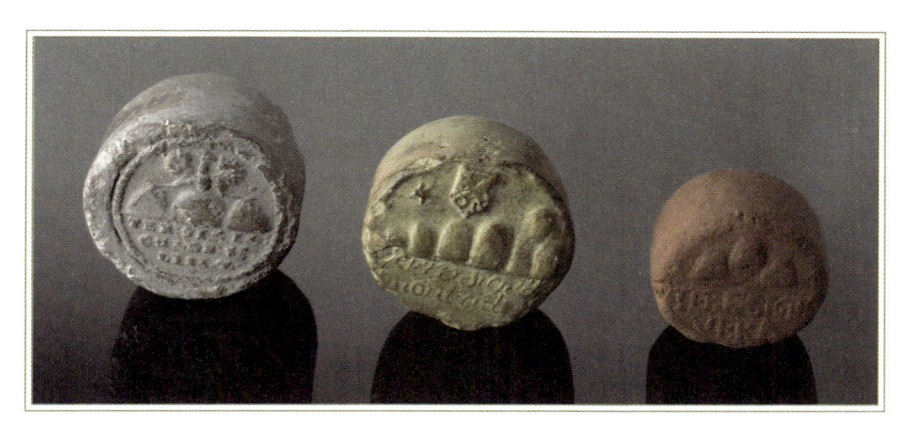

▲ 快点,你刚刚中了毒,现在有银色的、金色的和红色的印土,选一个吧。

力。但其实,即便不经过女祭司的祝福,或者不是从利姆诺斯岛山中采集来的,黏土在一些特定的医学环境中也能发挥效用。

希波克拉底曾经就提过吞服黏土药片的疗愈效果,他提到的黏土来自萨摩斯岛。迪奥斯克里德斯紧随其步伐,也推荐用黏土做解毒剂、止血药和止泻药,而盖伦则专门去了利姆诺斯岛,亲眼观看印土的生产过程。他对这件事印象非常深刻,所以在公元前167年回罗马的时候带了2000片印土药片。

印土的传播,随着古典世界的衰落而衰落,直到很久之后,才随着奥斯曼土耳其人的侵略步伐回到欧洲,再度出现。奥斯曼土耳其人深信来自亚美尼亚的一种特殊黏土可以治疗黑死病。尽管严格来说,吞服亚美尼亚黏土,对于抵御黑死病病毒的屠杀并没有什么效果,但是在某些特别案例中,吃下某种神圣的或是特别的东西的安慰剂效用,可能确实有助于痊愈。

土耳其人占领的地方在哪儿呢?有一片区域是斯特利加(相当于现今波兰的斯切戈姆)周边,也就是安德烈亚斯·波特霍尔德生活并做矿工的地方。

黏土帝国

波特霍尔德游访了德国好几个城市，向当地长官推销他的印土。他一路上留下了很多死狗。每到一处，当地人表示想看看这种神秘的黏土作为解毒剂的效果时，他就会用狗来做实验。那些被喂了解毒药片的狗战胜毒药活了下来，另外的狗，就没有那么好运了。

文艺复兴时期，欧洲全境都使用印土，欧洲人不仅将其作为毒药的解药，还用其治疗痢疾、溃疡、失血、淋病、发烧、肾病、眼睛发炎。从生物学的角度来看，大多数的治疗都是没有效果的，更可能是因为这种黏土小药片有时候能解毒这一事实而生的热情所带来的副作用。如果这黏土可以拯救汞中毒的人，那么，为什么不看看它是不是对淋病也有效呢？

到了霍恩洛厄后，波特霍尔德依靠人体试验更上一层楼，名利双收。16世纪末，他的单人黏土售卖表演简直所向披靡。当然，黏土售卖事业有一个明显的问题，这并不是一种稀有矿物。这东西很容易找到。所以，对于波特霍尔德以及那些追随他的脚步的人来说，非常重要的一点是，要给他们的黏土赋予一些特别品质，最好还是一些神秘特性。波特霍尔德称，由于他的印

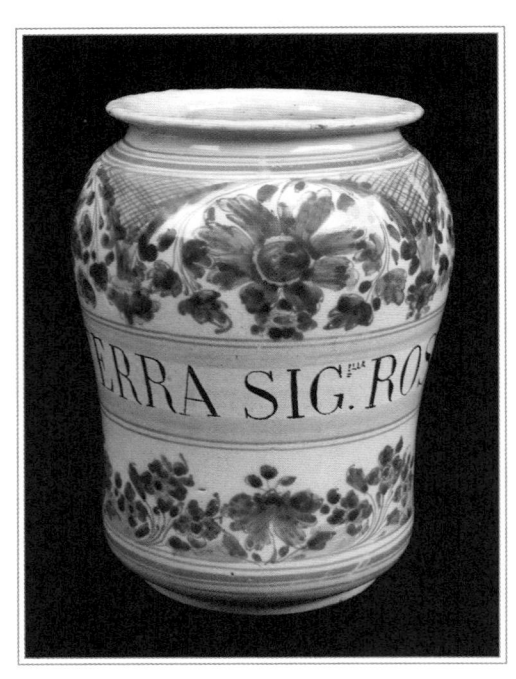

▲ 用来存储印土的陶瓷花瓶。

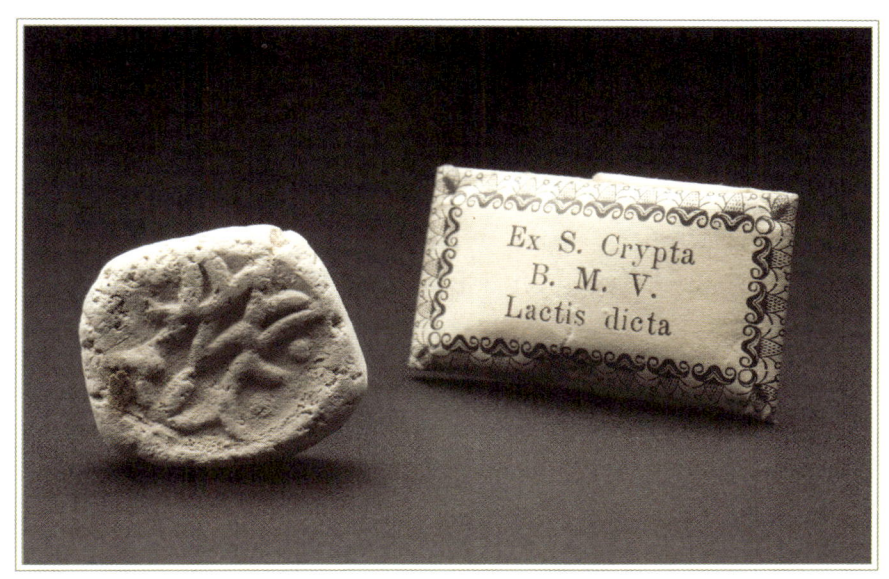

▲ 印土,旁边是拉丁文。

土产自斯特里加周边的山中,所以具有一些特别的疗效。

换句话说,这并不只是随随便便的陈年泥土。挖挖邻居家的花园就能弄到手的土,当然没有什么特别的医疗价值。不,你需要的是印土,货真价实的东西,采自斯特里加的深山,盖着特别的印记。波特霍尔德睿智的市场营销计划从一开始就大获成功,没用几年,斯特里加的印土风靡各地,从纽伦堡到伦敦的药店均有销售。

其安慰剂效应因为审美而进一步加强:从利姆诺斯岛到斯特里加,印土的外观都是非常漂亮的,这些药的药力有一部分要归功于病人们深信在这些黏土小药片中包含着神奇的、几乎是护身符一般的能力。

甚至有传说说,只要接近印土,就会感受到一种特殊的魔力。有些医生,在科学和美学之间模糊的界线上徘徊,会推荐病人们在脖子上戴一片印土,以享受它们的医疗效力。

不过,事情并没有永远持续下去。很快,许多城镇都行动了起来,自己采集黏土，在上面加盖自己特别的印章，并宣称他们的药片有独特的疗效。波特霍尔德的帝国开始瓦解。

下毒也渐渐变得没有那么常见了（哎呀，人类啊！），现代初期医学的进步也诞生了更多有效的治疗方法，来治疗痢疾、溃疡、出血、淋病、发烧、肾病和眼睛发炎。于是，印土渐渐没用了，一些药片有幸被保留了下来，19世纪时，这些药片被那些环游欧洲的有钱的古玩收藏家们收集购买，最后进入了古董柜和博物馆。

美国南方的"食土者"

1984年，《纽约时报》上刊登了一篇文章，报道食土癖的减少趋势。如果你觉得人们只在最悲惨的环境中才会吃上一把土，那是因为你没有见过格拉斯太太。"我总是觉得土特别美味。"格拉斯太太是密西西比州乡村的一个居民，在《纽约时报》采访时这么说。"如果是从正确的地方挖到的好土，会有一种很好的酸味。"

很多年来，食土都是南方乡村料理传统的组成部分，这个风俗是随着从西非而来的奴隶贸易传过来的。19世纪和20世纪初，食土习俗的传播非常广泛，穷苦女性格外热衷于食土，她们都已经习惯甚至是爱上了那种味道。

就是前面提到的那位格拉斯太太，在接受采访的时候正在放弃这个习惯，她惆怅地补充说："有很多时候，我真的非常想念它，我希望自己手头现在就有泥土。"

南方人选择吃的土是黏土，实际上真的有很多医疗效力。这取决于其不同的来源，黏土中包含高水平的钙、铜、镁、铁、锌，这些对人类的健康非常重要，特别是对怀孕的女性来说，简直至关重要——很多女性都是通过一些文化团体开始吃土的。西非的泥土和美国南方的泥土碰巧都含有大量的矿物质，这也许解释了这项传统的发展和传承。

吃黏土吧

尽管你的医生不太可能推荐此事，不过出于医疗目的，吃黏土在替代疗法中是非常常见的。拥护者声称，服食黏土能够吸附你身体中不断累积的重金属，然后与粪便一起排出体外，有助于身体排毒。

不过，问题在于我们的身体系统是需要一些金属的——比如铁——而黏土并不非常擅长区分金属类型，也不太容易搞清楚你吃的黏土里面到底还包含什么。里面可能裹挟着寄生虫、病毒，甚至铅这样的重金属——非常讽刺吧！所以，吃土这个做法并不受到今天的医生们的推荐。

不过这并没有阻止女演员莎琳·伍德利于2014年在《戴维·莱特曼晚间秀》的采访和发表在美容网站 Into the Gloss 上的一篇文章中提及自己正在吃黏土的体验：

> 我发现黏土非常重要，因为你的身体不会吸收黏土，它显然会提供一种负电荷，所以会和负同位素黏合在一起。还有，这很疯狂——它能帮助你排出身体中的重金属。我的朋友开始吃了，第二天就打电话给我说："姐们儿，我的屎有一股金属味。"她真的非常担心，但是我们一起做了一些研究，一切都表明，当你第一次吃黏土，你的肠道运动、小便，甚至是你自己，都会有一股金属味。

如果你想体验让自己的大便闻起来像金属，那么请注意，吃少量的加工过的黏土基本上是无害的，但如果暴食那玩意儿，你最后会便秘……甚至出现更糟的症状。补充钙和其他矿物质的最佳方式，绝对不是你在自己房子外面挖个坑。

解毒的恶名堂
一言以概之,没什么用,但也不会更糟了

毒药随处可见。无论是天然的,还是非天然的,毒药可以出现在泥土中(砷),出现在空气中(一氧化碳),出现在喝的东西里(铅),出现在食物里(氰化物)。周围危机四伏,所以人类渴望能找到一种万能的解毒剂,这丝毫不奇怪——只要有一个东西,就能帮助我们免受所有毒药的伤害,多好啊。想象一下,你是一个中世纪时期的王子,马上就要继承王位,应该会有很多渴望权力的人伺机而动,一点砷或是毒芹,即使是你最好的朋友,也可能变成你可怕的噩梦。所以,以防万一,你最好手头准备着解毒药。

千百年来,因为在对抗毒药方面,科学明显跟不上脚步,所以,有些神秘理念就派上了用场。所以,抓起你手边的独角兽的角和胃石,咱们来看看这些理念。

胃石

几百年来,胃石都被当作毒药的解药。胃石是在动物的消化系统中发现的由未完全消化的食物、植物纤维或毛发形成的固体,鹿、豪猪和鱼的体内都有,噢,对了,人类体内也有。养猫的人应该都非常熟悉没有那么酷的猫科版本胃石:肠胃中积累的毛团。

胃石和动物产生的其他石头状的东西,通常都会有一个非常好的故事。传说吃下了毒蛇的鹿便会百毒不侵,或是鹿流出的眼泪能够凝结成治疗毒药的石头。1世纪,阿拉伯作家阿尔-毕如姆称,胃石可以防御一种被称作"撒旦鼻涕"的毒药,这是一种我们希望自己永远都不会遇到的东西。到了12世纪,欧洲当时瘟疫横行,呃,是很多种瘟疫横行,胃石便作为万能灵药和解毒药进入了药典。

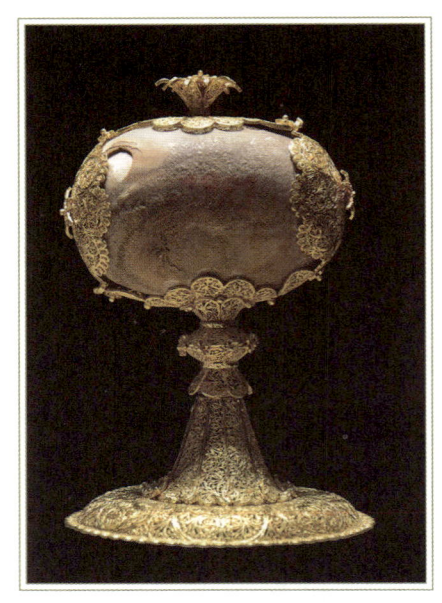

▲17世纪,装在金制容器中的印度胃石。猫胃里的毛团绝对没有这么漂亮。

对于承受着被暗杀的风险的有钱人和王室来说，胃石充满了诱惑。这种石头通常被放在镶满珠宝的金盒子中展示，或是被当作护身符佩戴在身上。特别是来自印度的胃石，它被苦苦寻觅，来应对威胁生命的发烧、毒物咬伤、出血、黄疸和抑郁。服食者还会刮下一些胃石放到喝的东西里来维护心脏健康、治疗肾结石。有时候，有人会用有毒的汞和锑来假冒胃石药水，这两种物质会引起呕吐和腹泻，让购买者相信它们有效。

但真的有效吗？有一组研究者将胃石浸在了一个含砷的药水中，发现这种石头能够吸收砷，或是中和砷。但很难说在治疗致死剂量的毒药时，它是否还能发挥良好功效。16世纪，法国有个名叫安布鲁瓦兹·帕雷的杰出医生，他是一个怀疑论者。国王的厨师因为偷盗银器，面对两个选择：要么被吊死，要么成为帕雷的小白鼠。他选择了后者。在厨师吃下毒药后，他又吞下胃石，帕雷就在一边观察。6个小时后，厨师死了，整个过程备受痛苦的折磨。也许，只是他的选择……比较背运？

万能解毒剂

这种解毒剂（mithridates）是根据本都和小亚美尼亚的国王米特拉达梯六世（Mithridates VI）命名的。他诞生于公元前134年，每天都吃毒药来防止被暗杀，基本上是以实际做法发明了那句谚语："杀不死你的，会令你更强大。"他的王庭里面装满了黄貂鱼脊椎、毒蘑菇、蝎子、矿物毒药，还有一个种满了有毒植物的花园。他百毒不侵，以至在他的儿子接管了王国并处决他时，他甚至都没有办法服毒自杀！他恳求一个警卫一刀捅死他。（这起作用了。）

尽管这位国王的解毒药的真正配方无从寻觅，但在他死后，开始流传各种版本的药方，全都冠以国王的名字。最终，包含了很多神秘而昂贵的原料的药方胜出了，其中包含了鸢尾、小豆蔻、茴芹、乳香、没药、姜和藏红花。在1世纪，老普林尼恶意满满地评论道："米特拉达梯解毒药由54种原料组成……真理在上，到底是哪一位神仙确定了这些荒谬的组成部分？……这显然就是艺术的炫耀队列，是科学的巨大吹嘘。"

不管是不是炫耀，人们还是使用多种多样的草药，再加上蜂蜜，放在一起碾碎，然后吃上坚果大小的一颗，以治疗自己。至少，这个药方能赋予他们透着昂贵味道的呼吸。

角

自从大约公元前300年，独角兽这种神秘生物开始出现在文学中，它的角就被认为是一种传奇的解毒剂。之后的好几百年中，尘世间真正存在的动物要牺牲掉它们的性命和角，聊以满足人类对于这种根本不存在的神奇动物的渴望，其中包括犀牛、独角鲸、羚羊等。甚至已经变成了化石的菊石也被派上了用场。人们相信，拿这样的角做成的容器喝东西，可以使人对毒药免疫，把这样的角放在身边，伤口也会被治愈。据说，16世纪，苏格兰的玛丽女王用独角兽的角来保护自己免于被下毒。真糟糕，它没有办法阻止她被砍头。

珍珠

很长一段时间，珍珠都被认为是强效的解毒剂。它由平凡的牡蛎创造出的美丽而稀有的宝石，珍珠的诞生起于痛苦（软体动物分泌出彩虹色的珍珠质，覆盖在侵入物质上，比方说寄生虫或是一粒沙子）。珍珠十分美丽，而且非常有用，就和你床头桌上的白垩抗酸药片一样有用。这两种东西的主要成分都是碳酸钙。在吃了辣的东西之后感觉胃痛时，珍珠是很有用的，但它也无法缔造奇迹。

传统中药中，珍珠粉被用来治疗很多种疾病，而中世纪时期，印度传统的医生则将其当作一种解毒剂。据说，珍珠还能令人长生不老。一个古老的道教秘方中推荐将一颗长珍珠浸泡在麦酒中，然后再配上蛇胆、蜂巢和轻石。珍珠被泡软之后，把它像拔丝糖一样拉出来，切成适合一口吞下的块儿再服用，然后，哎呀，你就突然间不再需要任何食物来维生了。克利奥帕特拉曾经喝下一颗溶解在酒醋中的价值连城的大珍珠，不过，那次她并不是在预防毒药。她只是不想输掉和安东尼的赌约——那会严重伤害她的自尊。

糖蜜

糖蜜是在1世纪由尼禄皇帝的医生安德罗马库斯发明的一个药草配方，据说，这位医生拥有米特拉达梯的秘密笔记。糖蜜是一种将大约70种原料捣碎后制成的婴儿食品，其中包括肉桂、鸦片、玫瑰、鸢尾、薰衣草以及阿拉伯树胶，全都浸泡在蜂蜜中。12世纪时，威尼斯出产的糖蜜驰名四方，非常独特，而梵蒂冈的糖蜜也是炙手可热的商品。配置糖蜜的公开而夸张的过程通常能吸引来很多好奇的围观群众。

到了18世纪，更加便宜的金色糖浆取代了蜂蜜。随着糖蜜开始失去它作为佳肴的光彩，它作为草药配方的定义也从通俗的传说中消失了。但是甜美的糖浆依然流传了下来。所以，当我们想到糖蜜的时

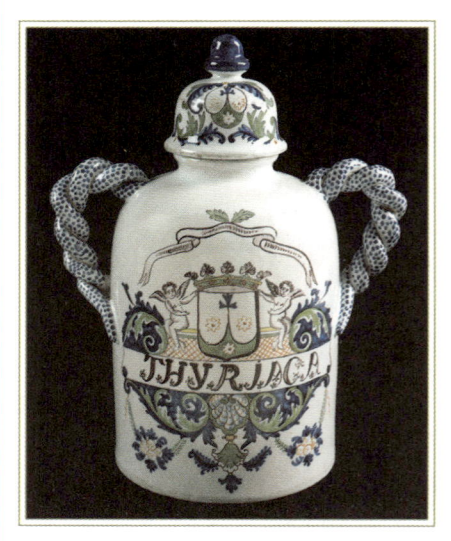

▲ 美味的解毒药，有人要吗？

候，我们会想到糖浆馅饼，而不是一种能拯救我们免于致死的毒药的奇特药方。

真正有效的解毒药

谢天谢地，科学给我们带来了很多种解毒剂，因为很多东西，如果真要接触，我们都不该接触到危险的量。N-乙酰半胱氨酸（医生们一般喜欢将其简称为NAC），可以拯救我们的醋氨酚摄入过量。乙醇能够治疗防冻剂中毒。非常讽刺的是，阿托品，作为不少有毒的茄属家族中的植物（如曼德拉草）中的主要构成物质，却能够治疗很多危险的肥料中毒和作为武器使用的化学制剂中毒。很多年来，中毒都是用催吐来治疗的，尽管事实上，非常平常的炭——活性炭的形式——就能够在毒药被身体消化吸收之前吸附消化系统中的毒药（毒药会附着在炭的表面）。

只要自然世界和其中的人类还在尝试要杀死我们，我们就会研发出避免过早死亡的方法来。

还是把奇怪的毛团从名单中删掉吧。

第 3 章

割、切、泡、抽

令人毛骨悚然的医疗工具

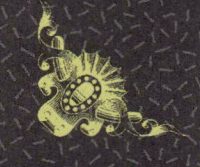

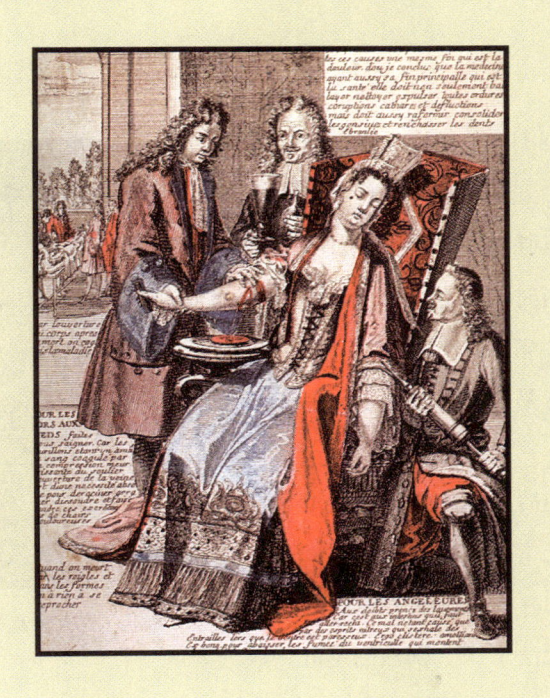

放血

理发店门口的旋转柱是怎么来的？

有关莫扎特的《安魂曲》，不好的体液，
理发店旋转柱的起源，真正的铁人，以及乔治·华盛顿
总也好不了却又非常严重的感冒

1791年8月，时年35岁、身体多病的莫扎特接到了一项委托，要为一位未向外界透露姓名的资助人创作一首安魂弥撒曲。当时的莫扎特忍受着体重下降、贫血、头痛、昏厥等症状，一直疑神疑鬼，觉得是受托在给自己写一首安魂曲。

几个星期后，他本来就已经非常情绪化、喜怒无常的性格变得更加糟糕，而每况愈下的并不只有这方面。到了11月，他已经无法下床。剧烈的呕吐、腹泻、关节炎持续侵蚀着他的身体，另外他还有四肢水肿的症状，根本没有办法继续作曲。他挚爱的宠物金丝雀的歌声也令他难以忍受。他深信自己是中毒了。

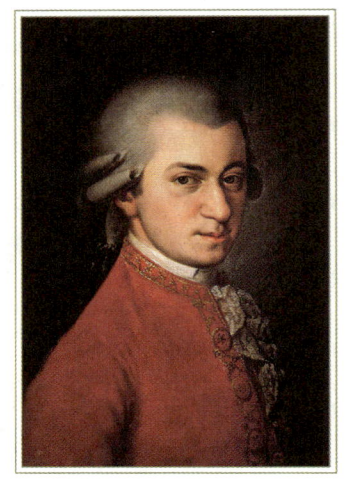

▲ 后人所绘的莫扎特肖像。

莫扎特的医生们尝试了各种手段救他，而当时一个非常流行的疗法，恰恰是导致他死亡的原因，这就是放血疗法。有人估测，他在生命的最后一个星期可能失血至少4品脱。他的妻妹索菲·海贝尔记录道："他们给他放血，给他的头部冷敷，但随后，他变得虚弱，使不出力气来，失去了知觉，再没有醒过来。"24个小时后，莫扎特病逝，被埋葬在一个没有标记的墓穴中。

如果不进行解剖，没人能知道莫扎特真正的死因，但是很多人都确信，放血疗法是终结这个非凡的生命的帮凶。

血多导致疾病

血从虚弱病人被柳叶刀割开的手臂上流出来。空气中有金属的味道。黏黏的液体滴入一个陶瓷的碗里,两侧的碗沿上有凹槽,正好搁放无力的手臂。今天,切开血管放血——故意的、自愿的——只会引来不可置信地摇头叹息。自古以来,血液就被视作生命的精华成分,甚至《圣经》中都说:"活物的生命在血中。"因而,放血的操作非常迷人。毕竟,到底为什么要除掉你赖以生存的东西呢?

首先,你必须把自己置身于古代医生的思维中。放血的最早证据出现在约公元前1500年的埃及人中,在那个时代,身体内部的运作原理还是个谜。人们从有限的信息中得出结论。古罗马人认为女人的月经是定期把毒素排出身体的自然方式,所以,人们觉得,放血看起来是一个保持健康的合理方式。而且,这个时代距离我们发现血液在身体内循环还有很久。汉代(前206—220)的文献中讨论血液如何变得"滞",而排出老的"腐"的血液,是修复这种停滞的一种方式。

或者,疾病就是一种不平衡,只需要好好排毒就可以,于是出现了希波克拉底的理论体系及其四液学说。血液太多,黏液太多,黄胆汁太多,或是黑胆汁太多?那就通过放血、呕吐或是清空肠道来排毒。

埃拉西斯特拉图斯也是"血液太多"理论的追随者,尽管他没有鼓吹和宣传放血,但在3世纪,他无意之中就令这项操作得到了发展,他提出,很多种疾病都源于多血症,即身体内的血液超负荷。尽管他推荐采用呕吐、节食或锻炼来矫正多血症,很多医生却转向了放血。

事情发展到放血包治百病的阶段,只是时间早晚的问题。到了2世纪,盖伦宣称放血是身体上一切问题——包括大出血——的解决方案。这事大家还是慢慢消化吧。

显然,解剖学和生理学还有一段很长的路要走。

通常，放血是以合理的方式来操作的——年轻的孩子、上了年纪的老人是不会被放血的，也会努力被避免被放出太多量——但是，事情并非总是如此。在我们走向现代静脉切开术的路上有很多血痕累累的失足。当然，引起放血的病因的确非常烦人，可皮肤上留下的虫子爬过一样的疤痕也不怎么漂亮啊。

所以，到底是什么人在做这种血淋淋的事情呢？

专业放血，还看理发师

古罗马时期，有一种被称作"剃人"的人，相当于全方位的造型师，他们要将客户打扮得光鲜亮丽，他们负责给客户剪头发、修指甲、去死皮、拔坏牙，以及放血。花上一些钱，你离开的时候，就可以带上干干净净的手指甲和脚趾甲、牙齿豁口的笑容，以及贫血症。

到了中世纪的欧洲，理发师兼外科医生所提供的不只是美容服务了，当你有以下需求的时候，可以去找他们：截肢、拔罐、水蛭吸血、去除脓肿。生了天花？放血治它。癫痫？也要放血。瘟疫？来，上前放血，不要理会地板上那染血的毯子，也请不要死在我的椅子上。

最初，放血通常是教士们自己操作或是彼此帮助来完成的。修士和教士都是独身制的，所以放血似乎是为了驯服他们，避免其性欲进一步发展（那个时代的反伟哥！）。但在1163年之后，亚历山大三世教皇禁止教士研究身体科学。教规明确规定："教会憎恶鲜血。"此后，教士再也无法进行手术或是放血了，他们也不再研究解剖学。在英国，理发师兼外科医生承担起了重任。放血需要嗅闻、接触、品尝血液（大家于此处可以集体惊叹一会儿），以诊断病人。理发师的窗台上会放上几碗血以吸引顾客，不过后来有一项法律通过，要求他们悄悄地把血倒入泰晤士河里。

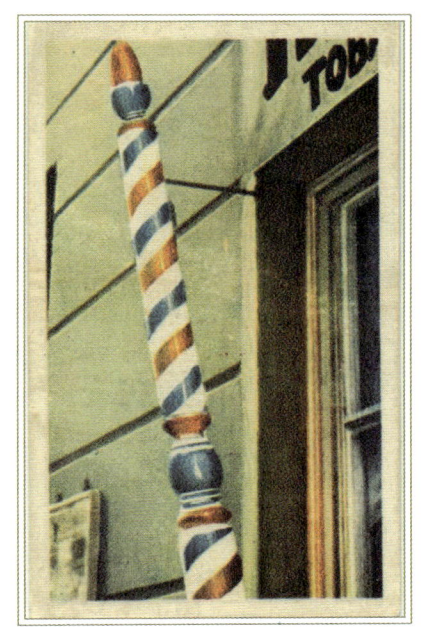

▲ 典型的理发店旋转柱是代表理发师兼任放血专家身份的遗迹。

现代的理发店旋转柱，到如今已经快成古董了。柱子上面有弯曲的红线、蓝线和白线（或者只有红线和白线），这是对这些理发师兼外科医生的一种复古，他们将这样的柱子摆在门口，给自己从事的职业做广告。这个柱子象征着放血过程中用于挤压加速出血的小棍子，柱子底部会有一个碗来接住流出的液体。有人说白条象征止血带，蓝条代表静脉，而红色代表鲜血。

下一次，当你去理发店，可以让你的理发师给你好好放个血，看他是否明白这个古老的笑话。

放放血，让你找回快乐

在17世纪，如果你被自己认定是真命天子的那位绅士抛弃了，唉，该如何来修补这颗受伤的心呢？找个好朋友一起喝点白兰地，聊聊八卦？吃一品脱巴洛克时代的冰激凌？差不多说对了！一颗破碎的心的确需要一品脱的东西，只是这东西并不像香蕉冰激凌那么好吃。

1623年，法国医生雅克·费兰德围绕以外科疗法治疗相思病，特别是患者"体态丰满饮食良好"的情况，写了一整本书。他推荐说，放血疗法直指心的失败（这里，是字面意思上的"心的失败"），他指出，"打开痔

放血行业用到的工具

任何能够切割的东西，都可以用于放血——动物牙齿、石头、削尖的木头、尖刺、贝壳。随着技术的发展，工具也在不断改进。到了17世纪，医生们将放血变成了一门科学：首先会扎上止血带，然后割开位于上臂的重要静脉。那么，用什么来割开静脉呢？让我们来看看……

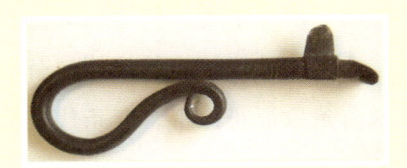

▲ 弹簧柳叶刀。

柳叶刀是最近几百年中被使用的精妙工具之一。柳叶刀是安装在刀柄之上的一把弧形刀片或尖刃。当今最有影响力的国际医学期刊之一《柳叶刀》就是以这个广受人们热爱的工具命名的。宽柳叶刀是便携型的，可以折叠到一个美观的象牙或龟甲套子中，方便时髦而忙碌的"吸血鬼"们随身携带。

放血刀则是由多个规格的刀刃组合而成的奇妙工具，用于更大创口的切割，通常用来给马匹等大型动物放血。

划痕器（scarificator）这个名字很容易被误认为是一部20世纪80年代的恐怖电影片名，不过这是一个包含了多个弹簧刀片的盒子，通常在使用划痕器之后再使用杯吸法（用一个玻璃杯，制造出杯内真空，又名拔罐），以便能够吸出更多的血液。

每一个工具都有忠实的粉丝。J. E. 斯诺

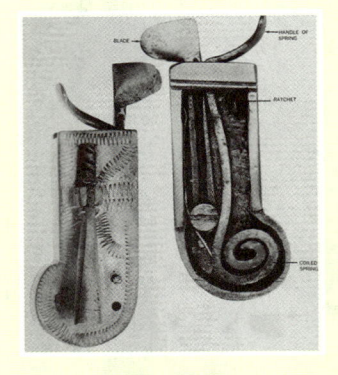

▲ 13世纪的铁质放血刀。

德格拉斯曾于1841年表白自己对其弹簧柳叶刀的钟爱：

吾爱汝，染血而忠诚的朋友！……
吾将爱汝直至生命的终结！

那个时候应该没人告诉他，爱一个人，就"给他一间房"[1]。

1　此处呼应上文"拔罐形成的杯内真空"，在英文中都是 room。——编者注

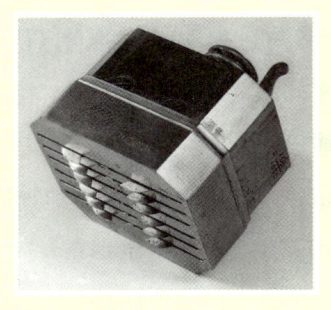

▲ 划痕器的外观。

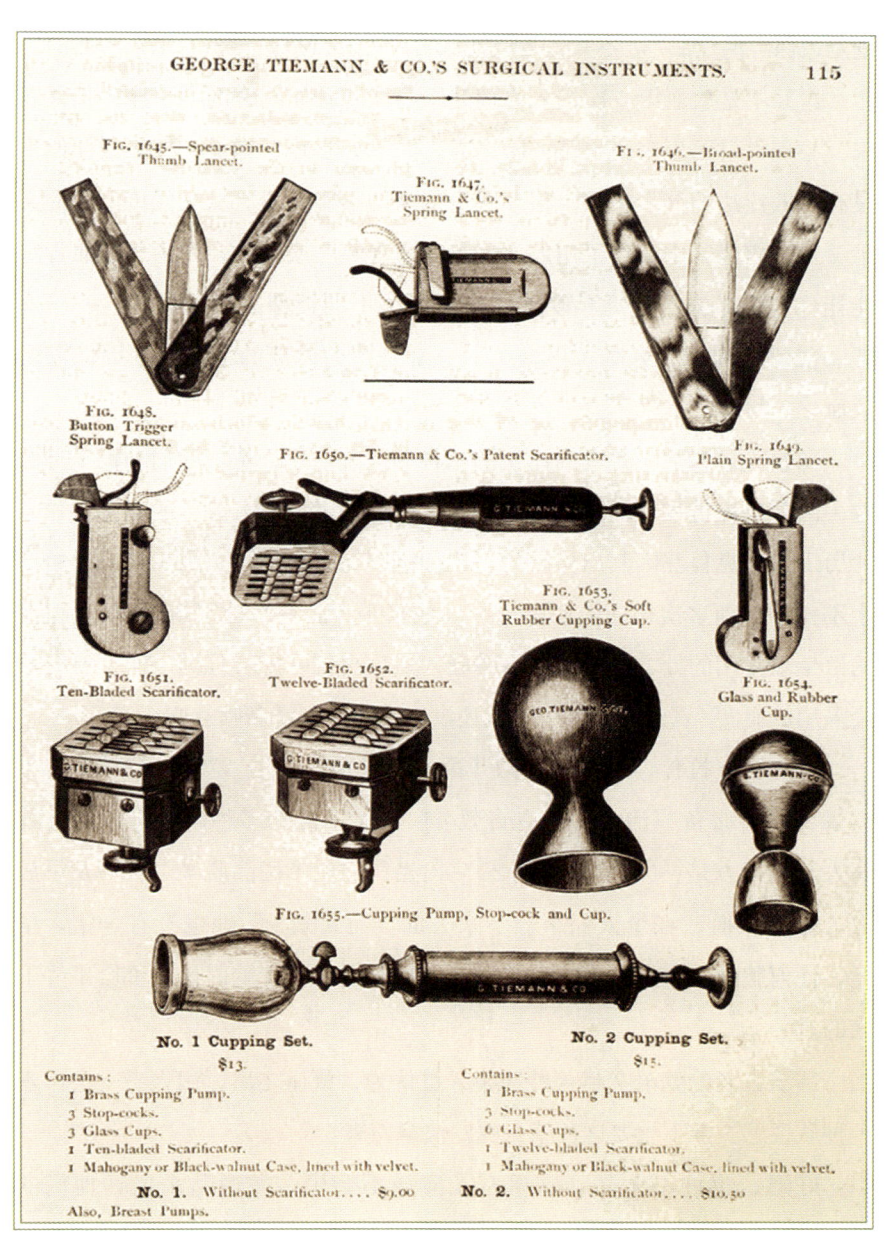

▲ 放血工具大集合。

疮是最保险的疗法"。不知道为何他认为心碎和痔疮是紧密联系在一起的。

这并不是放血第一次进入心理健康领域。就如同解剖学一样，长久以来，心理学对医生来说也是一团迷雾。面对如心碎、抑郁、狂躁这样似乎没有有效疗法的恼人疾病，很多医生都求助于柳叶刀。从汉代传下来的文献《黄帝内经》中描述了用放血来治疗"善笑"或狂躁，因为出点血肯定能让你安静下来。比此稍晚的盖伦认为，不同类型的"精神病"——疯狂、狂躁、抑郁、愚昧（愚蠢）——都是因为体液的不平衡，因而需要放血。

18世纪，世界上最臭名昭著的精神病医院之一，伦敦的伯利恒圣母医院，因其恐怖行径、环境和治疗方式，而得到了"疯人院"的昵称。作家亚历山大·克鲁登因其出格行为，比如试图与寡妇约会，由于近亲通婚产生不安等，而多次被送入医院治疗。他真是大胆啊！他写道："伯利恒派的医生最常用的处方是催泻配合催吐，然后再催吐配合催泻一次，有时候会采用放血。"真悲惨，那个时代还没有发明空气清新喷雾呢。

本杰明·拉什，医生，美国开国元勋，推荐使用"英雄疗法"（参见"汞：排毒必备，治疗梅毒有奇效？！"）来治疗多种疾病，他给狂躁病人开的处方是："一次性放出20～40盎司的血（两品脱半）……及早放血，大量放血，在令人们平静下来方面具有奇效。"他也没有全错。毕竟，任何脾性的人，在太疲倦或贫血严重到需要治疗的时候，都会平静下来的。

甚至古老的梵语文献《妙闻集》也认为，放血之后，病人身上会出现一种欣悦感。谁不想要这种感觉呢？快拿刀来。

好吧，也许不全是。这里有人应该不会用"欣悦"来描述他们的经历。

富翁名流的放血生活

玛丽-安托瓦内特在当着满宫廷的人分娩后放血。(如果你觉得这非常不平常,那么请记住,如果当时有社交媒体,她可能会在千百万人面前分娩。)王后晕了过去,最后被放血抢救苏醒,或者至少是被放血时的疼痛疼醒了。

有些人的结果要糟糕很多,特别是在放血被当作最后救命稻草的时候。1685年,英格兰的查理二世在剃须时昏厥。他的14个医生战战兢兢地维系着他的生命。除了放血之外,可怜的国王还经历了灌肠、催泻和拔罐,并且吃下了一头东印度山羊的胆结石,用鸽子粪便做成的药膏被谨慎地涂抹在他的脚上。他们给他一次又一次地大量放血,有一次甚至割开了颈静脉。最后,国王在临终前,身体内几乎都没有血了,不过他的灵魂可能只是想尖叫着逃开鸟粪做的膏药。30年后,查理二世的侄女,安妮女王——当时她执掌王位——在惊厥晕倒没有知觉后被放血和催泻。医生们赶来后她只活了两天。

拜伦爵士感染重感冒,伴随着发热和身体疼痛。他就是否放血与他的医生展开了不断的斗争。他坚决反对放血,指出过去生病时,放血都没有用。最后,他屈服于医生的喋喋不休,称:"随便来吧:我见过好多屠夫呢。想要多少血就随便放,但手脚快点。"经过三次放血,失血很多之后,他的医生们惊讶地发现,拜伦的病情恶化了。绝望之中,医生们刺激他生水疱,在他耳边用水蛭。没多久,拜伦爵士就死了,他

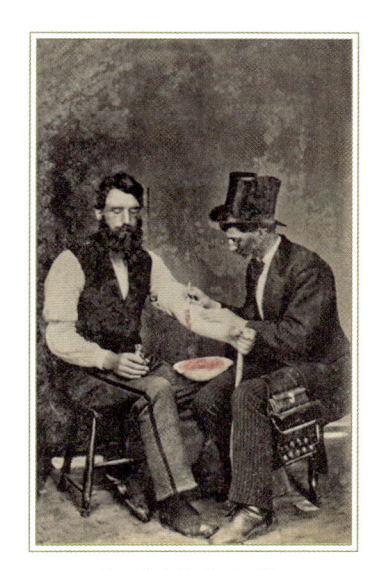

▲ 1860年,"让静脉呼吸"。

的医生们立刻指责他自己拖延，耽误了放血。

乔治·华盛顿是放血的另一个知名受害者。从总统位子上退下来三年后，在1860年，因冒雪骑马而发烧。华盛顿呼吸困难，应该是患了严重的会厌炎。他的医生们积极地给他放血，尝试一种用糖浆、醋和黄油配成的药水（几乎把他呛死），让他起水疱，再给他放血，还尝试了泻药和催吐剂，然后又给他放了好多好多血。一天后，他又被放血。所有人都说，他可能被放了5到9品脱的血，华盛顿很快就死了。对于重感冒引起的疾病来讲，他所付出的代价真是不小。

血流渐小

即便面对批评，本杰明·拉什医生依然坚定立场，大声为放血辩护，他家的风景也证明了这一点。在费城黄热病肆虐的最高峰时，他的前院草坪上有很多洒在那里凝结的血液，散发着阵阵恶臭，苍蝇嗡嗡环绕。那个时代可没有家居类的电视节目帮助你改变这种灾难。对拉什医生的病人来说，非常不幸的是，这位医生极大地高估了人体的血液总量——超出了200%。他通常会在一天内给一个病人放4到6品脱的血（男性的平均血液总量大约是12品脱）。而且，别忘了，他通常会连续放好几天。他的治疗死亡率极高，一个名叫威廉·考伯特的批评家说："这个时代确实充满噩兆，一个又一个的庸医叫嚣着催泻和放血。"考伯特甚至还称拉什所谓的英雄疗法是"对自然的疗愈力量的曲解"。

尽管在过去的2000多年中，放血是深受医生们钟爱的武器，但像考伯特这样对其嗤之以鼻的也大有人在。埃拉西斯特拉图斯认为失血会令病人虚弱（他说对了）。17世纪，一个名叫拉玛兹尼的意大利学者称："放血的人就似手持德尔斐的神剑，屠杀无辜之人。"

到了18世纪和19世纪，很多医生和科学家的反对观点似乎扭转了潮流。路易斯·巴斯德和罗伯特·科赫都证明，发炎来自感染，不会被放血治愈。1855年，爱丁堡的医生约翰·休斯·本内特用数据说明肺炎的致死率随着放血的减少而降低。伴随着这个潮流，西方世界中对人类生理学、病理学的理解和医疗手段都开始远离四液说的陈旧理念。

现在，放血或者说静脉切开术（phlebotomy，源自希腊语，意为"切开血管"），依然在全世界范围内被使用。2010年，加利福尼亚州不得不禁止由针灸师操作放血。在源于13世纪的波斯-阿拉伯世界的尤纳尼医学体系中，放血依然是流行的疗法。放血配合拔罐的疗法，"湿杯法"，依然存在于传统的阿拉伯医学中，并且得到了积极的研究。（2016年的夏季奥运会期间，游泳选手迈克尔·菲利普斯被发现身上满是"干杯法"造成的瘀青。这是只采用杯吸而不放血的缘故。）

随着我们对人类身体有了现代化的理解，我们认识到放血可能改善高血压和偶发的心脏疾病的症状的确是对的，然而我们都已经有了不会造成损伤的药片了，根本不需要在静脉上开一个大口子。但是对某些疾病来说，放血依然是比较适宜的疗法。血色沉着病，一种会引发血液中铁沉积的危险疾病，就是用常规的放血来将这种元素排出身体。静脉切开术也被用于真性红细胞增多症，这种病会引发血红细胞的病态增多。盖伦写的那些理论也被事实证明：血液太多的确是一个需要解决的严重问题。

只是可惜过去那些放血的人不明白，大多数时候，血液最好还是留在体内，而不是流到体外。

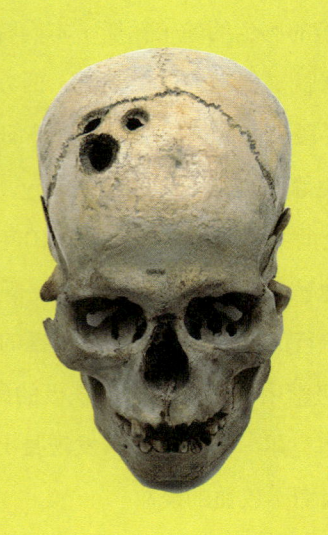

前脑叶白质切除术

诺贝尔奖的黑历史

有关古代带孔的头,疯狂的石头,神经打蛋器,厨房碎冰锥,以及沃尔特·弗里曼的前脑叶白质切除移动车

没有人会怀疑肯尼迪家族是美国的王室：要么英俊，要么漂亮，教养良好，社会关系良好，有钱，血统好，聪明，政治根基深厚，在美国的历史和文化意识中留下了难以置信的印记。但他们也有要隐藏的秘密。

　　几十年来，罗斯玛丽·肯尼迪是约翰·F.肯尼迪的所有兄弟姐妹中最不为人知的一个。1938年，在乔治国王和伊丽莎白王后的宫廷亮相的照片中，她面露微笑，黑色的头发梳理得整整齐齐，白色手套和时装礼服完美地贴合身体曲线。英国的媒体都为她的美丽疯狂了。够格的年轻男子在很多场合向她求爱。一眼看去，她的光芒轻易就盖过了她自己的贵族母亲和平凡的姐姐凯瑟琳。

　　不过，大多数人都不知道，罗斯玛丽的内心世界是一个被严密保守的秘密。她的出生被推迟了，她的母亲一直夹着腿，直到两个小时后医生赶到——这是听从了一个护士的劝告，尽管当时孩子已经露头了。罗斯玛丽的精神缺陷，很大程度上得归因于此，可能是那关键的几个小时中她缺氧了。她的兄弟姐妹都身强体壮，功成名就，但是罗斯玛丽没有及时地成功抵达发展的里程碑，如果她真的有发展的话。作为一个成年人，她只有四年级孩子的智商，只能用最简单的笔迹写字，里面还充满了拼写错误，读起来就像谜语一样难懂。在一些照片中可以看到她的父亲，美国驻英国大使乔·肯尼迪，紧紧地抓着她的胳膊，由此可见他努力地约束着罗斯玛丽的行为举止。

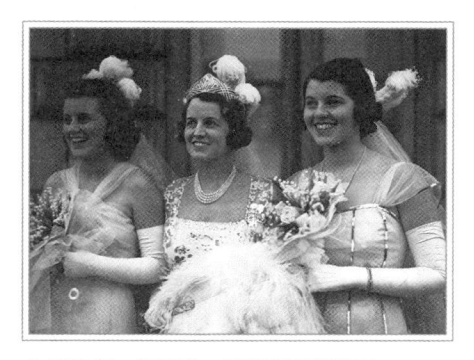

▲ 1938年，凯瑟琳、罗斯和罗斯玛丽。

到了罗斯玛丽二十出头的时候,过去这些年的教导和持续不断的警惕换来的所有认知上的收获,全都渐渐地消失了。她会在夜里逃出她的修道院寄宿学校,在街上游荡。她的情绪会出乎意料地爆发——有时候尖叫,有时候用拳头打人(这些击打非常疼,因为她很强壮、很健康)——变得让人难以容忍。对于肯尼迪家族这样社交活动丰富的波士顿精英来说,有这样一个具有"不体面的"精神缺陷、难以控制的孩子,简直就是社交自杀。他们真的需要她冷静下来,让她的行为可以预料掌控,而且令她更加……像肯尼迪家的人。

碰巧,当时一项新出现的神经外科方面的技术激起了大众的兴奋和兴趣。1941年《星期六晚邮报》上的一篇文章称,这项技术能帮助那些"给家人造成问题,令自己觉得讨厌"的病人。

乔·肯尼迪瞒着在大洋另一端的妻子,打电话给沃尔特·弗里曼医生求助。1941年11月,罗斯玛丽·肯尼迪被实施前脑叶白质切除术,从此,她从公众视野中消失了。

一直钻吧,钻到疯狂的源头

要更好地理解罗斯玛丽的命运,我们需要把时间线倒回到脑部手术的起源,实际上是有史以来的第一种手术——钻孔手术的操作(参见之后的专栏《颅骨钻孔简史》)。钻孔手术是在颅骨上打出一个孔来。这是历史上有记录的最早的手术过程。出土的中古石器时代(大约在公元前10 000年至前8000年)的颅骨清楚地显示出了这个手术过程的痕迹,据我们所知,这个手术在好几个古代文明中都有实施,包括古中美洲、古希腊、罗马帝国、古印度和古代中国。

对于钻孔手术的每一种合理目的,比如,移除颅骨骨折中的碎骨或降低颅内压力，都有很多失败案例。好消息是，人们正确地、理论化地认识到，大脑是思维和情感的中心，坏消息是我们对矫正错乱的思维过程，采用了非常恐怖的方式。12世纪时期的一位希腊医生推荐用钻孔手术来治疗抑郁症和发疯。13世纪的一本希腊外科医学书籍认为除了以上两种疾病，癫痫也可以采用钻孔治疗，"让体液和气体散出去蒸发掉"。就像是放出气球里面的空气，是不是？颅骨上开了一个安全出口，引发疾病的魔鬼就会仓皇而逃。

文艺复兴时期出现了一个理论，大脑中有一块石头，是疯狂、智力不足、痴呆的所在。将这块石头移除，就可阻止其他思维被污染。1475年，希罗宁姆斯·博希有一幅绘画作品，名为《切掉石头》，又名《取出疯狂之石》，画中一个可怜的灵魂被绑在一把奇怪的椅子上，带着坚决的目光，斜视着画外。一位医生（不知道是什么原因，头戴一个金属漏斗）正在切割他的脑袋。在这段时期及之后一个世纪，还有很多美术作品描绘这种充满希望的手术过程。我并不清楚这些画作呈现的是夸张的艺术效果，还是移除那块讨厌的（不存在的）石头的真实手术过程。

然而，生活也会模仿艺术。1888年，瑞士医生戈特利布·伯克哈特切开了六个脑袋。伯克哈特没有任何外科手术经验，他是在精神分裂症患者和妄想型精神病患者身上进行的这种手术。他就像古代的医生一样，使用环锯（基本上，就是一个连着柄的圆形骨锯，样子有点像切曲奇饼的刀）在太阳穴附近钻孔，但后面他就开始走向了别的方向：他切入大脑硬脊膜，将一部分大脑皮层舀出来，有的手术是舀出一大勺。是的，几勺的大脑被移除了。尽管有些病人变得安静，不再有幻觉了，但很多都留下了神经上的后遗症，最后死于并发症，或是自杀了。当时一位精神专家说："（伯克哈特）建议应该移除不安的病人的大脑皮层以使他们安静下来。"

伯克哈特的手术是早期的前脑叶白质切除术，尽管这个术语直到几十年之后才被创造出来。钻孔手术的目的只是在颅骨上开一个洞，不会触及大脑和脑膜，这项新出现的手术与此完全不同，是另起炉灶——呃，另起"勺子"。（还有冰锥、打蛋器。总之，有很多这种工具。）这还标志着精神外科的开端——人们开始为了治愈精神疾病而摧毁大脑——这是一项新发明，伴随而生了很多有关大脑与行为之间关联的激动人心的发现（参见本章专栏《菲尼亚斯·盖奇：脑袋上有洞的帅小伙》），以及神经解剖学方面的发现。

医学界认为，伯克哈特非常野蛮，他们十分惊惧地看待他的工作。他只实施了6次手术，之后再没有进行过。直到差不到50年之后，才有人再度尝试前脑叶白质切除术。

这期间发生了什么呢？——整个世界陷入了一种精神健康危机。

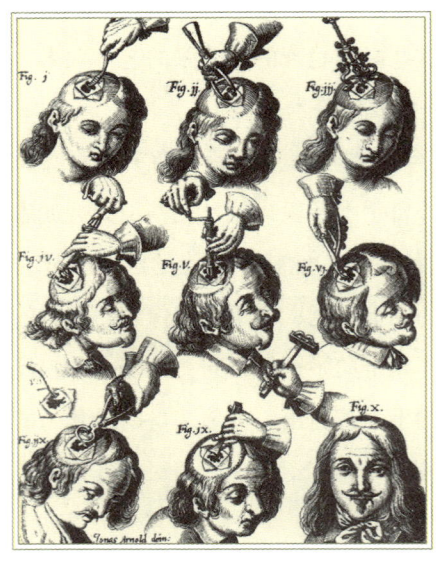

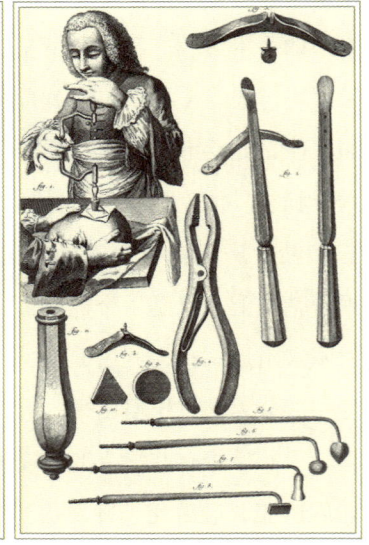

▲ 钻孔演示和工具，供 DIY 爱好者参考。

颅骨钻孔简史

最古老的手术，穿孔 [trepanning，也称环钻（trephining），两个词都源于希腊语单词 typanon，意为钻孔或打眼] 的过程是这样的：把头盖骨掀开，在中心位置切割出一个方形开口，沿着边缘钻一圈小洞，就像邮票边缘的洞一样，或是钻成一个圆的形状。使用的工具可能是由燧石、黑曜石、金属或贝壳制成的。据推测，这并不是脑外科手术。真没有开玩笑——真的不是。大脑、脑部血管、脑膜都不会被碰到。人们似乎明白，如果你把脑子搅成糨糊，就会有坏事发生。

为什么会进行这样的操作呢？有很多原因。有大量证据表明，这个操作是在颅骨骨折之后进行的，可能是要移除碎片，或是通过移除血栓来降低血压。实际上，很多颅骨都显示出痊愈的骨头的证据，这意味着病人活了下来。

进行穿孔手术的原因有哪些？随机的头痛、癫痫、抑郁、精神疾病，以及轻微的头部受伤。希波克拉底推荐在头部受到撞击后采用这项手术，只是以防万一。（突然之间，那句俏皮话"我脑袋漏了也不需要那个"似乎有更复杂的意义了。）

在文艺复兴时期，火器的使用使得脑外伤的数量变多，增加了采用钻孔手术治疗的概率。不幸的是，到了18世纪，钻孔的前景开始变得危险起来。在消毒技术发展起来之前，欧洲是一个非常脏的地方。有估测认为有50%的钻孔患者死亡（和发现的古代颅骨不同——古代顶多有接近20%的致死率）。情况实在太惨烈了，1839年，外科医生阿斯特利·库珀呼吁："如果你要给人做环钻手术，那你自己应该也被环钻。"

尽管钻孔手术依然用于脑外伤的治疗，但有少数人不再将其当作明显为了救命而采用的手段，而是作为一种时髦。1965年，一个名叫巴特·休斯的荷兰人认为钻孔可以令他拥有更高级的感悟。于是，他使用电钻、小刀、皮下注射器针头开始了操作。之后，他描述道："我觉得自己又回到了14岁之前。"（说得就像是我们渴望能回到无比尴尬、充斥着荷尔蒙的青春期一样——但愿永远不会。）这事情发生在他从医学院失学之后，后来他写了一本名为《钻孔术：精神疾病的疗法》的书。有其他人模仿他，但幸运的是，要体验存在主义的幻觉，理智的人选择了求救于 LSD 这样的致幻剂——那可要"干净简单"多了。

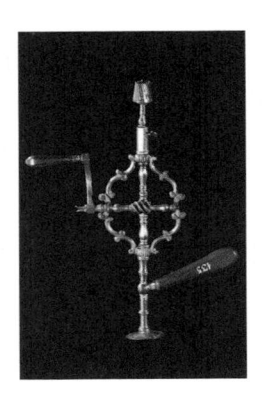

前脑叶白质切除术：诺贝尔奖之耻

20世纪30年代末和40年代初，美国的医生们都非常绝望。住院治疗的精神疾病患者超过了40万人。患有精神疾病的病人占据了整个国家一半的病床。没有有效的药理治疗手段，这些病人对家人和收容机构造成了巨大的情感、身体和经济方面的伤害。病人们经常处境凄惨。他们的救星呢？不过是一个患有痛风的葡萄牙神经医学家，手持一管满是酒精的注射器。

1935年，埃加斯·莫尼兹尝试了另一种神经外科的疗法来治疗精神疾病：前额脑白质切除手术（leucotomy，来源于希腊语，意为"切除白质"，白质即大脑中白色的东西）。被选中进行此手术的第一个病人是一个住院女性，有数年衰弱性抑郁病史。莫尼兹的手已经因痛风变形，于是他雇用了一个外科医生来负责在病人头顶附近钻孔，将纯乙醇注射进去，以杀死部分前额叶。（是的，和你喝的酒中存在的酒精是一样的，不过，喝上一杯粉红葡萄酒不会杀死自己的脑细胞。所以，请不要恐慌。）

后来进行的手术中，他们使用了一种叫作脑白质切断器的仪器，这是一个很漂亮的金属杆子，推入你软乎乎的大脑中后会弹出一个钢丝圈，转上一圈，搅拌充分。它并不像打蛋器那样能打出非常匀的馅料，而更像是用一个挖球器来挖过度成熟的蜜瓜。后来，美国的詹姆斯·沃茨这样描述大脑组织：就像是"被从冰箱里取出来放了一阵的黄油"。好啦，够了，我们成功毁了馅料、蜜瓜和黄油。

后来，莫尼兹因其成就而被授予诺贝尔奖，尽管实际上他的很多病人最后又都回到了最初所待的疗养院。即使医学界再度惊恐，莫尼兹也并没有像伯克哈特那样退却。他开始传播自己的理念。

其中一个听过莫尼兹传福音的医生，名叫沃尔特·弗里曼，他就是后来给罗斯玛丽·肯尼迪做了前脑叶白质切除术的那位美国精神病学家。弗里曼和神经外科医生詹姆斯·沃茨搭档，在美国的土壤上继承着莫尼兹的成果。1936年，他们的第一个病人活了下来，并且似乎痊愈了（她的焦虑症状消失了，似乎非常健康，只是"脾气暴躁，对丈夫非常苛求"）。此后，他们继续前进。但是很多病人并没有什么变化，或是只有短暂的改善。很多人都失去了自主能力，继续出现幻觉。

这些挫折并没有阻拦乐观的二人组。只用了6次手术，弗里曼和沃茨就开始了积极的宣传运动，向公众展示他们的所为。《华盛顿邮报》和《时代》杂志上纷纷出现了文章，报道"钱包满满、充满渴望的医生们"成群结队地去参加会议。尽管他们的第5个病人遭遇了极其可怕的折磨，没有显示出任何改善，反而出现了癫痫和失禁，但没有人理会。

他们很快成了名人，弗里曼甚至为外科学定义了一个新术语：前脑叶白质切除术（lobotomy）。通过将莫尼兹的前额脑白质切除手术（leucotomy）重新组合一下，弗里曼将自己与那位葡萄牙医生区别开来，因而，这个术语紧紧地和他自己联系在了一起。干得漂亮，弗里曼医生。他真是一个天才的公关专家，也是一个天才的商人，他给全美国的精神治疗机构发出了几千封信和文章，抓住每一个机会宣传手术。

1938年，弗里曼和沃茨决定改变一下手术过程。他们不再在颅骨顶部钻孔，而是开始在太阳穴上开洞。在手术过程中，莫尼兹的脑白质切断器不够坚固，有时候会折在大脑里。他们采用了一种像是窄窄的黄油刀的工具代替，罗斯玛丽·肯尼迪的手术就是用的这个工具。根据凯特·克利福德·拉森所著的罗斯玛丽的传记，"1/4英寸宽的灵巧小铲子"从她太阳穴上的钻孔中插入。"沃茨一边向深处插，一边转动刮挖。"在手术过程中，罗斯玛丽被吩咐背诵故事、诗歌，甚至唱歌。但在一大块脑组织被刮到后，"她变得语无伦次。她渐渐停止了说话"。

人们所认识的罗斯玛丽不见了。

手术之后，她不能站立，不能说话，被永远地送入了疗养院。从肯尼

菲尼亚斯·盖奇：脑袋上有洞的帅小伙

1848年9月13日，一个名叫菲尼亚斯·盖奇的英俊监工正在为佛蒙特的一家铁路公司工作。他和他的团队要在基岩上打孔，投入炸药，然后用沙子盖住洞眼，再用一根铁杆将其夯实。

理论上是该这样操作的。但盖奇在加入沙子之前轻轻地夯了夯炸药粉，他分了一下神，转头去查看手下工人的情况，他的头正好位于标枪一样的铁杆上方。由于铁杆碰巧刮到了洞的一侧，它被石头弹出，接下来爆炸的冲力将铁杆从他的左侧脸颊插入，从左眼后穿过，最后从头顶钻出。

过了一会儿，他奇迹般地醒了过来。一阵痉挛之后，他开始说话。他的左眼从眼眶中冒了出来。铁杆落到了80英尺之外的地方，沾满了脑组织。随后，镇上的医生给他做了检查，他记录道："盖奇先生站起身会呕吐。他呕吐时用了力，将大约一茶杯半的大脑组织挤了出来，脑组织落在了地板上。"

最有意思的是，盖奇幸存了下来，但性格发生了变化。在出事之前，他"思维明智……敏锐，机灵……活力充沛"，但出事后，他变得"情绪不定，粗鲁无礼，有时候会满口粗话（这并不是他过去的习惯），不尊重朋友，对约束和建议不耐烦……身体强壮，在智力水平和行为方面像个孩子，情绪激动如同动物"。

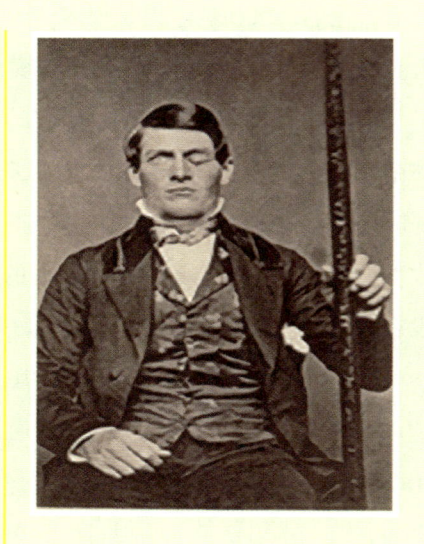

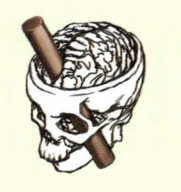

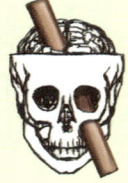

▲ 铁杆穿过盖奇颅骨的路径。

如人们所说，盖奇"不再是过去的盖奇了"。在理解脑部生理学的研究中，他成为一个吸引人的案例，并为针对前额叶手术的更科学的开发研究提供了机会。

迪家族的信件中消失了，就仿佛被强行遗忘了。但是这些"挫折"并没有阻止弗里曼。他着手对手术过程进行一些重要更新。

弗里曼开始单干：冰锥前脑叶白质切除术

有一天，弗里曼翻找自己厨房的抽屉，发现了一把冰锥。这是一个完美的仪器，他想。锋利，但又没有那么锋利；牢固，大小正合适。莫尼兹的脑白质切断器经常会折断，使用黄油刀则需要一个真正的脑神经外科医生的辅助，非常烦人。弗里曼觉得，他不再需要那些麻烦了。

因而，"冰锥前脑叶白质切除术"登场了。

在使用电击疗法使病人失去知觉后，弗里曼会翻起病人的眼睑进入其前额叶部位，然后插入冰锥，用一把锤子轻轻敲击，他的冰锥穿过眼球上方薄薄的眼眶骨，钉入大脑组织（这时，他通常会暂停一下拍张照片）。

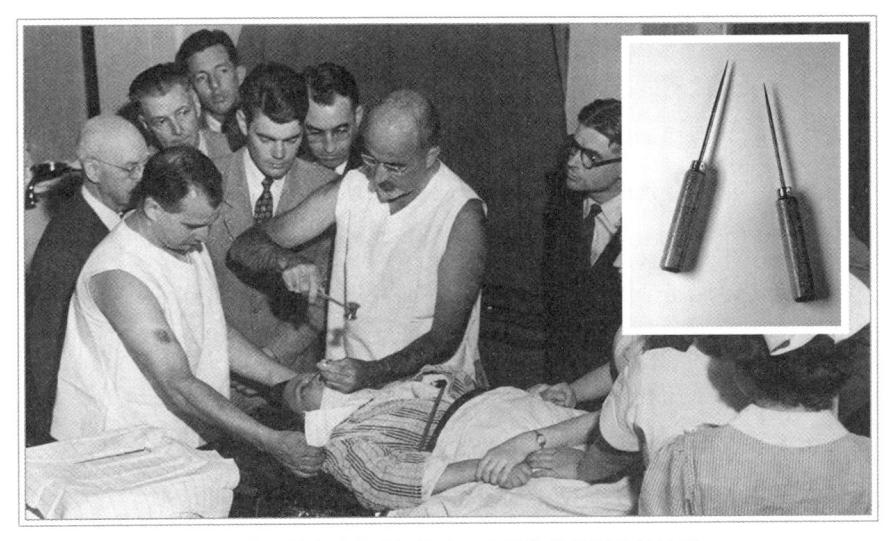

▲ 沃尔特·弗里曼正在进行前脑叶白质切除术。小图为他那可靠的冰锥。

他会把冰锥向左右上下快速移动，然后会在另一侧重复这个过程。病人离开时，会带着浣熊一样的黑眼眶，以及很有可能会拥有的更平静的举止。

他之前的搭档沃茨发现这项新的进步不再需要一间手术室，也不需要他了，大为光火，但弗里曼不在乎。他现在可以随心所欲，想做多少前脑叶白质切除术就做多少，他可以把他的神奇疗法推广到全国。他甚至有了一辆被他称作"前脑叶白质切除术移动车"的汽车，上面装配了他旅行时需要的所有仪器设备。他一般将自己的前脑叶白质切除术的病人称作"纪念品"——真是自大啊！

不过，弗里曼并非没有遭遇过反对。很多人都认为把头颅切开，把脑子搞得乱七八糟，严格讲并不能让人恢复正常。在美国医学协会的会议上，医生们都对他恶言相向。后来，有一个医生哀叹说："看到这些手术产生的行尸走肉的数量如此之多，令我感到深深不安。我猜，已经传遍全球各地的前脑叶白质切除术，所造成的精神疾患比其治愈的要多得多。"

尽管使用的方法冷酷无情，但弗里曼并不是骗子。他是真的相信前脑叶白质切除术可以解决精神病学上最大的问题——拖累家庭和社会的病人的绝对数量。但是，很多病人在手术后变得毫无自理能力，或是死于大出血。其中很大比例的病人是女性。甚至脑部还没有完全发育的孩子，也有被施行前脑叶白质切除术的，其中最小的一个年仅4岁。智力低下或是脾气不好的"烦人"亲戚或孩子被施行前脑叶白质切除术，就像可怜的罗斯玛丽·肯尼迪。霍华德·杜利曾经写过一本名叫《我的前脑叶白质切除术》的自传，他还是个精神健全的12岁少年时，继母不喜欢他，也不喜欢他那不够完美的表现，她想给他做前脑叶白质切除术，尽管6个精神科医生都认为霍华德没有任何精神疾病，其中有4个人跟她说她才是需要手术的那个人。然而，她最终说服弗里曼来做手术。

你还觉得邪恶的继母只会出现在童话故事里面吗？

再也没有人用冰锥了

弗里曼一直施行前脑叶白质切除术，直到1967年，他的最后一次手术因脑出血而害死了一个女人。不过在此之前，前脑叶白质切除术早已慢慢衰败了。为什么呢？因为诞生了一种名叫氯丙嗪的小药片［英文的商标名为Thorazine，根据挪威神话中雷神托尔（Thor）命名］。氯丙嗪是第一种有效的精神抑制药物，尽管并不完美，但可比前脑叶白质切除术要人性多了。

今日的神经外科是一项非常和谐、令人生畏而又精密无比的科学，和过去那种挖脑颅的手术完全不同。而精神外科学呢？今天人们更好地理解了大脑和精神疾病的复杂性，跨学科的治疗手段和药物已经改变了精神治疗。外科手术的确存在，但其使用非常稀少。

谢天谢地，再也没有人用冰锥了。

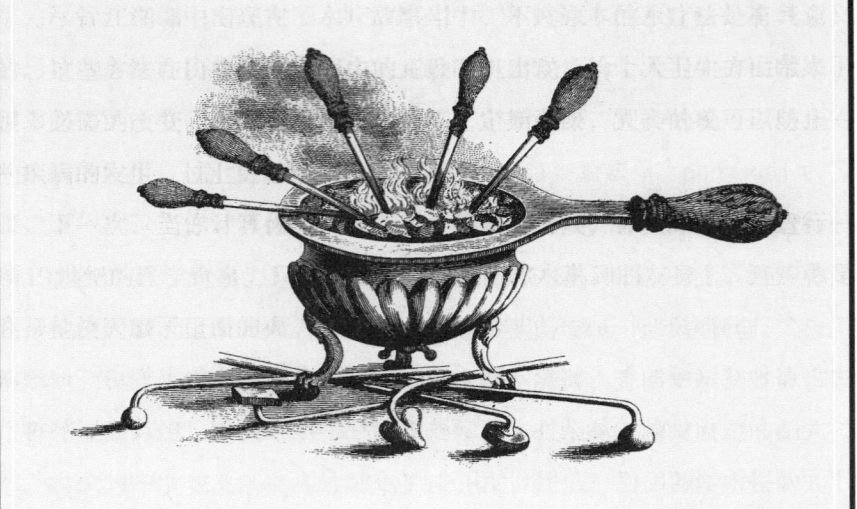

灼术

滚油和苍蝇选哪个?

**有关发热的脑袋，滚沸的油，粗鲁的休克复苏，
西班牙苍蝇，以及穿过你的脓液的豌豆**

假如你头痛难忍，你更喜欢下面哪一个选择呢？

1. 一把闪着红光的火热烙铁烙在你的太阳穴上，直到把你的皮肤烧成焦炭。
2. 滚沸的油滴到你的前额上，让你的表皮死亡脱落。
3. 绿幽幽的甲虫糨糊糊在你的头皮上，直到你的头皮起水疱流脓。
4. 几片布洛芬，在安静的房间内小睡一会儿，世界和平。

如果你选择了4，那你显然错过了一些非常恐怖的疗法。这些疗法的应用到底是怎么产生的非常令人困惑。比如起水疱，大多数人都希望保持皮肤完美无瑕，不愿意冒出脓液和水。而灼烧呢？呃，人类神经系统的主要功能之一，就是让你在触碰到灼烫的壶把手时猛地松手。除了进行有氧训练以外，没有人真的想要燃烧的感觉。但是这些疗法曾经非常普遍地适用于每一种人类的不适，从疲劳到相思，无所不治。准备好要听听烧得哧哧响的血肉和冒出的水疱的故事吗？继续读下去，朋友们。

令人尖叫的古代技艺

使用灼热的金属或是电热设备灼烧，以达到止血、切割血肉、把肿瘤烧死，或杀死任何能引发伤口发炎溃疡的东西——这些都是有科学道理的。实际上，在今天的外科手术中，灼烧普遍而成功地适用于多种情况。

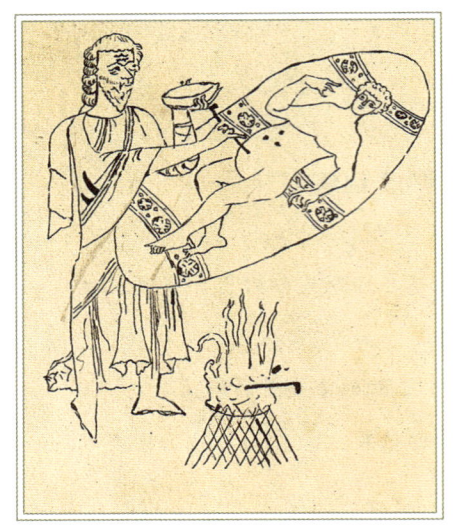

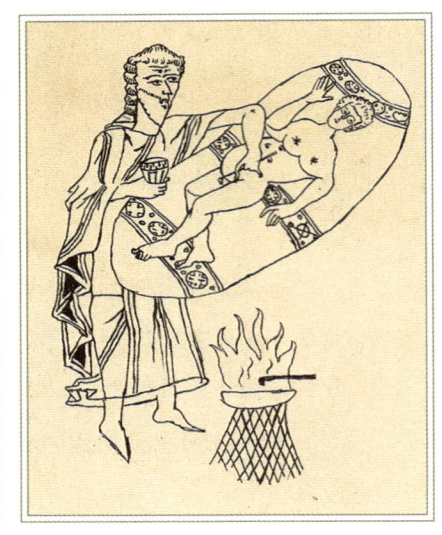

▲ 对一块冲浪板的火烙术，10世纪绘画作品。玩笑而已。

不过，在过去的几千年当中，它的过程就没有那么灵巧清洁了。即便医生的本意是好的，但他们所使用的工具都太粗糙了，导致整个操作过程只能是噩梦一场。有多噩梦呢？咱们快速回顾一下烧人的历史吧。

使用热金属或是电子设备烧焦皮肤，这个过程被称作"火烙术"。如果你想到了你喜欢的厨师向你展示该如何"把肉烧焦锁住汤汁"，好吧，那你差不多接近现实了。只要把"肉"替换成"人"，把"锁住汤汁"替换成"把困扰人的任何东西都烧出去"，就完全正确了。非常美味的！

这是怎么操作的呢？假设你是一个有着剧烈头痛的后厨女工，那么你会选择之前列出的选项1。医生或药剂师会把一根长长的铁杆子（或者，不常见的铜或铂，看他喜欢）放入壁炉中，或是一个装着煤的滚烫火盆里。等到这个工具被烧得开始发红，他们就会把它放在你的太阳穴上，直到滋滋作响，烧焦你的皮肤。如果你的脑袋瓜上有个裂开的伤口呢？医生会烧灼血管的开口封住血管，把伤口烧干，如果一切顺利的话，会留下一块上好的冒烟的焦炭。你会尖叫着"杀人啦，该死的杀人啦"，但是呢，你总算活下来啦！（暂时的。）治愈头痛？谁还在乎？你要忙着处理脸上烧焦的皮肤啊。

也许你要选择选项2？那你真是个幸运儿，你获得了腐蚀剂灼术大礼包！这项技术是使用化学药剂，比如一些酸或是滚沸的油，以"温和"的方式灼烧皮肤。首先，你要躺着，而你的医生加热装在铜瓶中的油。一旦油沸腾起来——想象一下法式铁板烧的温度——他就会将一些油倒入一个稍小的容器中，然后一滴一滴一滴地滴到你的前额上。如果需要腐蚀性物质，他就会在一块石膏绷带下面放一小块灼热的化学物质。和火烙术不同，这会是一个慢很多的折磨人的过程，因为腐蚀液溶解并烧焦人体组织很花时间。

显然，这两种灼术并不总能按照计划进行。如果烧焦的皮肤粘在了烙铁上，在移开烙铁的时候，就会造成大面积的撕裂性伤口。真不幸，那个时代没有不粘锅喷雾。你会鲜血淋漓，伤口比过去更大了——不再是开始灼术时那么大了。如果烙铁的温度不对，整个过程会"毫无所得，只有疼痛和痛苦"，17世纪的医生詹姆斯·扬如是说。如果这还不够，那么在施行灼术之后可能还会有发烧、可怕的伤疤，以及死亡。而且，这也并不是总能有效改善问题。当使用热油的时候，热油也许会滴到完好的普通组织上，引起"疼痛、发炎和其他可怕的症状"，法国知名医生安布鲁瓦兹·帕雷这样说道。

我们有没有提到在这个过程中会出现很多尖叫声？

因痛苦而流行的火疗

你可能会好奇到底什么样的怪物会让自己的病人承受这样的痛苦。医学之父就是其中一个。公元前4世纪，希波克拉底使用烧红的烙铁来烧掉

圣休伯特的钥匙

假设你被一只有狂犬病的吉娃娃咬伤了。我们都懂，你这天很倒霉。毕竟，狂犬病实际上是一种无法治愈的疾病。但是在你开始华丽地口吐白沫之前，反正你已经没有什么可失去的了，那么，往伤口里插入一根灼热的钉子怎么样？

这个想法可以回溯到大约公元1世纪，塞尔苏斯用火烙术来治疗疯狗咬伤。如果你真的把烧走狂犬病这个想法当真，那么你应该寻找一把圣休伯特的钥匙。

这个工具很像是一颗服用了兴奋剂的钉子，以1世纪时的比利时人休伯特命名，他是猎人、数学家、眼镜商和金工的守护圣人。（很随意的组合，但话又说回来，摇滚乐手大卫·李·罗斯最后当了医务护理人员，所以……）显然，在圣彼得将这把钥匙给了圣休伯特之后，圣休伯特用它治疗了一个狂犬病人，这使他名声大噪。几个世纪后，人们仿制了这个工具，称用烧热的圣休伯特钥匙烙烫被狗咬的伤口，可以阻止狂犬病。很好的想法，只是狂犬病的治疗还包含切开被咬的人完全没有被咬的前额，从圣休伯特的衣服上抽出一根线放进去，然后用一块黑布盖住伤口。这个钥匙通常被挂在房子中起保护作用。不幸的是，这种迷信不断扩展，狗和人都佩戴上这种钥匙以起到预防狂犬病的作用。

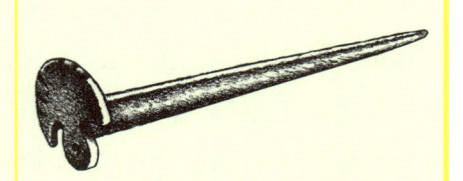

▲ 治疗狂犬病的钥匙

令人痛苦的痔疮。"进行灼术之后，"他说明道，"病人的头和手应该被固定住，这样，他……会大声叫出来，这会让直肠向外掉出更多一些。"谢天谢地，我们没有这个例子的插图——不用客气。之后，他推荐使用一种由扁豆和蔬菜配置的药膏，涂在肛门处。噢，好吧，把你下个星期菜单中的扁豆汤划掉吧。

我们还是要感谢希波克拉底启迪了一代代医学执业者拿起了滋滋作响的热拨火棍。他的文集中有一句很著名的格言，盛赞灼术是在其他办法不起作用时医生应该试试的万能良方："很多药物无法治疗的病，刀可以；很多刀无法治疗的病，火可以；很多火无法治疗的病，那些就应当是真正无法治愈的了。"

公元1世纪，塞尔苏斯当真信奉了"火疗愈一切可疗愈的"理论，并付诸实践。他写道："所有的痛苦……当根深蒂固时，如果痊愈，很少有不使用灼术的。"一个灼烧用的烙铁，用在头部上治疗头痛，直到皮肤腐烂。咳嗽很厉害？可以在下巴下面、脖子上面、胸口上和肩胛骨下方进行灼术。癫痫？中风？把病人灼烧得大便失禁就行了。

随着火枪的发明，医生们面临着一个希波克拉底一无所知的新的致命问题：子弹枪伤。古代的医学之父没有必要去处理火枪，所以，15、16世纪的医生们必须自己发挥了。确实，绝望的时代需要大胆猜测和热油——直到安布鲁瓦兹·帕雷登上舞台。

1537年，帕雷年仅27岁，还没有宣誓成为医生，在法国和神圣罗马帝国皇帝查理四世的第三次战争中应征入伍。根据知名外科医生希罗尼穆斯·布伦施魏格和乔万尼·达·维果的记载，他处理了很多枪击伤——通过灼烧伤口，因为当时人们相信枪药有毒。

但帕雷遇到了些小问题。他用光了灼烧伤口用的接骨木油。然后，他采用了没有灼烧术的配方，将蛋黄、玫瑰油和松节油用在伤口上，然后就上床休息了，他提心吊胆，担心受伤的士兵明天一早会全部死掉。但他醒来的时候大吃一惊——被施了灼术的病人的伤口非常可怕，流着脓水，痛苦万分，而那些没有被灼烧的病人都毫无痛苦地康复了。这是"枪击伤中毒"理论的大进步啊。帕雷开始怀疑长久以来的操作，他指出是灼烧引起了"可怕的症状……通常死得很惨"。

帕雷的发现是一个里程碑，但医生们没有抛弃他们的油和烙铁。

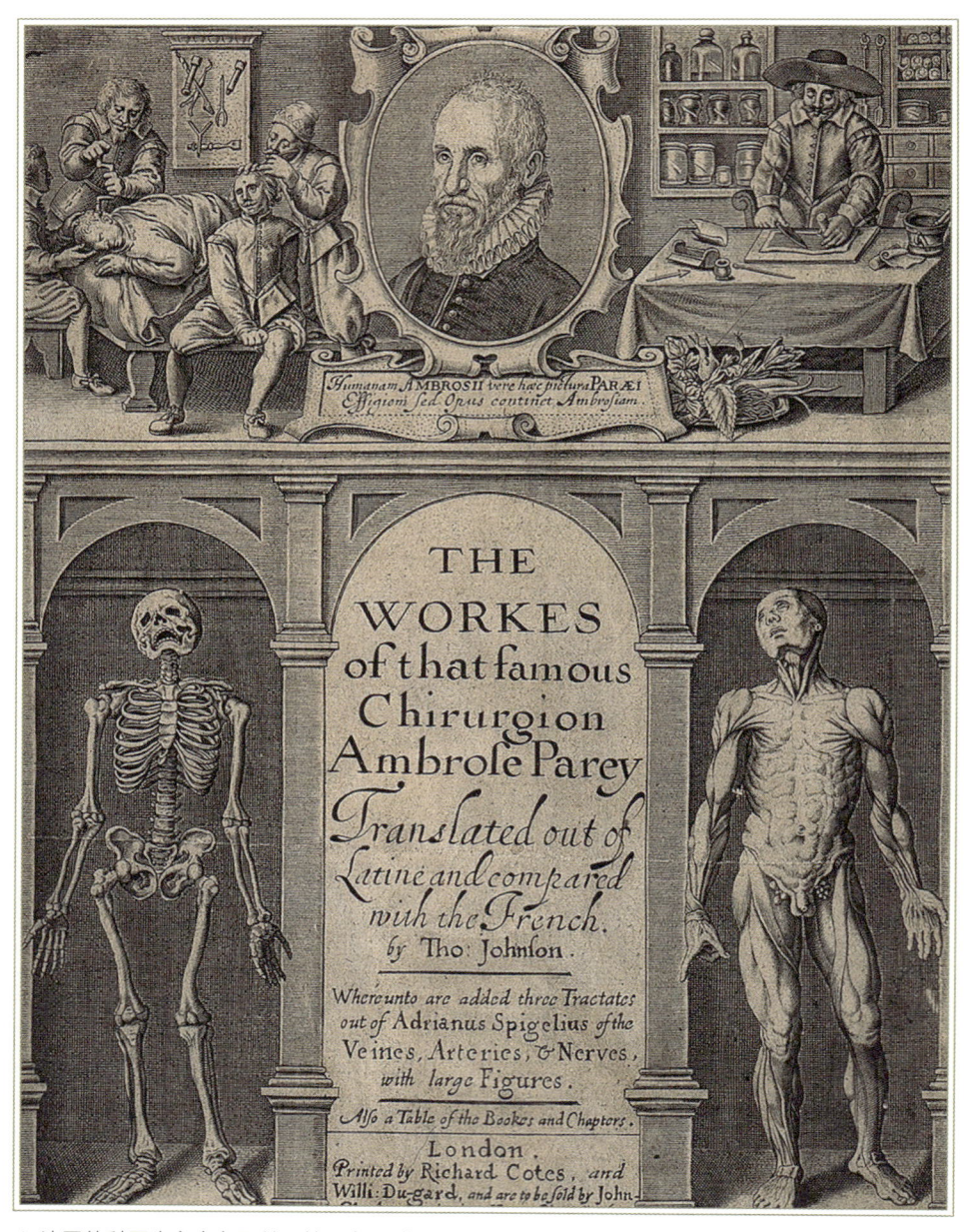

▲ 法国外科医生安布鲁瓦兹·帕雷在16世纪揭露了灼术造成的"恐怖症状"。

200年后，美国南北战争期间，灼术依然被用于枪击伤的治疗和截肢过程。尽管实际上，帕雷证明了结扎血管（捆住封口）在截肢手术中效果更好，但是战争时代，便宜、快捷和方便的手段是主导。不幸的是，这份要求中没有包含无痛。

违反常理的是，对某些人来说，正是因为痛苦，才使得灼烧术非常流行。我们跟大家来介绍一下这违反常理的难解理念。

烧这儿，不要烧那儿

1882年，一个焦虑的病人向纽约的 A. R. 卡曼医生求医。这个年轻女子已经卧床不起好几个星期了。她没有办法再履行教师的工作，她感觉自己整个人没有半点用处，因为剧烈头痛、严重失眠，以及那个适用于一切感觉不好的万用术语——不适。当然，药店里面有很多疗法也许有用——有药水可以让病人振作精神，调动情绪，有镇静剂能让病人放松下来，在麻醉后进入舒服的睡眠，或是享受一下午的精神迷离——但是卡曼医生有更好的主意。之前有类似的病人，在接受了沿着脊椎上下反复灼烧之后，奇迹般地康复了。

这位病人情况如何呢？好吧，她在接受灼术治疗之后，也经历了令人震惊的康复，直接重返工作了。事后来看，在这出戏中显然可能有其他因素在发挥作用。（如果有人威胁你，你要是再在床上躺一天，就用热烙铁再烙你一次，你难道不会跳起来冲回工作岗位吗？）不过，对那个时代的医生来说，这是通过灼术进行反刺激的奇迹研究中的经典案例。

反刺激，有时也被称作对抗刺激，这并不是说，因为别人说了一些粗鲁的话，你扇了对方一巴掌，然后立刻收到了一记漂亮的回击（实际上，这是双反刺激和诉讼案件的通知书）。这个理论进一步发展则是，如果你给真正有病的部位之外的地方一个兴奋源或是刺激源，这会引发别处的不适，然后原来生病的地方就被治愈了。书里面都是奇闻逸事，比如"狂乱"的人（被认为大脑受过刺激）"通过对身体较低的部位随机采用火疗"而被治愈了。随机？是怎么个随机法呢？

但有些时候，这个理论在显而易见的事实面前似乎有点太软弱了。1875年，查尔斯-爱德华·布朗-斯奎德医生使用灼术来"唤醒病人们"，使其从深度昏迷中醒来（理论上讲，并没有这样的效果——他可能只是唤醒了睡着的病人）。通过灼术进行的反刺激，也在"其他疗法都无效时"被用于治疗抑郁和自认为是狼人的癔症。医生们称其甚至能治愈头痛、中暑和瘫痪。

当然，灼术传达着强烈的安慰剂效应，或者至少能分散实际问题。1610年，雅克·费兰德推荐用滋滋作响的热烙铁在前额火烙，以治疗相思病。至于身体肿胀，一个12世纪的医生推荐在全身上下进行不少于20次的灼烫，包括太阳穴、胸口、脚踝、嘴唇下、锁骨、臀部……

所以，一点也不奇怪，反刺激在病人中并不受欢迎。卡曼医生关于灼术的最后一条注释，基本上说明了问题："有时候，很难说服胆小的人相信这个疗法并不可怕。"

的确如此，但火并不是最可怕的。有些反刺激的古老手段简直是可怕得冒泡。我们是说起疱。

起疱：西班牙苍蝇与脓

现在，我们来谈谈治疗头痛的选项3。也许你觉得，把一块火热发红的烙铁放在某人的后背上让她从床上起来，这法子有点太平淡了？那么你应该很高兴来见识一下西班牙苍蝇，这是一种能引发水疱的甲虫，俗称西班牙苍蝇。

西班牙苍蝇作为壮阳药而广为人知，但是它作为引发水疱的药物的历史，可以追溯到几百年前。这种甲虫长得非常漂亮——半英寸长，背部是荧光绿色。不过它只可远观，不可亵玩。它的身体里包含一种名为斑蝥素的化学物质，当接触到皮肤时，就会引起水疱。雄性西班牙苍蝇身上具有的斑蝥素比雌性多。它们通常会提供一种含斑蝥素的分泌物，这种分泌物非常浪漫地包裹住雌性的卵，以使其远离捕猎者。

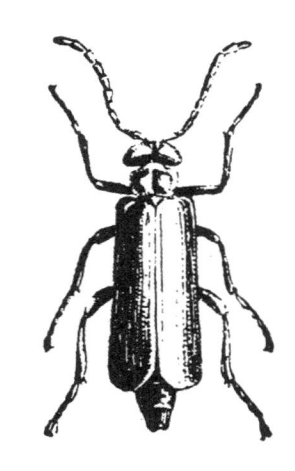

▲ 西班牙苍蝇，请随意享用。

19世纪初期，一个伦敦药房出售一种包含一磅苍蝇粉、一磅蜡和一磅猪油的药物——非常可口的样子。这种药膏被涂抹在皮肤上，直到它引发水疱。涂在哪里？看情况吧，通常来说，是在有病的部位附近引发水疱，以便将病吸到表面来。所以，腹部因为胃部不适而被引起水疱，或是引起小腿部位的水疱来治疗痛风。如果病人精神错乱，那么就在头上引起水疱。但对某些人来说，不幸的是，水疱会引起坏疽，坏疽皮肤下面的血肉组织会死亡变黑。

为什么要引起水疱呢？一本1845年的医学课本上描述了一位名叫查尔斯·威廉姆斯的医生的领先理论：很多疾病，都像麻疹一样，在从皮肤上爆发出来之前都无法治疗。这个理论认为，生疹子不是症状表现，而是疗愈的真正途径。因此，有无数的治疗者认为，刺激皮肤能够治病，这些理论可以回溯到古希腊时代的医生。

水疱越大，效果越好。引起水疱的药剂——被称作"发疱剂"——就像果冻口味一样丰富多样。吐酒石，一种通常被用于引发呕吐的锑化合物（参见《锑：催吐神药，内服，可反复使用》一节），也被当作药膏，它

豌豆，有人要吗？

有时候，水疱刺激和灼术不足以解决问题。能从伤口中排出更多的坏体液，更有好处，是不是？所以有时候，水疱要被挑开，或是用烙铁在皮肤上创造出一块脱皮。然后，将一颗干豌豆塞进去。豌豆会引发更多的刺激，很有可能会产生大量脓液。（如果你在接下来几周之内无法再吃豌豆，本书作者现在很想郑重道歉。）

有时候，豌豆会被皮下串线代替，或是两者一同使用，皮下串线是缝在皮肤中的一根线，最常使用在后颈部。这根线——上面会涂一层含树脂的药膏，刺激性更强——每天都要在新伤口中"提拉"。基本上，这像是涂了树脂的琴弓在伤口上演奏。由此而产生的声音肯定非常可怕。光想想那黏糊糊的脓液就够了，更别说还有病人的哀号了。

能引发很像是天花的含脓水疱。强酸的效果很好，不过很容易搞得一团糟，很难控制。沸水也可以用，废油也能起作用。这两种都能通过部分皮层烧伤引发漂亮而令人痛苦的水疱。

就如同大多数江湖郎中的手段一样，起疱在一切疾病没法可用时都被当作最后的救命稻草：癔症、喉炎、疑病症、发炎、发烧、白喉、脑炎，甚至鸦片上瘾，这个办法一直被使用到1929年。然后呢？好吧，根据18世纪英国的一部药典，有时候水疱要被切开，持续排出脓液，或是再涂上水疱刺激药膏，来创造出大量水疱，来维持"持续排出……体液"。有些时候，那些液体要被收集起来，然后在一种被称作水疱浆疗法的罕见疗法中，这些水疱的液体会被奇异地注射回病人身体内。

水疱刺激不是你喜欢的？很聪明的选择。我猜你终于决定了，选项4是真正的解决办法了。世界和平，胜利。

今日的起疱和灼术

灼术现在还在使用，但过程明显没有那么可怕了。有一部分要感谢麻醉术，还有一部分是因为我们已经抛弃了体液说，面对疾病的时候不再无助恐慌。外科医生能精准地使用现代化的电烙仪器。旧时代的烙铁已经在世界各地的博物馆中冷却许久了。

人们还涂抹包含薄荷醇、辣椒素、樟脑、水杨酸甲酯（又名冬绿油，有着名副其实的冬青味道）的药膏，进行反刺激或是分散疼痛，来治疗身体疼痛和充血。这些药膏会引起不同程度的轻微刺痛感或灼热感，不过不会被身体吸收足够的剂量，所以也不会精确地定向治疗生痰的气管或是疼痛的肩膀。

至于起疱，它在现代医学工具箱中已经没有容身之地，这是非常合理的。起水疱并不能真正把疾病"拔出"身体。药物货架上是温和的肌肉药膏，而不再是西班牙苍蝇膏，个中原因也是显而易见的。现代涂涂抹抹的东西的确令人感觉非常好，只要你没有用那些药大面积地涂在皮肤上（是的，你真的能被那些薄荷味的药膏毒死）。这些药膏是相对安全的，而且很幸运，涂了之后，你看不到滴着脓液的软乎乎的水疱。

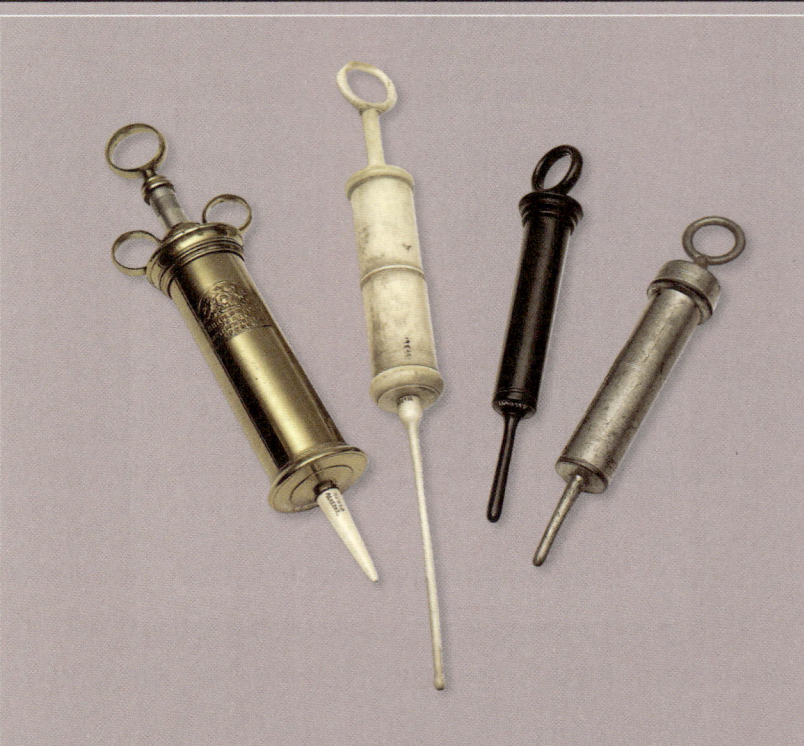

灌肠

风靡法国王室，路易十四一生灌了2000次

有关自体中毒，尸碱恐惧，公开灌肠，直肠充气垫，以及肛门的守护者

在这个地球上，就在此时，有一个800磅的灌肠球。是的，这是一个铜像，位于俄罗斯的温泉小镇热列兹诺沃茨克，这个小镇因大肠水疗而知名，这个灌肠球长约4英尺，由3个可爱的天使托高，非常可爱地朝向天空，就仿佛他们试图邀请一些天上的屁股来到人间，好好享受一下直肠冲洗。这是我们对灌肠的痴狂多么豪华的致敬和证明啊！

有史以来，人类一直非常在意肠道。医学从业者一直和便秘这个怪兽战斗，在这场战斗中，他们最常使用的利刃便是灌肠。当然，便秘是一个任何人都不想要的烦人问题，但灌肠被认为除了可以治疗迟缓的大便移动之外，还能治疗所有问题。

"灌肠"（enema）这个词语源自希腊语，表示"扔掉"或"送入"，后来传到拉丁语里，就有了和灌肠近似的引申义：添加，射入。17世纪，表示灌肠的词是clyster，这可能是一个好看点的词，它是从希腊语里表示洗的词演变而来的。

在历史的长河中，灌肠法使用了多种多样的药剂，包括水、草药汤剂、牛奶、糖蜜、松节油、蜂蜜、啤酒、肥皂、酒和油。它们被用于治疗什么呢？不过是种类丰富的疾病罢了——肺

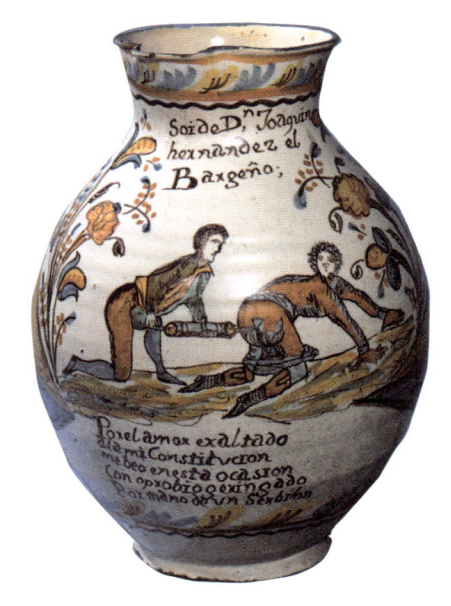

▲ 约16世纪初，一个西班牙花瓶。花瓶上的文字说："我是唐·华金·赫南德兹的罐子。由于我忠于职守，便如此羞耻地被农奴之手注入清洗。"

结核、水肿、疝气、阑尾炎、抑郁、营养不良、头痛（莫扎特的父亲曾经说过一句很有名的话："头痛医屁股。"）、肥胖、精神不振、呼吸问题、发热类疾病、性功能障碍、溺水，还有咯血。疑难杂症患者后穴的某个部位，有一个黑暗之所，许诺着健康，只需要被快速大力洗净即可获得。

最早的输送系统非常原始，通常使用空心的葫芦、管子状的骨头或是动物的膀胱。耐人寻味的是，有些人受雇担任"吹送工"，以嘴吹气将药液送入黑暗的目的地。最近几百年来，有了结构精巧的灌肠器，由金属或象牙制成，大约一英尺长，或是配有箱式泵的管子，或是一种椅子，你可以坐在上面，有液体向上喷射。很多人可能认得那种今天依然使用的灌肠设备：橡胶袋连着软管和橡胶灌肠球。

灌肠所使用的药品和药液多种多样。最有名的人和最恶名昭著的人都用过（希特勒使用甘菊茶，不是喝，而是作为灌肠剂来"清洗"，可能也是为了减重）。那么，人们为什么如此痴迷灌肠呢？

自体中毒理论

灌肠的大部分魅力，是源于自体中毒的理论，这个理论认为，粪便中充满了毒素和有害物质。现在，我们都知道自己的肠道当然不会令我们中毒，但这是花了几千年的时间才搞清楚的。

根据公元前5世纪希罗多德的记载，古埃及人认为有一种叫"腐"的有害元素存在于粪便之中，它会引发疾病。因此，每个月中要有三天，通过催吐或灌肠来给身体排毒。据称，与其同时代的希波克拉底也曾经说过，疾病是结肠中未被消化的食物产生的气体引发的。

2世纪，盖伦认为，在适宜情况下体液就会腐败，因此需要通过粪便将其排出。于是，这样一个理论出现了：这些腐败的微粒会挥发到空气中，随时可能引起疾病。人们认为，这种携带疾病的"瘴气"，除了源于肠道外，还会从散发恶臭的沼泽地和腐烂的蔬菜中产生。瘴气，也被称作恶气或夜气，被认为是很多流行病的致病原因，包括霍乱和黑死病。这个理论风行了好几百年。《简·爱》一书提及，斑疹伤寒杀死了一半生长在"雾气以及雾气滋养的瘟疫中"的孤儿。《草原上的小木屋》中英戈尔斯妈妈警告爸爸不要吃西瓜，因为"它是在夜气中生长的"，可能会令他"发烧，得疟疾"（"疟疾"这个词就来自意大利语中表示"恶气"的词），疟疾击垮了很多移民。不过，爸爸还是吃了西瓜，并且活了下来。

为什么便秘被作为腐坏的理论根源，这一点很容易理解——对大多数人来说，排泄物都是令人极端厌恶的，既然知道有那么恶心的一大坨东西是从你体内排出来的，那么肯定意味着排泄物本身就是非常危险的东西。如果粪便在直肠中停留时间过长，肠道排泄运动的频率没有那么高，这些肮脏的毒物就会渗透到身体当中。腐坏的元素会被循环系统吸收，引发起热和脓肿、精神失常、出血，然后就会爆发世界大战，然后就会引来外星人入侵……你懂的。

18世纪，约翰·康普大力呼吁，所有疾病都源于被压紧的粪便（指被"卡"在直肠中干硬的大便）。因此，如果使用灌肠法快速将其排出，你生病的可能性就降低了。

或者说，按照这个理论来说是这样的。

19世纪，有一种被称作"尸碱"的狂热恐惧，进一步恶化了我们对自身肠道内潜藏的邪恶物质的信任。尸碱是会令腐烂的东西味道难闻的化学物质——腐胺和尸胺（名字棒棒的！），被认为是造成严重疾病的微粒。总的来说，这个假说认为，细菌消耗你肠道中的有机物，而"尸碱"是这个过程的副产品。"尸碱"（ptomaine）一词源于希腊语的 ptōma，表示"倒下的身体"或"尸体"，在每一种因食物引起的疾病里，它都被认为是罪魁祸首。尸碱不仅被错误地认为会引发食物中毒，还被认为会产生导致便秘的粪便。（自体中毒又一次得胜！）这更加深了人们的恐惧，人们担心体内的粪便会令人生病，而不是认为这是健康的生理过程的最终产物。所以清理直肠就能修正全部问题，因为如果这秽物是疾病的根源（很多情况下的确如此），那么对肠道内部进行清洗就能阻止疾病产生。不过，只有一个小问题——尸碱理论是错误的。实际上是细菌以及细菌具有的毒素引发了食物中毒——而不是尸碱，所以，那个理论根本没用。洗手是防止细菌感染的重要途径。洗肠？其实就不那么重要了。

除了自体中毒理论外，还有无所不在的体液理论。千百年来，"灌肠、放血、催泻"都是治愈一切疾病的疗法，特别是在黑胆汁，也就是忧郁体液不对劲的时候。治疗的方法是使胆汁从肛门排出。灌肠被认为是直肠的大救星，能矫正人体内一切不正常的现象。人们对灌肠实在太过热衷了，以至于莫里哀1673年的作品《无病呻吟》中对灌肠充满了揶揄。医生被不断问到该怎么治疗水肿、肺病、慢性病，他的回答总是："灌个肠，接着放个血，然后给他催泻。再放个血，接着再催泻，灌个肠。"

这一幕诙谐而尖锐地评论了当时的医学状况，以及长久以来存在的"一方包治百病"的现象。

守护直肠的大门

古埃及人对健康问题和消化问题无比关注，灌肠是生活中不可或缺的一部分。公元前1600～前1550年的文献中描述了灌肠法，记载了法老有自己专属的健康护理仆人——被尊称为"肛门守护者"。看到这里，我们可能会哈哈大笑，不过，古埃及与今天不一样，当时下消化道的健康问题可不会被当作喜剧看待。

希波克拉底也大力鼓吹他挚爱的灌肠的益处，因为热病，也就是间歇性发热，经常与疟疾同时出现，如果不行，"那就让它随煮沸的牛奶排出肛门"。2世纪的盖伦曾经记载了他给一位咯血的病弱女子提供的建议。除了给她揉搓身体、服食鸦片，"我要求一次彻底的灌肠"。哎哟！

中世纪时期，我们首次看到了关于灌肠法的艺术作品。15世纪时期有一幅画，描绘盖伦将药液顺着一个漏斗倒入一

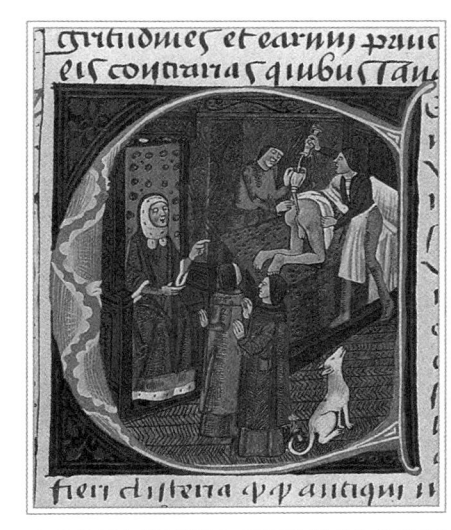

▲ 盖伦正在进行灌肠。那只狗似乎非常开心！

个人的直肠，房间内还有其他人在围观。附近，有一只小狗在叫，也可能是在笑：这只狗画得不是很清楚。

在15、16世纪的法国，灌肠成了必须以及非常时髦的事情——可能是因为王室非常热衷于此。传说，路易十四一生中享受了2000次灌肠——2000次啊！在法国痴狂灌肠的最高峰期，很多人为了"维持健康"而频繁进行灌肠，甚至一天进行两三次。这个疗法的普及度被勃艮第公爵夫人非常形象地说明了。她让她的仆人钻到她的裙子下面来进行灌肠，当着国王的面。自然，在进行灌肠的时候，她被检点地遮住了身体。但你真的会非常高兴，自己不是路易十四王室的一分子，也不是负责灌肠的仆人——无论那灌肠器有多花哨。

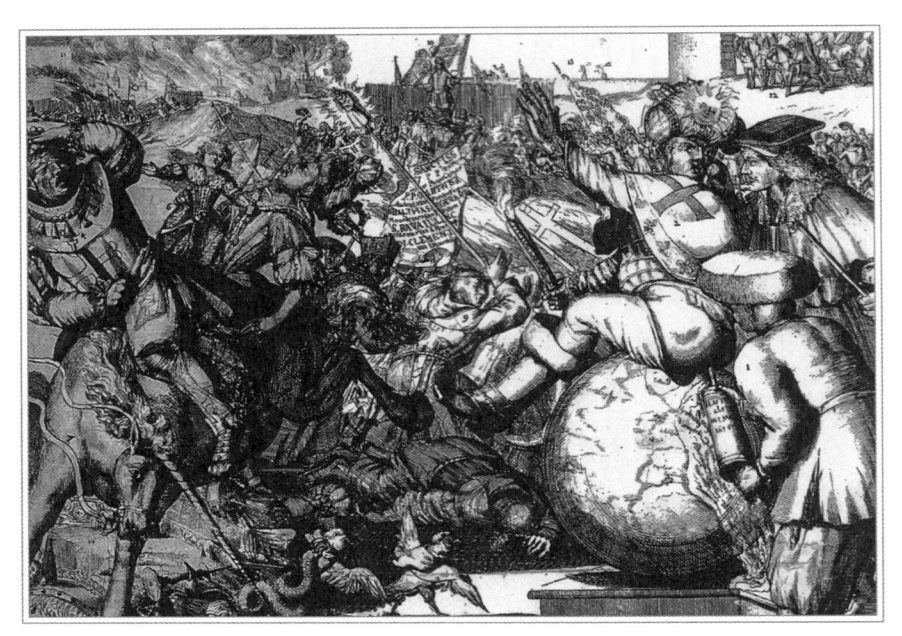

▲ 身处17世纪新教起义的混乱喧嚣之中，路易十四坐拥世界，接受灌肠。

自己动手灌肠吧

19世纪末，不择手段之人开始利用我们对自体中毒的恐惧牟利，推出了各种产品。阿尔西诺斯·伯顿·贾米森大卖他的"热肠清洗器"和马蹄形的"体内喷泉浴"，同时，他还努力用肠道内"吸收毒素的害虫屋"吓唬顾客，狂热的病人都被绑在倾斜的桌子上，努力让某些东西向正确的方向移动——向下，向外。或者，来看看"扬医生"，他的仪器是完全不同的。他的"自用直肠扩张器"（参看《情趣用品，但是在医学分类下大卖》一节）是一组不同规格的阴茎形状的短棍，宣称可以治疗便秘和痔疮。要缓解痔疮的疼痛，真是没有什么能和把一根粗橡胶棍塞入你后面相比了。

现在，我们稍微休息一下，来认识认识查尔斯·A.蒂勒尔医生（1843—1918），他或许可以凭借他的便秘治疗器当选为庸医之王。当然，故事的开头，是他讲述自己的故事。他声称，在当医生之前，他去了很多异域他乡旅行，去过新西兰，去过南非，还去过远东，他曾经和当地土著共同进餐，得过各种疾病，比如"丛林热"（疟疾）、伤寒和痢疾。他还在印度受过枪伤并因此瘫

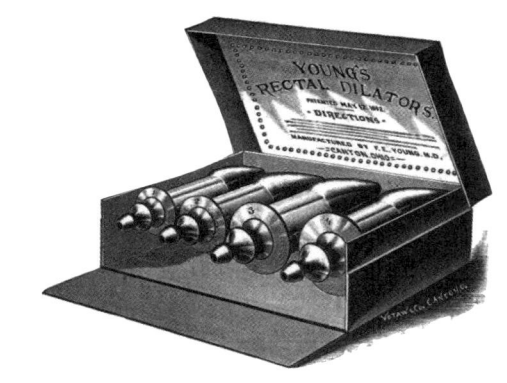

▲ 治疗痔疮的良方？并不是。

痪。到了1880年，他又一次遭遇了瘫痪的厄运，冥冥之中，灌肠来拯救他了。他读到了一个医生写的论文，文中大力颂扬灌肠包治百病的特性。他自我治疗了几年，然后从瘫痪中康复，于是他"直肠顿悟"。蒂勒尔在纽约开了一家清洁保健研究所，他宣称"疾病只有一个根源"，那就是便秘。

灌肠来拯救你！号角声请响起！

继续说古时候的自体中毒理论，蒂勒尔认为，痉挛、关节痛、霍乱、痢疾等疾病，都是因为内脏中出现的腐败的瘴气量太大了，必须要将其排到体外。那个时代，大多数的灌肠包含一个灌液体的橡胶袋，可以利用地球重力，使其中装着的液体顺着一根管子和喷嘴流入躺卧的病人体内。但是蒂勒尔的"乐美生大水流"则与众不同。乐美生是欢乐、美丽与生命的简称，承诺可以通过一个可以装5夸脱液体的大橡胶瓶，提供一次"体内的沐浴"，希望获得健康的人以坐姿将自己安在瓶子上面。人体的重量会压迫贮液瓶，把里面装的液体挤入体内，频率由自己掌握。他推荐每周使用"大水流"4次，并且很开心地引用满意的顾客的好评来推销这套装备。有一个人的妻子，在火灾的时候保住了"大水流"——只保住了"大水流"。真该庆幸，他们没有孩子。另外一位先生送给女儿一个"大水流"作为新婚礼物。多么充满爱意，多么粗鄙啊。我们真不幸，现在在 Bed Bath &

Beyond 商店的婚礼用品区可买不到这东西了。

20 世纪末，德国出生的医生马克思·格尔森继续指挥着解毒理论的十字军，获利颇丰。在他的职业生涯早期，一份以植物为基础的食谱结束了他的偏头痛，他宣称这份食谱可以治愈烦人的皮肤结核。他谴责身体内的环境污染。20 世纪 20 年代，他声称癌症也能被治愈，推荐使用蔬菜汁、维生素、胰酶、咖啡和蓖麻油灌肠，另外还要给直肠吸臭氧。为什么要使用咖啡灌肠呢？显然，这能帮助肝脏解毒（实际上不能，真的）。

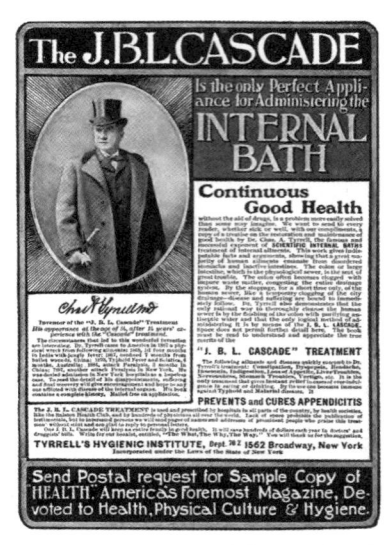

▲ "欢乐，美丽，生命"，来自一个灌肠器的广告。

格尔森的死迷雾重重——他的女儿称他是砷中毒。不过，格尔森医学院依然大力鼓吹自己的主张，很多人都愿意相信咖啡灌肠的效果。想往屁股里加上一杯美味咖啡吗？但愿星巴克的外带菜单里有这个选项。

最后的尾巴

自体中毒的理论很难被彻底消灭。今天人们依然罔顾事实，打着"排毒"的名义，进行着高级的大肠水疗。由于便秘的确可以通过灌肠来改善（尽管便秘是没必要治疗的），灌肠依然是医学世界的一块柱石，随处都可以找到。直肠和下结肠有能力吸收液体和药物，因此，栓剂一直都存在。然而改变的是，我们进行的是适当的灌肠。

体液说医学和"放血、催泄、灌肠"不再被认为是科学精准治疗疾病的方法了，因为我们对疾病的起源有了更加确定的理解。尸碱的理论也从公众常识中消失了，因为大多数人都已经明白，食物中毒是沙门氏菌和大肠杆菌之类的病毒引起的。

1912年，亚瑟·J.克兰普医生在《美国医学协会杂志》上发表了一篇文章，戳穿了蒂勒尔和他的"大水流"的谎言。蒂勒尔的专家证明基本上都不合法，写作者并不是医生，而是药品制造商，或者是非常碰巧在那个时候已经死了的人。蒂勒尔开办清洁保健研究所的时候自称医生，不过，他是在几年后，已经年近六十的时候，才从一家可疑的折衷医学[1]院拿到了一个医学学位，跟哈佛八竿子打不着。

1919年，《美国医学协会杂志》上的一篇由沃尔特·C.阿尔瓦雷茨医生写的文章彻底地揭开了自体中毒的真相。他严厉斥责那些医生忽略了高血压、子宫肿瘤、肾病，只把便秘作为一切疾病的起源。阿尔瓦雷茨提到，肠道壁并不是能被有毒物质穿透的敞开的大门，而结肠里面的菌群也有益处，并非有害。作为医生，在"给病人打恐怖的预防针"之前，应该先仔细听听病因，鄙视那些"结肠短路的现学现卖的医生"。

即便如此，通过肠道排毒和"净化"的概念，依然是获利颇丰的大产业，真感谢各种口碑故事、好评和出色的市场营销。可以说，直肠在人类观念世界中的位置从未动摇。

格尔森用咖啡灌肠来治疗癌症的理念，依然是替代疗法治疗师经常操作的养生之选。尽管美国国家健康研究学会的一项研究已经表明，患有胰腺癌的病人使用常规的化疗的话，生存的时间更久一些，但总是有咖啡灌肠的支持者。

不过，出于对希波克拉底的爱，请不要用滚烫的咖啡。

1　一种强调植物药草疗法和理疗的另类医学，于19世纪后半叶到20世纪初极为盛行。——编者注

THE RAIN BATH.

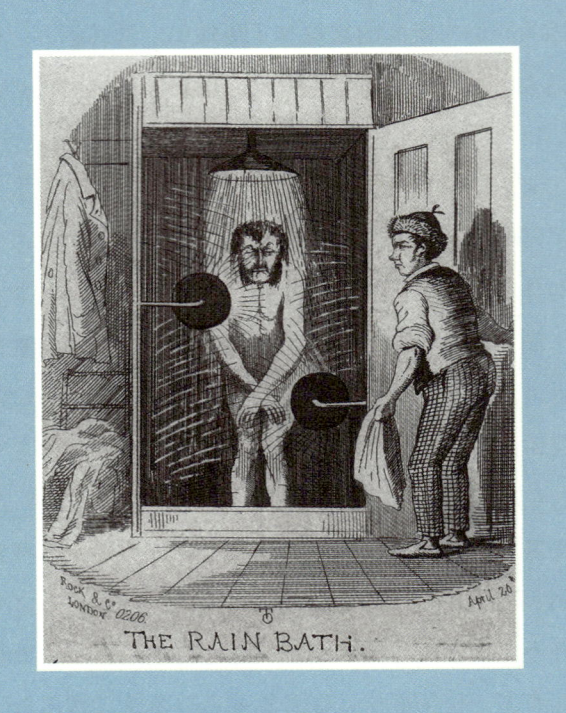

水疗

热水澡舒服？一星期不出来泡个够

有关奥地利的倔脾气，水疗企业，以及多得数不清的
浸在冷水中的方法

1807年，文森兹·普里斯尼茨年仅8岁，他的父亲失明了。4年之后，雪上加霜，他的哥哥死了，年幼的普里斯尼茨必须当起家来，并照顾好他们家在奥地利阿尔卑斯山的农场。

在普里斯尼茨18岁的一天，他赶着一辆装满燕麦的马车，去隔壁农场，路上，他的马惊了。他跳下车安抚马，但那畜生尥了个蹶子，踢掉了他的门牙，将他踢得飞到了马车的前面，而马车很快就翻到了他身上。男孩摔断了好几根肋骨，还有严重的内伤，在剧痛中，他晕了过去。

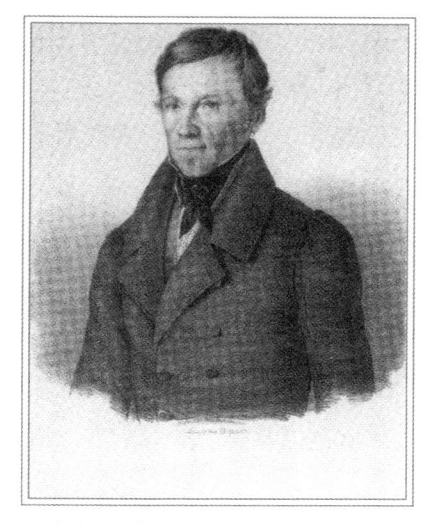

▲ 文森兹·普里斯尼茨，穿得就像个倔驴。

他醒来的时候，有一个出诊的医生正给他治疗，医生说，他基本上是没救了。这位主治医生认为，如果他运气好活了下来，后半辈子肯定也是个残废了。

然而文森兹·普里斯尼茨是一个地道的奥地利倔脾气。他没有那么轻易地放弃。他把医生缠在他骨折的肋骨周围的热敷物品甩到一边——这东西只会令他的疼痛加剧，之后，他起身下床，将一把木头椅子抵在腹部，深深呼吸，然后……一推（此处暂停一下，请集体倒吸一口气）。

这起作用了。这个少年真的把自己的肋骨复位了，解除了肋骨对内脏器官的可怕压力。

躺在床上养伤的时候，普里斯尼茨想起他曾经在树林中看到的一幕，有一个下午，他看到一只鹿好几次回到一眼冷泉里来洗伤口。联想到自己当前的情形，他感觉道理相同，于是他开始将亚麻毛巾浸在冷水里，给自己的伤反复冷敷，这刚好与医生建议的热敷法截然不同。他还喝下了大量的冷水，并定期更换绷带。

结果，可能今天的读者都觉得是老套路了，普里斯尼茨没有发生感染，从根上杜绝了发热，在事故发生几天后，他的伤势在自我治疗下迅速康复，已经可以起身监督农场的工作了。

尽管普里斯尼茨并没有意识到，但他刚好发现了"冷水疗法"，这个奇迹将迅速横扫19世纪初的整个医学界，让他名利双收。

水疗，让自己不舒服

今天，我们大多数人都认为普里斯尼茨的医学结论是常识。多喝水？对。定期更换绷带？对。清理伤口？对。但在这个年轻人生活的世界中，这些操作没有一项被普遍接受。

1826年，普里斯尼茨将自家房屋重建，改成了一家疗养院，冠名"格拉芬山水疗"。一个男孩将自己从死亡的魔爪中拯救出来，成为一个以冷水来治愈疾病和伤口的疗愈者，这个故事迅速传遍了奥地利的阿尔卑斯山区域。

普里斯尼茨大受欢迎、大获成功的速度极其迅速，这一点，比任何事情都可以让我们认清欧洲19世纪初期疗养院的可怕情况。想象一下：那是怎样的一个时代啊？作为一个医生，只需要建议人们多洗几个澡，就能够大获成功。很快，普里斯尼茨甚至让欧洲的王室都排队等着来拜访格拉芬山水疗。

模仿者很快就纷纷出现在欧洲各地。在英国，无数家水疗院——在这里都称作"湿疗院"——雨后春笋般开门营业，吸引了众多维多利亚时代名人的关注和热情四射的评论，托马斯·卡莱尔、查尔斯·狄更斯、阿尔弗雷德·丁尼生都在其列。

每家水疗院基本上都只有微小的改动，不离其宗：多洗澡，多喝水。不过，各处都存在各种各样的专门技术。尽管洗澡和保湿的概念很好，但就像很多骗术疗法一样，水疗也经常把好的想法发展成令人不舒服甚至是危险的程度。这里给大家介绍一些在19世纪的水疗院中能够找到的水疗方法。

湿被子法：这个疗法似乎深受发热患者难以忍受的症状的启迪，病人被一个浸着冷水的被子紧紧缠住，然后躺下。等到被子干了，病人在紧包身体的被裹卷中开始大量出汗。最后撤掉被子，病人浸到一池冷水中，然后是严密的干燥程序。这种冷热冷交替的疗法是一个保持清醒的良方，不过如果你在感冒或发烧，或是真的有什么不舒服，那应该不是最好的选择。

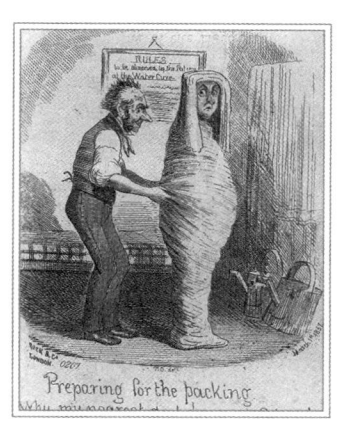

▲ 湿被子法。

湿衣法：一件宽松的睡袍，在冷水中浸过后，给病人穿在身上，由他或她穿着在疗养院里面溜达，这就是后来长期流行的"湿身造型"潮流的最初登场。（还好为了符合维多利亚时代的礼仪规范，疗养院里男女分区，有各自的活动区域。）有时候，病人甚至会穿着湿衣服睡觉。在那个被紧身胸衣和裙撑束缚的年代，这件飘逸的裙子非常流行，因而促生了一个全新的女性时尚：灯笼裤（bloomers，以记者阿米莉亚·布鲁默命名，她慷慨激昂地写作了大量文章，推荐由伊丽莎白·史密斯和伊丽莎白·卡

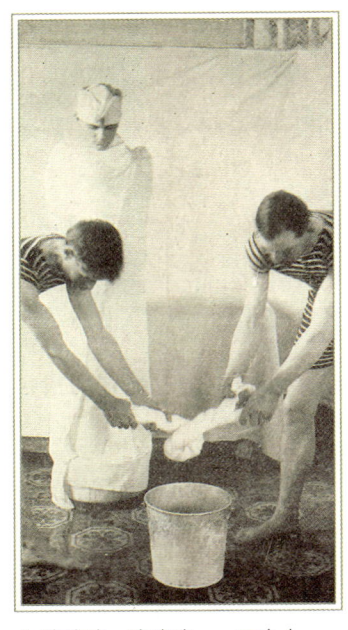

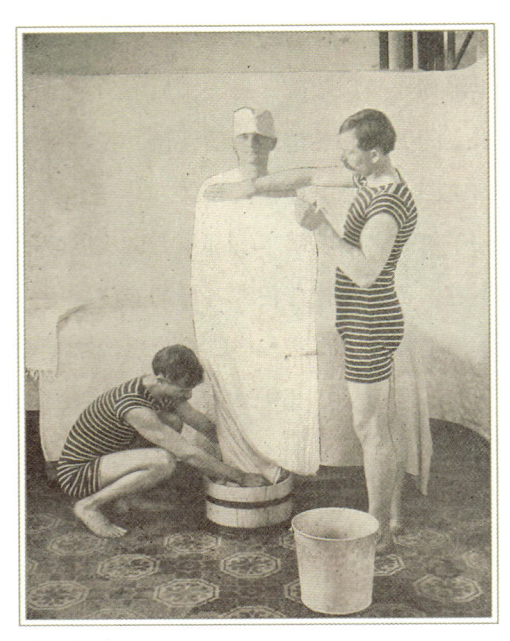

▲ 咚咚咚，咚咚咚……三个人，一个桶。（组图1）

迪·斯坦顿推出的能上街的湿衣）。穿这种湿衣的唯一好处就是能让你从紧身胸衣的惨烈束缚中放松一下身体。至于又冷又湿呢？这不过是你的身体要享受自由飘逸的衣服必须克服的一个障碍罢了。

冷水淋浴：今天的读者很熟悉这项操作，不过对19世纪的水疗病人来说，这真是极为震撼。请记住，这个时代中的人是这样的："我记得我是在一月份时候洗的澡，所以过段日子再洗也可以。"当时并没有什么淋浴的文化。有些水疗院用管道把冷河水输送到距离病人头部至少10英尺的高度，倾洒到病人身上，这个操作真的是把一些可怜的病人冲到了地面上。冬天（顺便说一句，水疗机构不会在冬天暂停营业），病人们也需要躲避下落的冰凌。能经历一个水疗院的冷水淋浴疗程幸存下来，真的就是这个疗法的成就。

冷水灌肠：请自行理解吧。

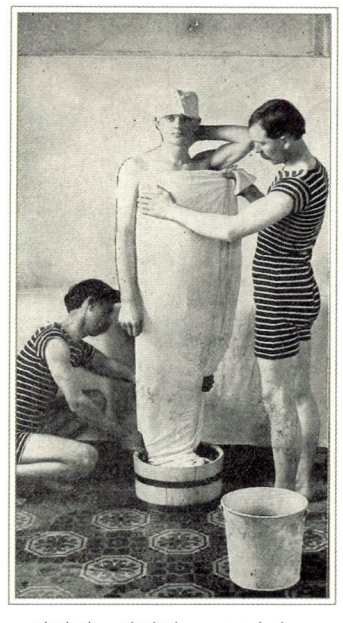

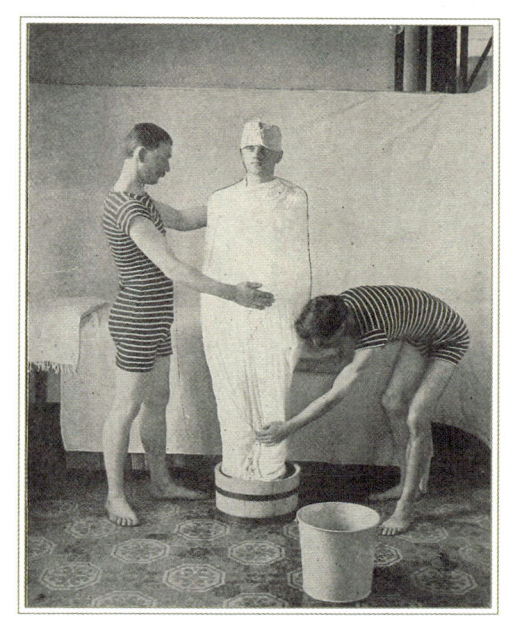

▲ 咚咚咚，咚咚咚……三个人，一个桶。（组图2）

查尔斯·达尔文

查尔斯·达尔文是水疗的忠实粉丝。这位科学家的一生都忍受着一种神秘的、无法确诊的疾病，这病有一系列奇怪症状。结果，达尔文把很多时间都花在尝试各种新的医学成果上，包括水疗。（按：这个话题困惑了医学史家很多年，现在专家们得出结论，达尔文患的是克罗恩氏病。）

达尔文记录了自己在一所水疗院的治疗："我一点都不理解水疗怎么会对我发生作用，但它显然对我发生了作用。它能非常有效地令人头脑迟钝，自从离开家，我就一直都没有想过任何一个物种。"

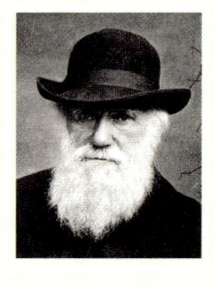

一个痴迷于物种进化的人说出这样的话，真的是高度赞誉啊。

疯人院里的水疗

尽管病人们在水疗院里接受的疗法通常都令人不舒服，但他们至少是自愿的，来去自由。然而，这种简单的选择和运动的自由，却是18、19世纪的疯人院里的病人享受不到的奢侈品，疯人院里的病人被反复浸在冷水里，或是在沐浴中差点被淹死，以激起他们的恐惧心理或是"矫正"其行为。

19世纪不断前进，一个相对有启发性的观点砸中了疯人院中的医生，他们开始使用不带惩罚性质的水疗。或者说，至少他们自己感觉这是没有惩罚性质的。疯人院的医生采用了很多水疗院的技术来安抚病人，把疯狂"震"出他们的大脑，或是缓解病人因精神失常而导致的类似发热。然而，病人可能会觉得下面说的这些水疗技术相当具有惩戒性。

冷水倾泻： 由"美国精神学之父"本杰明·拉什医生推荐，冷水倾泻是利用冷水顺着病人大衣袖子倾泻的水流，试图"对精神错乱的病人建立管理"。

持续热水浴： 想象你被困在一个热浴桶中无法逃脱。病人被放在一个浴桶里，里面有温度保持在95～110℉（35～43.3℃）的持续水流。然后，用一个单子盖住浴桶，单子中间有一个洞，病人可以把头探出来。病人被留在浴桶中，哪里也不能去，从几个小时到几个星期都有可能。一个瑞典的护士回忆这个疗法的时候说："病人可以一次在浴盆中待3个星期。他们也在浴桶中睡觉。沐浴过程中，我们给他们喂饭，把喝水的杯子递到他们的嘴边……他们在水里大小便，当然了……有些病人因此变得平静了，真的！这令他们疲惫。"

冲洗法： 这和你头脑中冒出来的冲洗不太一样。这种冲洗法是将一股冷水源源不绝地浇落在一个被束缚的病人头顶。这真的非常可怕，经常会导致病人昏厥、呕吐、精疲力竭和休克。

骨盆冲洗法： 用一个高压喷水口，瞄准病人的生殖器，相比前面所讲的冲洗法，这是个令人愉快得多的选择。"骨盆冲洗"被用来治疗所有类型的"女性失常"，比如在19世纪泛滥成灾、无处不在的癔症。这一疗法是为了达到一种性高潮的喜悦感，尽管那个时代接受骨盆冲洗的人里没人愿意承认这一点。一位法国医生在1843年的文中描述了这种骨盆冲洗法在女性病人中的受欢迎程度："身体对冷水反应——冷水会引起皮肤发红，平静（对高潮最好的委婉说法）重新回归，给很多病人都创造一种非常愉悦的感觉，所以有必要注意不要让她们超过医嘱时间，医嘱通常是4到5分钟。"

浸透法： 还记得2014年给肌萎缩侧索硬化患者筹集了一大笔善款的冰桶挑战吗？浸透法基本上就是一个非自愿的冰桶挑战，并且不是为了什么好的目标，它还不断重复，令人作呕（真正生理意义上的令人作呕）。

滴水器： 一个被安放在病人头顶的水桶，缓缓地、持续地向病人前额的特定位置滴水。是的，这和被俗称为"中国水刑"的酷刑所采用的技术是完全一样的。（不过，说句公道话，"中国水刑"应该是由15、16世纪时的一个意大利人发明的。）

8杯水太少，30杯刚好

大量摄入冷水是水疗院中非常重要的一个疗法。我们现代的"每天喝8杯水"的医学建议，就来源于水疗疗法，只不过我们的摄入量节制多了。据说，在水疗院，一个病人要喝30杯水——在早饭之前！

当然，有些江湖郎中不可避免地会抓住类似于喝水这样的好主意，并变本加厉。来认识一下费仁杜恩·巴特曼博士，他的畅销书《水是最好的药》出版于1992年。巴特曼称干燥是"很多痛苦的退行性疾病、哮喘、过敏、高血压、体重超重以及抑郁等一些情感障碍的根源"。治疗方法呢？喝水，多喝水。

巴特曼讲了一个引人入胜的故事：这位医生在伊朗的时候是个政治犯，他经常在狱监的安排下去给狱友治病。由于缺少合适的医疗工具，医生便求助于他唯一可以得到的东西：水。他得出结论，痛苦实际上是身体表达需要更多水的方式。于是，水成了巴特曼的药，呃，基本上什么都能治。

然而，这位医生的科学知识真的有点不靠谱。他在书里面声称，水能产生一种"水电"能，是大脑和身体能量的主要来源，这一点完全没有科学依据。他还称自己有着非常深厚的医学研究背景，但在其他医生想核实他的资质证书时，这背景就变得非常神秘了。他书里面所说的喝水与治疗诸多疾病之间的关联，其实根本没有什么科学依据。

但不管怎样，巴特曼的书是20世纪90年代的畅销书，今天依然在重印，非常流行。

千禧年氧气冷却器紧随在巴特曼之后出现了，于20世纪初首次问世，生产者热情地声称它可以将水氧化，还宣传吹嘘这个冷却器所产生的水比普普通通的、正常自来水的氧浓度高出600%。据说，这种高含氧量的好处是，可以供给血细胞系统更多氧气，"提高身体对抗传染性病菌、微生物和病毒的能力"。氧化水甚至能排出"身体内残留的排泄物和毒素"。生产商甚至还离奇地称，我们今天空气中的含氧量"远低于古代"（一万年前，含氧量为38%，而今天只有21%）。

惊慌失措了？不用。地球大气的含氧量和一万年前差不多一样，而你的身体无法从水中摄入氧气，即便这么做是有好处的。但是人类不是鱼，如果你想要吸收更多氧，那么请试试这个简单的建议：深呼吸。

矿泉水

瓶装水在21世纪非常流行，2015年，这是一个150亿美元的产业，这个流行趋势也源于19世纪的医学。在19世纪后半期，美国人要喝掉来自全国各地500眼泉水里的很多矿泉水。他们是为了治疗各种疾病，最特别的就是被普遍泛称为"神经衰弱"的病，今天有个词更加易懂——"压力大"。

矿泉水流行起来，是因为人们普遍相信泉水中自然存在的矿物质具有疗愈力，是比喝令人恶心的城市水更好的选择。（考虑到19世纪晚期城市清洁的大体情况，这说法应该是很正确的。）医生推荐病人在疾病的"活跃期"喝矿泉水，每天2到4杯。

然而，关于矿泉水的医学说法实际上并没有什么科学证据，矿泉水生产厂商引起了美国医学协会的愤怒，美国医学协会在1918年发布了一份证据确凿的报告："医学专业人士中没有人认为矿泉水有所谓的医学效用，这些效用只有来自乡村的政客和浪漫的老妇人的证词做依据。"唉。于是，瓶装矿泉水不再流行，但到了20世纪80年代，它又再度冒头。美国人在20世纪70年代到80年代经历了十年的纵酒狂欢，患上了集体性宿醉，而瓶装矿泉水成为在夜晚除尽性烈酒外一个受人欢迎的选择。矿泉水就此便缠住了我们。

水还是好的，但不要过了

水疗的很多信条今天依然存在于我们的生活中。定期洗澡的做法其实就是水疗法首次确立的，21世纪的美国人很少有能一天都不洗澡或淋浴的——来看看我们的进步有多大，这是从1835年《波士顿道德改革家》的一封读者来信里摘出来的："在过去这个冬天，我一直保持着每三周洗一次热水澡的习惯。全年都保持这个习惯，是不是有些太频繁了？"非束缚性的衣服已经被全人类所采用。现代的温泉——和大多数健身房、运动俱乐部都有的水疗——是19世纪水疗院的直接后裔。每天喝足够的水是现代医学实践中的一个通用建议，尽管就你到底应该喝多少，依然有着剧烈的论战。

尽管江湖郎中出现在了水疗故事当中，不过原本的水疗法是有其意义的。这些方法在历史发展过程中的正确时机出现，给个人卫生方面带来了很多必需的改变。通过多喝水、多锻炼、定期洗澡，人类的确可以防止一些疾病的发生，过上更健康的生活。

下一次，当你计算你一天喝了多少杯水的时候，你实际上是在进行一项19世纪的医学奇事。只是请不要把整桶的冰水淋到朋友身上，还声称是在帮他浇灭脑子里面的火。

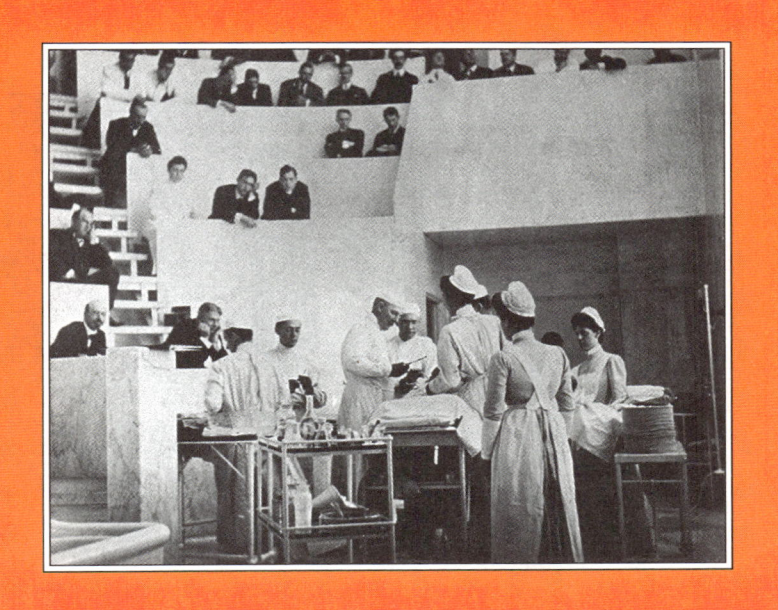

手术

付费观看手术秀

有关十字弓手术工具，速度的需要，300%的死亡率，
手术剧场，以及被脓汁覆盖的大褂

你很可能做过手术。如果没有？那么等着。有一天你应该会做的。在以前，手术是一个受到严格限制的疗法，只能用于最极端的医学疾病，而现在则变得非常普通了，通常是可选疗法。我们认为所有手术都是无菌无痛的，我们的医生都是技艺娴熟的（得是真正的医生）。

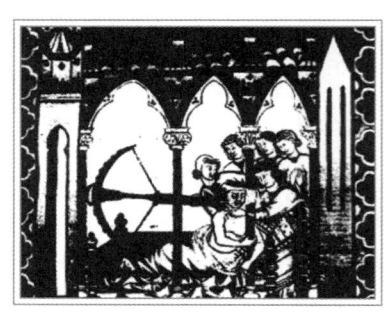

▲ 用十字弓把箭从病人的脖子上射出去……好吧，当时来看似乎是个好主意。

但是曾经有一个时代脓汁横流，手术并没有那么清洁和正规。

手术要穿透最后的终极障碍——人体本身。割开皮肤，穿透眼球，锯掉骨头，结扎血管，意味着改变自然与疾病和创伤的自然演变历史。是不是有些像上帝？嗯，咱们还是把这个问题留给精神分析专家来解答吧。

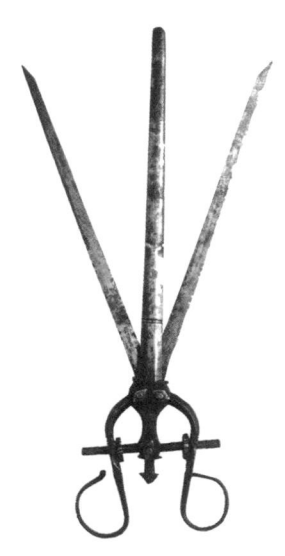

▲ 17世纪德国手术仪器，又名邪恶的剪刀。请自己看着挑个名字吧。

从古至今，医生就借助手术来修复断裂的骨头、治疗外伤和切掉生病的肢体。我们在颅骨上钻洞来治疗头痛和癫痫，用滚烫的铁来灼烧断肢，甚至把箭从身体中射出来。没错。从史前时代一直到火枪的出现，箭伤都是重要问题。把箭取出来是非常麻烦的事情，有些时候，医生会经过深思熟虑后再决定，使用十字弓是取箭的理想方法。在一幅中世纪时期的图画中，一个可怜的灵魂紧抓着一根柱子，扎在他脖子上的箭正拴在十字弓上准备取出。你还觉得自己过去这个星期过得凄惨吗？

好了，我们来把注意力放在现代手术的开端吧，现代手术始于16世纪，发现、绝望、别出心裁（偶尔还有自负）三者碰撞在一起。在手术室豪华、血腥而又恶臭的历史中，很多处站点都让我们相当惊恐。从今天的视角回望，外科手术的记录中充满了科学上不健全的实践活动和骗子。让我们清理一下，仔细看看。

死亡率300%的手术

几千年来，截肢可能是最常见的外科手术了。在腿部受伤并生了致死的坏疽时，截肢通常是活命的最佳选择，但即便截肢，死亡率也十分可怕，高达60%，甚至更高（1870年的普法战争期间，截肢的死亡率高达令人难以置信的76%）。

直到19世纪都没有可靠的麻醉术，这也就意味着截肢必须快速完成，以使病人醒着的噩梦时间达到最短。为求速度，通常所有东西都被切成同一个平面，这就是无瓣切断术或斩断术。似乎这两个名字还不够吓人，在第一次世界大战期间，法国的医生称其为香肠截肢，这让手术过程显得像是把香肠一刀两断——很美味啊！

尽管这听起来可能很吓人，但如果你是一个受重伤的士兵，你可能也会想要一个迅速的香肠斩。从16世纪到19世纪，一次典型的腿部截肢是这样进行的：病人被强力压住，以防止其移动（可能也是为了转移他们的注意力和恐惧），一条止血带绑住阻隔腿部的主动脉。医生使用一把弯刀，切开骨头外的皮肤、肌肉，理想情况是一刀切好，然后把骨头锯开。有时候，开口的血管会使用灼术来处理（用热铁、沸油或是含硫酸盐的化

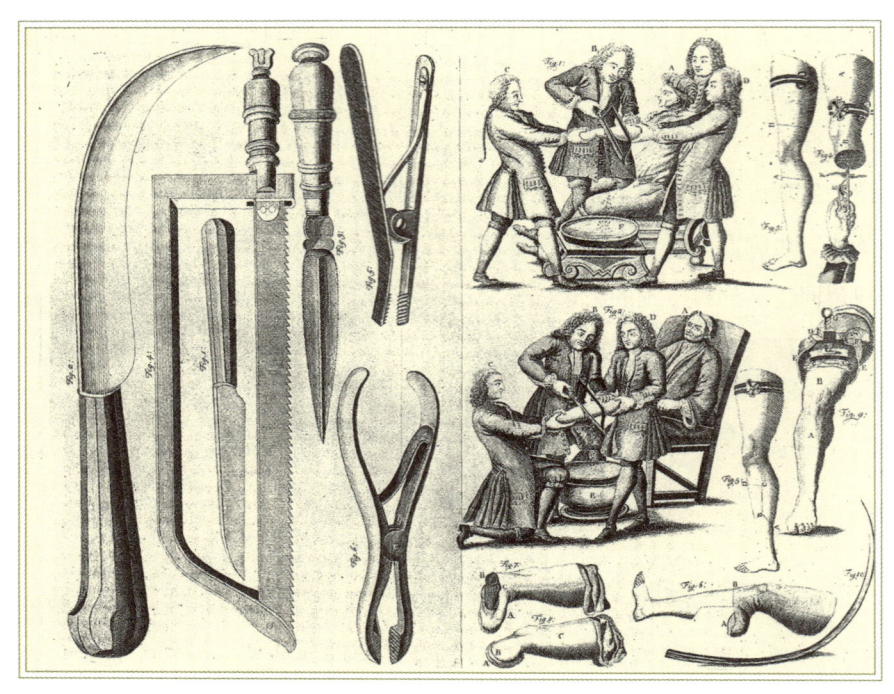

▲ 截肢仪器，以及有用的操作指南。

学药物），肉呢，要么不处理，要么缝起来。

这一切所需的时间比你在网上看一个音乐视频的时间还要少。18世纪的苏格兰医生本杰明·贝尔可以在6秒钟之内截断一条大腿。法国的医生多米尼克·让·拉雷的速度要相对慢一些。但得为他说句话，在拿破仑战争期间，他在24小时内进行了200场截肢——平均每7分钟一场。

当然，提升速度会减少病人忍受难耐的痛苦的时间。不过这也会导致草率行事。通常，骨头被留在外面，因为血肉会从切割面向后收。切开的血肉会非常粗糙不齐，这将减缓康复过程。手术的速度太快，还要绕着受伤肢体的尴尬位置，这意味着会在任何地方造成意外的切口。无论医生们的速度有多快，手术过程通常都伴随着病人发出的令人毛骨悚然的惨叫。

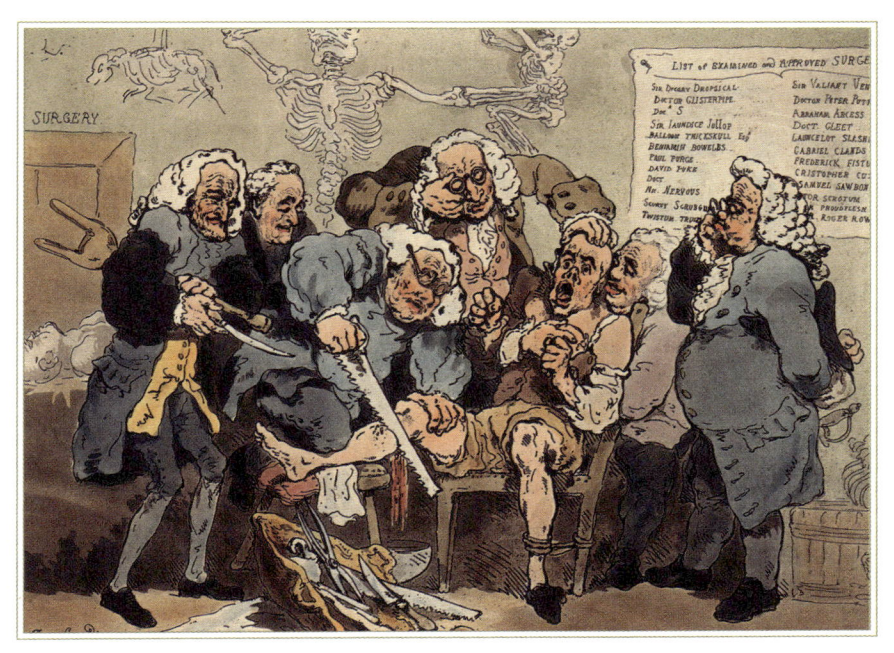

▲ 1793年的一场截肢手术，请注意病人是如何被人力和绳子捆住的。

有时候，叫声不是来自病人，而是来自其他人。这里向大家介绍罗伯特·利斯敦，别名"西区最快的刀"。

利斯敦是一个传奇人物，在19世纪40年代苏格兰的手术场，半是医生，半是演员。有很多医学生在旁听席上观看他的截肢手术，几乎可以说座无虚席。利斯敦有时候会把刀叼在牙中间，冲围观者叫道："给我计时，先生们，给我计时！"

他们真的给他计时。利斯敦的速度很快（他的截肢手术，从最初开始切开，到伤口闭合，用的时间通常不到3分钟）。他的速度太快了，有一次他意外切掉了病人的睾丸——一次免费的阉割手术，而且是从根上切断哦！还有一次，他偶然切掉了他助理的手指（助理通常将病人的腿固定住不动），而且在手术过程中，他刀子一甩，还划到了一个围观者的外套，

199

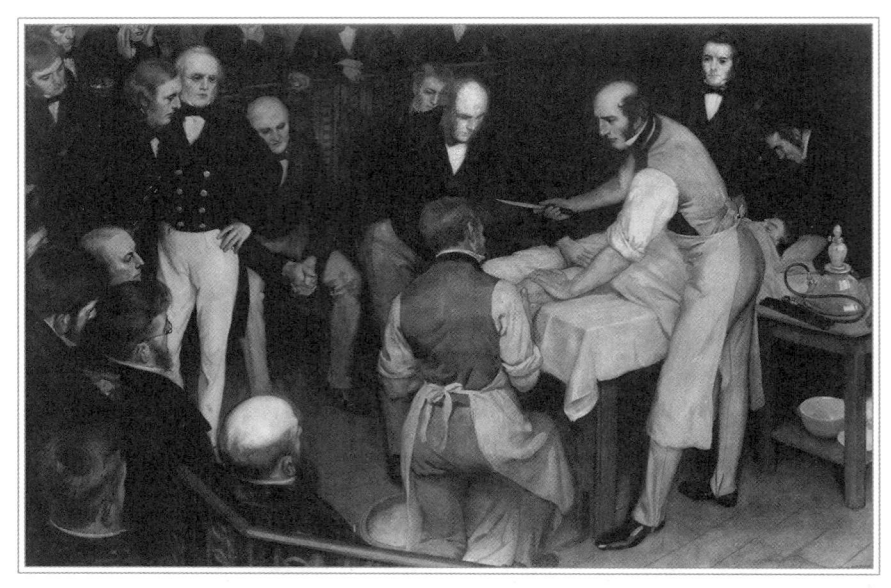

▲ 罗伯特·利斯敦在手术室。

这个围观者因为恐惧而倒地身亡。不幸的是,那个病人死了。可怜的助理后来也因为手指被截断而死于坏疽,因此,利斯敦是一个可以骄傲地宣称在一场手术中造成了300%死亡率的医生。

利斯敦这种浮夸手术的氛围在当时并非独一无二,随着现代手术的出现,观众都蜂拥来观看这些工作中的摇滚明星。伦敦、巴黎也都大力宣传和百老汇演出十分类似的手术表演。当时是售票的,花大价钱可以观看最受欢迎的医生进行手术,观众从几十名到几百名不等,还有术前的名人表演。医生会在手术前和手术过程中收获掌声。生活在那个时代的奥诺雷·德·巴尔扎克评价说:"医生的荣光就像是演员的荣光。"今天真的难以想象对这种表演的爱好,不过知名外科医生的荣光倒还是不难理解。

脓汁四溢

每个人都可能在现实生活中或是电视上看到过现在的手术室——被精心消过毒，灯光明亮，有着先进的仪器设备，还有专门设计的用过一次就焚毁的面罩和手套。19世纪的手术室环境非常恶劣，不过人们却更喜欢那种场面。

19世纪初期到中期，你会看到一张因为之前难以计数的手术而被血液和脓汁染得几乎发黑的桌子。没有手术手套——那时候还没有被发明出来。仪器如果清洗的话，也通常只是在水中涮一下，医生几乎手都不洗就开始手术。而医生穿的大褂呢？通常上面都覆盖着一层层的血液，整个发硬了——而这，是一个"好医生"的标志。

甚至医生自己也无法躲避潜藏在医院和医学学校中的危险。1847年，雅各布·考勒茨查卡教授在一次解剖时切到了自己的一个手指后，死于脓毒症。1840年，维也纳总医院的医学生在解剖后会不洗手直接去产科病房，致使三分之一的母亲因产褥热而死。与之相对的是，产科病房中由助产学生引发的死亡率只有3%。当学生们轮转科室的时候，可怕的死亡率就跟随着医学生和他们沾满病毒的双手而行。伊格纳茨·泽梅尔魏斯医生注意到了这些，要求员工做一件非常简单但很神奇的事情：用肥皂和氯水洗手。看呐——死亡率直线下降。但悲剧的是，没有人听。

19世纪，约瑟夫·李斯特在微生物学家路易斯·巴斯德提出的关于疾病是由病菌引起的理论基础上，通过引入抗菌的理念，最终革新了手术。很多人对病菌的观点嗤之以鼻。一个爱丁堡的教授嘲讽说："这些小畜生在哪里呢……有谁见过吗？"另一个医生坚持说："有充足的理由认为，巴斯德医生的理论，也就是李斯特疗法的基础，没有什么根据。"不过，到了20世纪后，最终胜出的是李斯特的理论和事实——在使用了石炭酸等化学消毒剂和进行无菌清洁之后，死亡率确实降低了。人们将一种漱口水以他的名字命名——李施德林。因而，很多人都在塞窣漱口和吐水的时候向他致敬。

美国的第20任总统詹姆斯·加菲尔德非常倒霉，他的医生受李斯特影响不大。在遭受了一个不算致命的子弹伤后，加菲尔德接受医生的检查，他们用没有洗过的手指和仪器探入伤口。在养伤康复的时候，伤口中出现了脓，于是医生又用没洗的手探了探。几个月后，1881年，加菲尔德死于感染的并发症。

很快，甚至是公开的手术剧场和其中肮脏的情况都消失了。清洁、洗手、外科手套成了必需品。手术不再是最后的救命稻草，而成为在与疾病的对抗中一个灵活使用的机动选择。

那些不必要的手术

有些外科手术中的革新令人直起鸡皮疙瘩，却非常聪明。在由印度医生苏胥如塔于公元前500年所写的《妙闻集》中，他推荐道："大黑蚂蚁可以被用于伤口边缘，在它们用颚紧紧咬合住开口后，把它们的身体从头上切下来。"瞧！用昆虫的颚作为伤口闭合的天然订书钉。真天才，是不是？

不过，很多外科医学史书中讲的却是不那么聪明的故事，而是通过外科手术改变了可能不应该被改变的东西。口吃就是一个典型案例。19世纪，德国医生约翰·弗里德里克·迪芬巴赫会切掉舌根附近的一个三角楔形，以治疗口吃。其他人则尝试"调整舌头的尺寸"，或是切掉舌系带——舌头和口底之间的一个精妙组织。这些手术没有一个奏效。

1831年，一位叫做普雷斯顿的先生认为，在病人中风时，截断受影响一侧的颈动脉是一个好办法。只是有一个问题：中风，通常是由于脑供血

一场值得铭记的截石术

布兰斯比·库珀是非常知名且受人尊敬的医生阿斯特利·库珀爵士的侄子。这位侄子不是一个好医生,不过,他的叔叔坚持给他在伦敦的盖伊医院谋到了一个岗位。

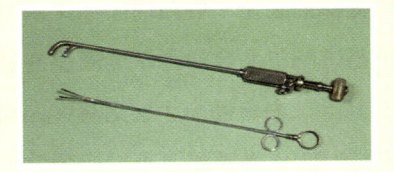

截石术指的是简单的膀胱结石摘除手术,通常5分钟之内就能完成。一般情况下,可怜的病人的膝盖被用一根从脖子后面绕过来的布条绑住,生殖器整个露出(因此,截石术这个姿势在现代中的应用,是女性在医院中生产时的姿势)。通常,医生会在肛门和阴囊中间的位置(这个位置叫会阴)下刀,切入膀胱,捞出结石,把一切缝好,而在这个过程中,病人会一直杀猪般地惨叫。

不过,在布兰斯比·库珀尝试进行手术的时候,事情并不是这样子的。他找不到膀胱,也找不到结石。手边的每一个手术仪器都被用上了,接着库珀便用手指摸索,想把石头捞出来。

这时病人开始大叫:"噢!别管了!求求你了,就留在里面吧!"但是没有用。库珀责怪病人会阴太深,然后冲助手喊道:"多德,你的手指长吗?"他最终找到了结石,不过是在漫长的55分钟之后。第二天,病人死了,毫无疑问,在他的下体处有一个火山口大小的洞。

在《柳叶刀》的创办者托马斯·瓦克利公开揭发了库珀的无能后,这位医生起诉瓦克利,索赔2000英镑。医生最终胜诉,但只得到了区区100英镑。

这是历史上第一起由医生失职引发的诉讼案——不过当然不是最后一起。

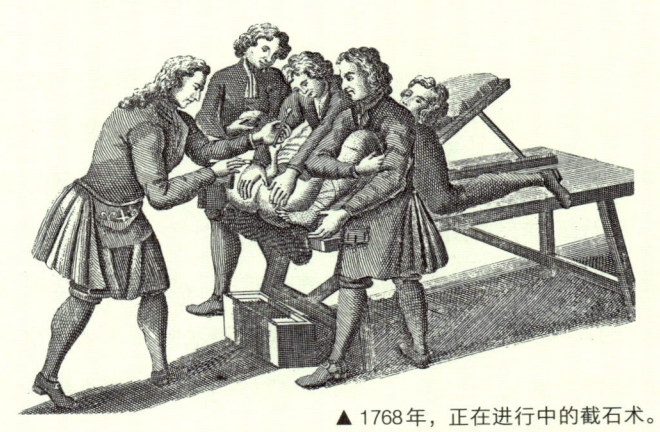

▲ 1768年,正在进行中的截石术。

不足引起的，想依靠切断血液供应来治疗，简直就像是说别处有雨云来缓解本地旱灾一样。那个病人不知怎么活了下来。普雷斯顿还推荐说，可能"同时截断两侧颈动脉"可以治疗中风、癫痫和精神失常。谢天谢地，没有人采纳他的建议。

20世纪初，出于对自体中毒的恐惧——这个理论认为普通的消化终产物中含有毒素（参见《灌肠：风靡法国王室，路易十四一生灌了2000次》一节）——的加剧，很多人尝试用各种各样的设备和催泻剂来治疗便秘。英国医生威廉·阿巴斯诺特·莱恩爵士更进一步，他切掉了结肠。他进行了1000多次结肠切除术，大部分病人是女性。毫无疑问，蠕动缓慢的结肠是女性很多精神缺陷的根源，比方说愚蠢、头痛和易怒。很幸运的是人切掉结肠也能活下去，不过你可能会获得频繁腹泻的副作用。就像身体内大部分功能器官一样，结肠最好还是留在体内。

莱恩还是一位矫正错位器官的拥护者。是的，你没有听错。在20世纪初期，很多人相信，隐约的腹痛或全身不适，应该归罪于"下垂"或"错位"的器官。肾可能是错位最严重的器官。莱恩指出是肾下垂引发了自杀倾向、杀人倾向、抑郁、腹痛、头痛以及很多小便方面的明显生理症状。因为仅仅摘除一个肾也会害死很多病人，所以，医生们建议实施一次肾固定术——差不多就是用缝线将肾拉回原来的位置，有时候也会用橡胶带或纱布。20世纪20年代，这个手术不再受人追捧，因为有些医生称，"肾下垂引起的最严重的并发症，就是肾固定术"，而且，泌尿科医生似乎"以固定肾为乐"。（说句公道话，泌尿科医生的一部分工作就是固定肾，不过以此为乐就有点夸张了。）

肾不是唯一一个被外科医生残酷修改的身体部位。扁桃体，咽喉后部的腺体，为了防止各种类型的儿童感染而被摘除，手术数量多到过分——本意是好的，却走了歪路。当然，扁桃体切除术在当今的治疗中依然有一席之地，用于治疗睡眠呼吸暂停和复发性扁桃体炎，不过却是作为最后的手段。大部分人都会大吃一惊，1934年，纽约的一项研究表明，在1000个孩子中，有超过600个接受过扁桃体摘除手术。而且，这并不是零风险的手术，每年都有很多孩子死于手术。许诺的术后冰激凌并不值得孩子们去冒险。

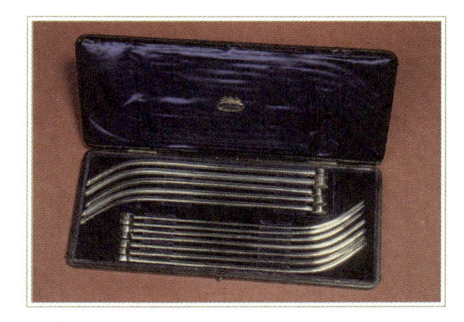

▲ 约1870年，尿道探针。

另外，关于不必要的手术的讨论，如果没有一个毫无意义地胡搞男性敏感阴部的故事，就不会完整。约翰·哈佛·凯洛格，健康从业者，麦片的发明者，推荐在其他办法——包括包住阴茎、用笼子罩住阴茎和捆绑双手——都没有效果的时候，用包皮环切来压制想要手淫的邪恶欲望。这个手术过程应该"不需要麻醉，因为如果手术过程中短暂的疼痛和惩罚的概念联系在一起，会对意识产生有益的影响"。哟。好吧，任何一个做过包皮环切的人都能告诉你，这个手术并不能防止手淫。

走向清洁

公众总是会被迅速的一刀切就能治疗一切的承诺吸引。有些人特别喜欢做病人，因而会为了虚构的症状去挨刀子，有些人则一次次地重回急救室，只是想寻找虚幻的生理完美。但是和过去的数百年不同，现在的医生和医院有着严格的监督措施，保证清洁、高品质的培训和低死亡率，因此，结果既经受得住时间的考验，又经受得住科学的放大镜。而且，感谢麻醉术的发展，我们不再需要两分钟快速砍锯的匆忙了。真的谢天谢地。

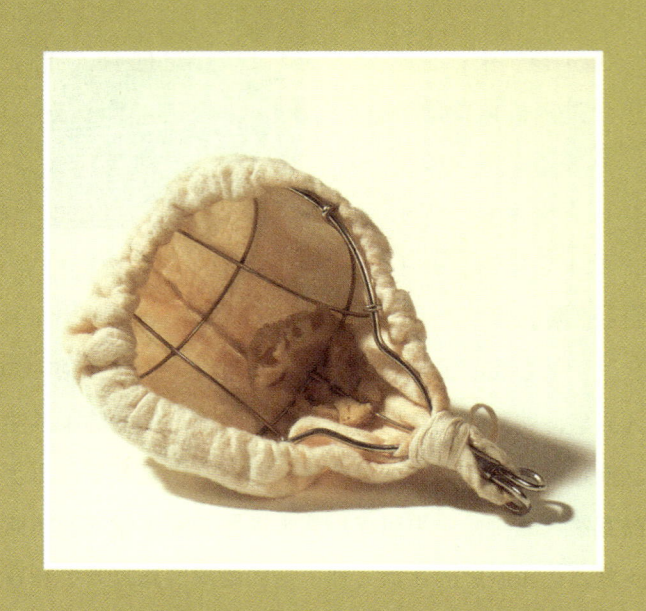

麻醉

从把人勒晕过去开始

关于窒息，催眠海绵，氯仿，笑气，给宠物麻醉，乙醚狂欢，以及有毒的屁征服疼痛并不是轻而易举的事情。麻醉，源于古希腊语的"失去知觉"一词，人类从敢于在头上钻一个洞进行手术开始，就一直在探寻这项技术。中国古代使用大麻。埃及人求助于鸦片。迪奥斯克里德斯推荐用酒浸泡可能致死的曼德拉草。到了中世纪，甚至出现了一个"催眠海绵"的药方：把海绵放在含有曼德拉草、天仙子、毒芹和鸦片的药液中浸透，然后将其在太阳下晾晒，之后再在热水中漂洗，挤挤水但保持湿润，接着放在病人的鼻子边让他吸气。

使用酒精或是类似的东西有一个问题，就是你需要用很多——相当于中毒的剂量——才能防止病人在手术过程中醒过来。人们还发明了其他的方法。中国古代有很多故事讲述人在被阉割之前，头部受到重击，以达到一种脑震荡级别的睡眠。显然，我们有很长的路要走。

我们走了很多岔路，犯了很多错误，还牺牲了相当多被麻醉的宠物，才发展到我们现代的无痛医疗手术阶段。麻醉历史中很多篇章是由一些铁石心肠的、难以判断的反社会人格写就的。所以，下一次，当你从手术中欣喜地醒来，请记得感谢历史上的婴儿扼杀者、夹心海绵和乙醚狂欢者。这里就跟大家介绍几个。

二氧化碳：现代麻醉术的奠基者，也是小狗杀手

亨利·希尔·希克曼是一个小狗杀手。作为现代麻醉术的奠基者之一，19世纪初期，这位英国医生在动物身上检验自己的"假死"理论。他用碳酸气（现在被称作二氧化碳）作为一种吸入剂：

> 我选了一只一个月大的小狗……罩了一个玻璃罩，以防止自然空气进入；10分钟的时间，它就表现出了非常的不适；12分开始呼吸困难；17分彻底不动；18分钟，我切掉了它的一个耳朵……这小动物看起来一点都没有感觉到疼痛。

先为这个实验对象默哀一会儿。

啊，大声哭出来吧，可怜的小狗！

是的，希克曼令小狗窒息——有时候致死。但他并不是第一个用窒息来做麻醉的人，有说法认为亚述人在行割礼之前，会将孩子勒到失去知觉—— 一直到17世纪，意大利还是有这样的做法。（在生殖器开刀前被勒死？不，不，不，绝对不行。）而真相是，这能起作用！当你因为缺氧而进入深度的无知觉状态，你也可以毫无痛苦地被切掉耳朵或是阴部。

不过，问题是，它也能要命。希克曼很聪明，在发表自己的方法时，他只提供了正面的结果。不过，医学界看穿了其伪装。可能因为并没有人理会他，也可能是他遭遇了严厉的审查。《柳叶刀》上一篇名为《外科骗子》的文章说世界会"嘲笑他，仿佛他建议一个打算拔牙的人先被绞杀、溺水或窒息几分钟，以便在拔牙的时候感觉不到疼痛"。作者还称希克曼的工作是"江湖郎中的把戏""骗人的鬼话"，同时，作者还署名为："我

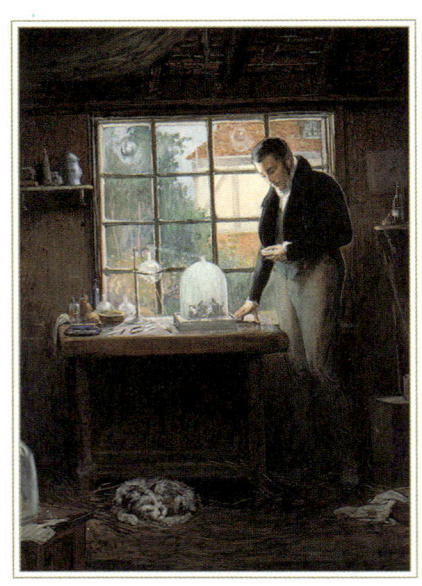

▲ 亨利·希尔·希克曼。请注意玻璃罩下面没有知觉或可能已经死了的小狗。

是反江湖郎中人士"。

有人好奇希克曼在遭遇这通冷嘲热讽之后是否会吸上一剂二氧化碳让自己不省人事。不过，希克曼的想法没有成功总是好事。毕竟，如果用二氧化碳做麻醉剂，其实就和用套索是一样的。致死的窒息是不可避免的副作用。

氯仿：可能致死的副作用

爱丁堡的医生詹姆斯·扬·辛普森是19世纪的另一位麻醉学先驱。不过，先驱的做法是，和同事一起随便吸入一些物质，然后等着看会发生什么。他从一堆垃圾下面翻出了一瓶氯仿（之前他本来觉得这可能不值得尝试），他和他的朋友们开始深深吸气。氯仿有一种令人恶心的甜味，没多久，他们就感觉到头晕眼花、耳鸣、四肢沉重。吸入了氯仿的人开始大笑（"兴奋的初级阶段"，辛普森如此解释），然后开始喋喋不休地说话，接着，"砰"，他们都失去了知觉。在这个过程中，他们吸入气体时所在的餐厅被搞得一片狼藉。

清醒之后，他们认为氯仿实在太了不起了，因此决定多吸几次，确认这将使他们还能像第一次一样变得愚蠢而没有知觉。辛普森太太的侄女也加入了其中，她大叫着："我是个天使！噢，我是个天使！"然后就晕了过去。

氯仿是一种简单的分子：将甲烷（天然气的主要成分）中的三个氢原子换成三个氯原子，你就得到了氯仿。很快，辛普森就开始倡议将氯仿当作外科手术中的麻醉剂，19世纪中期，氯仿就成为以吸入乙醚（稍后详细介绍）为标志的狂欢派对的爱物。

如同对待掩盖疼痛的大多数药物一样，没多久，我们就开始将追求舒

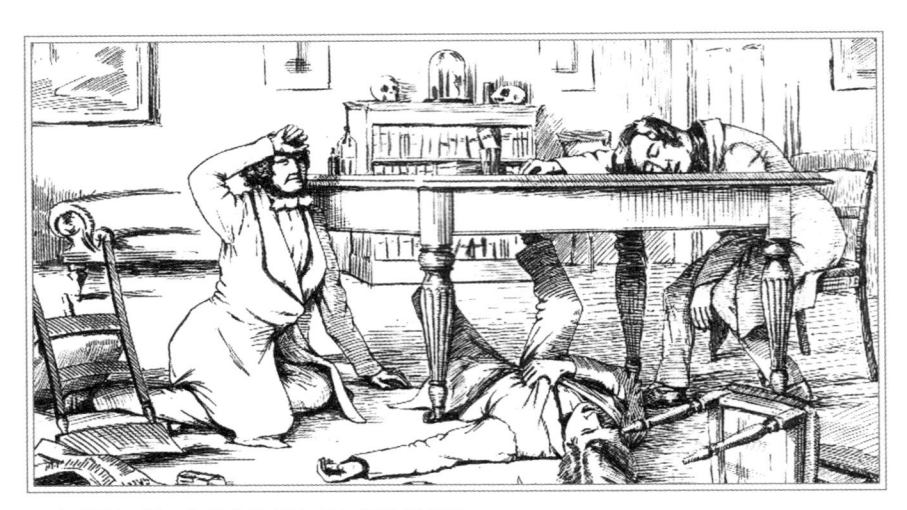

▲ 詹姆斯·扬·辛普森和朋友们与氯仿喜相逢。

服和治疗混为一谈。也许人们是觉得，如果它能令我觉得晕乎乎的、没有感觉，那么它肯定是对我有好处的。氯仿开始出现在各种各样的药物中，比如吉布森亚麻甘草氯仿含片和蜜蜂牌白松焦咳嗽糖浆。这些药都自称有助于喉咙和肺部的所有疾病（尽管氯仿实际上有非常强的刺激性），能治疗肺结核（并不能）。一些其他的药品称可以帮助治疗类似于呕吐、腹泻、失眠和疼痛等症状。作为镇静剂，氯仿对后面所说的这些症状的确有一些疗效，不过它绝不是完美的、包治百病的药。它是可以致死的。

"吸入者猝死"害死了很多使用氯仿的病人。健康的病人离奇死亡，是由于心律失常、呼吸衰竭和心脏衰竭。氯仿还能导致肝脏和肾脏中毒，而且应该具有致癌性。到了20世纪，氯仿由于其危险性渐渐不再受人青睐，今天，它只是作为一种受人喜欢（不过并不完美）的杀人药物残存在谋杀探案小说中。

笑断气

显然，在18世纪的英国，寻找可以吸入的新气体蔚为流行。18世纪晚期，由"医疗气体"开办的"疾病治疗气体研究院"在布里斯托尔开张，它的创始者们进行了大量可疑的疗法。亨弗莱·戴维于1798年加入研究院，在呼吸生理学和麻醉术方面做出了突破性的贡献，他有一套恐怖的方法鉴定某种气体是否安全：亲自吸入。（有没有发现麻醉先驱们的一个共同点？）

一氧化碳是其中一种。他写道："我似乎是在渐渐陷入毁灭。"不过幸运的是，他没死。关于氢气，他还写道："一个旁观者告诉我……我的脸颊变成了紫色。"真是勇敢的人啊。但是在1800年，亨弗莱·戴维发现一氧化二氮（俗称为"笑气"）带走了牙痛。他还意识到这种气体能让人作呕，当时他先深思熟虑地在8分钟内喝掉了一瓶酒，然后又吸入了5夸脱的笑气，接着立刻开始吐了起来。

噢，对了，气体研究院怎么样了呢？由于他们实验的气体中没有一种能真正治疗包括肺结核在内的肺病，所以关张大吉了。戴维的研究被遗忘了一段时间，有部分原因是气体研究院的彻底失败，没能治愈一个人，有部分原因是戴维把自己的好奇心从麻醉物转向了更加充满活力的研究领域——电生理学。

一氧化二氮用于医学暂且被搁置了。不过，在19世纪中，有好几十年，它都是聚会时的娱乐气体。直到1844年，美国牙医贺瑞斯·威尔斯决定继续研究戴维之前未被公众认可的研究，开发这种气体所具有的麻醉性。威尔斯在使用了一氧化二氮之后给自己拔牙，他没有感觉到疼痛，便想将这种气体推广开来。他做了一套呼吸器，让外科医生约翰·科林斯·沃伦（麻省总医院和《新英格兰医学和外科期刊》的创办者之一）在进行一场截肢手术时使用一氧化二氮，却遭到了病人的拒绝，不过一个

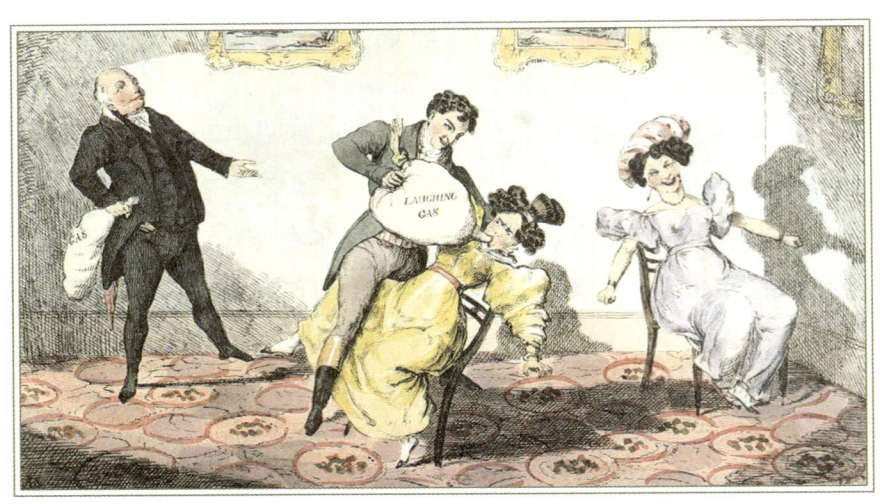

▲ 这幅画的原标题为"给爱骂人的妻子的处方"。女权之路十分漫长啊。

医学生挺身而出,自愿使用该气体麻醉来拔牙。然而,由于送气方式不当——可能是威尔斯的新机器有问题——那个学生什么感觉都没有错过。

可怜的威尔斯忍受了恐怖的尴尬,最后对氯仿上瘾了。他开始变得精神不稳定,在用硫酸泼妓女后,他于纽约臭名昭著的"墓地"监狱自杀。

19世纪60年代末,牙医们又一次尝试使用一氧化二氮。其他的医学专业人士也用其替代乙醚和氯仿,这两种都有很多问题。如果威尔斯知道一氧化二氮直到今天依然被作为镇静剂使用,那么他在坟墓中应该会安息了吧。

——也可能不会。

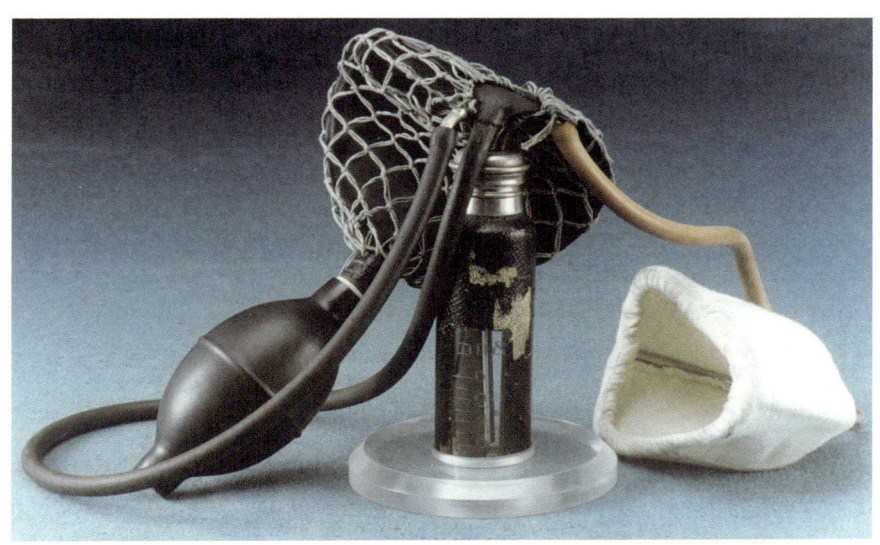

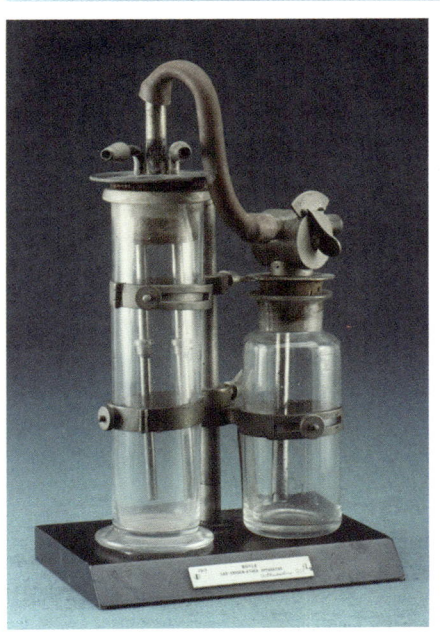

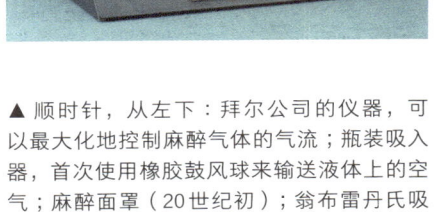

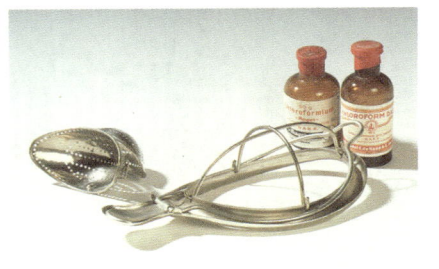

▲ 顺时针，从左下：拜尔公司的仪器，可以最大化地控制麻醉气体的气流；瓶装吸入器，首次使用橡胶鼓风球来输送液体上的空气；麻醉面罩（20世纪初）；翁布雷丹氏吸入器，有一个带毛毡袋的金属球吸收液体乙醚（1907）；另一种面罩和瓶装氯仿。

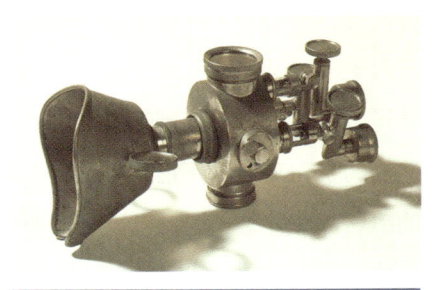

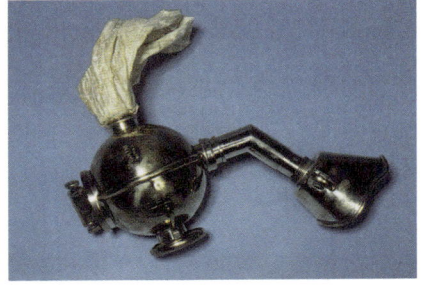

"无欺诈"的乙醚

威廉·莫顿是波士顿的一名牙医,他致力于贺瑞斯·威尔斯失败的研究。莫顿不会犯相同的错误。他没有使用一氧化二氮,而是开始研究乙醚吸入的效果。这种曾经被称作"甜美的硫酸油"的物质,通常被称作乙醚、乙基醚,或是直接被叫作醚,16世纪时首次人工合成,合成方式是将硫酸加入乙醇。18世纪,它被用于治疗呼吸道疾病、膀胱结石和坏血病(实际并没有效果)。但到了19世纪40年代,它作为麻醉剂的用途终于被发现了。

莫顿在给病人拔牙前往病人的牙龈上滴了几滴乙醚,发现将那片地方麻醉了。接下来呢?——接下来,他把他的宠物金鱼泡在了乙醚里。他的妻子伊丽莎白对此并不开心,不过莫顿还是坚持了下去。然后他开始观察他们的宠物狗,西班尼尔犬尼格。伊丽莎白毫不让步,但莫顿依然把可怜的小尼格麻醉了。读者应该看出来了,莫顿家的夫妻关系并不怎么和谐。

1864年10月16日,莫顿带着自己的发现去了一次公开展示会,就是在这个地方,沃伦医生用威尔斯的一氧化二氮进行了那次搞砸的手术。在麻省总医院的一间手术室里面,沃伦在莫顿的指导下给一个在乙醚麻醉下的病人摘掉了一个颈部的肿瘤。手术结束后病人醒来,毫无痛感,沃伦医生宣布说:"先生们,无欺诈!"

关于欺诈(humbug)的定义,我们应该说一下,这是指骗人的、虚假的行为。"humbug"这个词还指一种水果硬糖,不过沃伦医生肯定说的是前者。

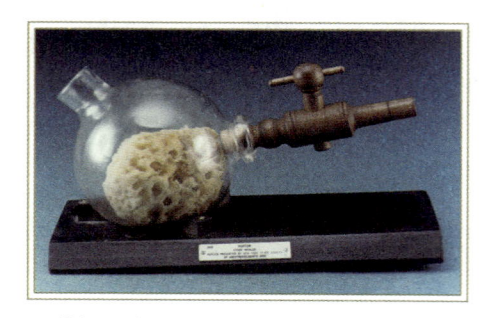

▲ 莫顿乙醚吸入器的复制品。

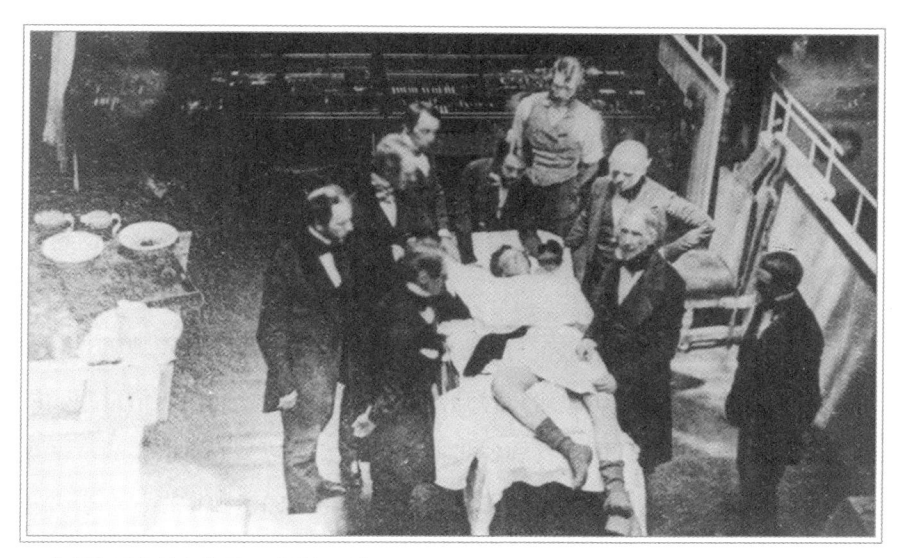

▲ 莫顿和沃伦首次使用乙醚进行手术。

麻省总医院的手术室很快就被冠以"乙醚穹顶屋"[1]的昵称——是不是很像一部电影《疯狂的麦克斯》[2]？那载入史册的一天，被命名为乙醚日。然而不幸的是，莫顿将自己的发现带上一条无所不用其极的江湖郎中之路。他把乙醚染色，加入添加剂掩盖原本的气味，然后根据希腊神话中的河流忘川（能使饮用了河水的人忘记前尘）将其命名为"忘川水"，在那次将乙醚推向世界的重大介绍会之后一个月，他推出了"忘川水"，不过人们很快就发现他的配方就是乙醚。对莫顿不将这个发现——乙醚其实是一种很容易制造的物质——用于造福人类的行为，美国以及海外的医学界都嗤之以鼻。莫顿再也没能重拾声名。

乙醚却越来越为人们所接受。在莫顿首次成功演示之后没多久，奥利弗·温德尔·霍姆斯在给莫顿的一封私人信件中，创造了"麻醉"

---

1 英文原文为 The Ether Dome，Ether 还有以太、太空之意。——译者注
2 《疯狂的麦克斯》是美国知名的科幻电影系列。——译者注

（anesthesia）这个术语。乙醚很快就被广泛地应用于外科麻醉。这真是非常伟大的进步，只是存在三个问题：乙醚高度易燃，会引起恶心和呕吐，会刺激肺（很有意思的是，就在一个世纪前，医生们还用乙醚来治疗肺炎）。另外，它还有恶臭的气味，令病人难以摆脱。

乙醚还发展出了另外一种名声——成为被娱乐消遣滥用的药物，以及江湖郎中骗人的药。

乙醚出现在药架上，据说可以治疗疝气和腹泻。霍夫曼氏滴露其中含有一份乙醚和三份酒精，据说可以治疗痉挛等常见的女性病，但它很快就变成一种容易上瘾的、包治百病的药。

更糟糕的是，乙醚滥用得到了社会性的接受。19世纪中期，名为"乙醚狂欢"或是"乙醚放纵"的聚会非常常见。参与者会吸入乙醚，这令他们感觉晕头转向，飘飘欲仙，通常会失去知觉。一个参与聚会的医生克兰福德·朗是个重度上瘾者。有一次吸了乙醚后，他夸夸其谈道："我们杰弗逊医院有些女孩，都非常想看着人吸乙醚，你知道吗？世界上再没有当着她们的面吸入乙醚，然后得到一些甜美的吻更令我开心的事了。"真是个好色之徒！

但乙醚并不完全是粗俗男人的狂欢之物。一些消遣性使用者在清醒之后会发现自己身上有瘀伤和伤口。有些人因此而死。一个人在吸入乙醚的时候不幸抽了烟，一个在场的人回忆道："有一天，在用了一剂之后，他想点烟斗，然后火抓住了他的呼吸，他身体里面起火了。"

一个名叫凯利的爱尔兰医生觉得乙醚应该可以治疗酗酒。这当然可以，只是把一种成瘾物质换成了另一种，如此而已。"凯利医生秘方"被开给病人作为不含酒精的一种饮品选择。据说，这是一种"令人可以带着清醒的良心喝醉的液体"。当然是啊。不过，很多城市都开始散发着乙醚的臭气，真的很臭（乙醚的味道非常刺鼻，有甜气，但还有一种不好的溶剂的味道）。最后，1891年，英国政府将乙醚定为一种毒药，开始规范其销售。

又是好事一件。除了成瘾、易燃、偶尔会致死，乙醚还能引发一些相当浑厚的打嗝和有毒的屁。

更加安全的麻醉剂

今天，大多数人都会在生活中的某个时刻使用到麻醉剂，可能是拔牙，也可能是做手术。我们都该感谢历史上那些恐怖的实验和不幸的意外，才有了今天的一切。氯仿和乙醚已经被从药架和医院中剔除。更安全的药物，包括异丙酚（因为是白色的，被戏称为"安眠奶"）等镇静催眠药剂，芬太尼等鸦片类药物，咪达唑仑等苯二氮类药物，以及其他很多药物，已经取代了它们。我们对麻醉剂发生作用的原理了解得更加详细。类似于普鲁卡因这样的局部神经麻醉药物使得无痛牙科手术成为可能。脊椎麻醉和脑硬膜麻醉技术将类似呼吸衰竭、心脏风险等全身麻醉的副作用降到了最低。尽管现在的技术已经非常安全，但全身麻醉还是因药物特异性而存在风险，包括死亡——全身麻醉会加重你开始手术时的病情。

使人类身体进入短暂的昏迷状态，然后如同拉撒路死而复生一般大团圆结局，并不是可以轻松无忧地实现的，也不是任何药物都可以办到的。需要指出的是，笑气、氯仿、乙醚聚会都是过去式了，这是一件好事。人们必须去寻找其他合法（或非法）的方式来寻欢作乐了。

男性健康的恶名堂：
看来男人对自己也很不客气

《牛津英语词典》中，"virile"一词的解释是"有力气、能量，有强烈的性冲动"。《韦氏词典》的解释则言简意赅，直接将其解释为"雄风"。我们应该感谢古希腊和古罗马，在当时的文明中，肌肉结实和自我控制、自信、积极参政、性增殖能力以及精力充沛联系在一起，创造了一种理想的男子气概，然后代代相传，直到如今——尽管有了一些变化。

当然，现在这个时代，要获得有雄风的理想男子气概，则伴随着很多复杂而不确定的可能。随处可见被自我怀疑的纠结问题折磨的男人：我输了这场比赛会怎么样？我没有得到这份工作会怎么样？我长不出胡子会怎么样？我秃头了会怎么样？我没有办法"硬起来"会怎么样？

这些想法，自从西方文明起源，就一直困扰着男性，令他们夜不能寐。而这些恐惧也总是被江湖郎中等医疗从业人员用来牟利。比如，一个"完美男性器官开发者"（一种早期的用于男性勃起功能障碍的真空装置）的广告大胆地指出："性能力弱的男人，不适合结婚。弱的男人自己都会讨厌自己。"下面就给大家介绍一些让弱的男人不那么讨厌自己的江湖骗术。

复原铁

棒球名人泰·柯布、拳击冠军杰克·登普西、教皇本迪尼克特十五，三人的共同点是什么？——这三个人都为"复原铁"提供了备受关注的担保背书。"复原铁"关注的是男性希望保留精力和活力这个永恒问题，声称可以通过提高血液中的铁含量，达到恢复"体力和精神活力"的目的。这个产品中的确包含了硫酸亚铁（含铁）和少量可口的肉桂油，但同时，其成分还有马钱子（含番木鳖碱），这是一种神经毒素，如果摄入量足够高的

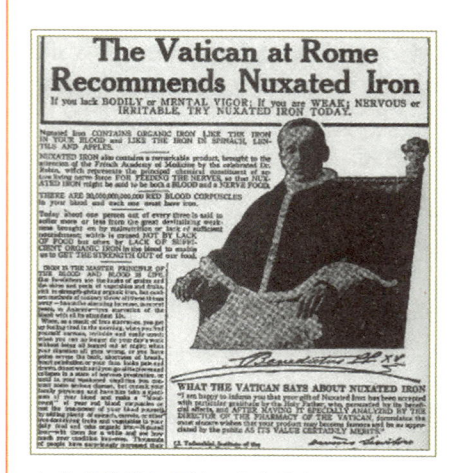

▲ 教皇推荐复原铁，大家注意了。

话，会毒死你。恐怖至极。（参见《番木鳖碱：奥运会冠军的兴奋剂》一节）。

斯蒂芬生殖束带

斯蒂芬生殖束带于1876年登上历史舞台，试图用一种累赘又不方便的方式，将阴茎绑在腿上，以帮助限制男人的手淫倾向。显然，这个装置的效果不太好，因为后来推出的版本加了一些小钉子，如果你不幸勃起，这些钉子就会扎入你的阴茎。

斯特林格自疗仪

斯特林格自疗仪这个有着令人起疑的名字的东西，包含了每一种可能的方式，保证阴茎勃起后伸到一个口袋中。推出这个仪器的公司宣称这个装置"四合一——真空、湿热、震动和电能"。这个装置真的包含了热水、感应线圈、电流、真空器，甚至还有一根电极，可以涂上凡士林，往直肠中插入几寸，以增加"前列腺按摩"的益处。这家公司向顾客担保说"这是世界诞生以来最了不起的发明"。

鲍恩仪

为了阻止手淫而设计的鲍恩仪，在今天女性施虐狂的性玩具箱中也值得保留。它基本上就是一个阴茎帽，由小铁链连在阴毛上。你勃起得越厉害，小链子拉动你阴毛的力就越大。好疼。

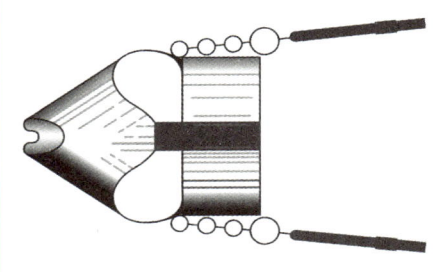

▲ 鲍恩仪散发着恐怖的荣光。

最早的阴茎环

大约1200年，最早的阴茎环在中国被发明出来。这个阴茎环极具创造性地在所有东西中选用了羊的眼睑作为原材料，并刻意保留了眼睫毛以增加性乐趣。清清脑子，把这个画面忘了吧。几百年之后，中国人进一步发展，做出了象牙环，这对人和羊来说都是明显进步。

前列腺加温仪

俄亥俄电热公司生产了一种直肠腺加热器，取名为热助手，由灯泡控制的电流通过硬实的橡胶外表，以"刺激腹部的大脑"。

"给直肠扩张的人可以用它来给直肠结构提供恒温，给毛细血管提供温和的刺激，从而提高局部神经健康。"

那个调整电流的灯泡不可避免地会引

发一些尴尬的相遇："嘿，亲爱的，我到家了，我看到你还给我留了一盏灯——天啊，你在干什么？"

直肠旋转器

这个外观邪恶的仪器，被用于插入直肠，以促进前列腺和结肠的通畅，"按摩直肠部位的肌肉"。广告里面向消费者承诺说病人可以自己操作，"私密地在自己家中"，由此避免了使用者公开使用直肠旋转器的尴尬。广告中还称，旋转器的尺寸"大的非常有效，小的任何一个十五岁以上的人都能使用"。而这刚好成为引发了所有麻烦的问题，不是吗？

喷发胶

20世纪90年代，如果你偶尔夜里睡不着，应该在深夜时分看到过一个广告，里面用气雾罐装的"喷发胶"来掩盖秃头和头发稀少。这个产品名为"大好头发"（仅需39.92美元），就像听起来一样不靠谱，不过这个广告本身值得你在网上找出来看看，听听一个留着穆雷发型、发际线后退的非常不幸的年轻男人，信誓旦旦、大胆地宣称，在用了"大好头发"之后，"妞儿们又回来了"。喷发胶现在依然有销售。谢谢你，留着穆雷发型的男子。

肌肉刺激器

想什么都不做就增加肌肉吗？电子肌肉刺激器以电流震动引起不自觉的收缩，从而达到塑造肌肉的效果。然而，由高端健身产品公司推出的高端便携塑身仪还会引起另一项不自觉的反应：心律失常。1996年，FDA下令摧毁这些机器。

胡子增生药

对一个面部不长毛的男人来说，历史上最糟糕的时代应该就是维多利亚时代的英格兰（或21世纪头十年的波特兰和俄勒冈），当时，及胸的胡子、浓密的连鬓胡子、精美的唇髯大行其道。为了帮助可怜的男人，伦敦的报纸上出现了一个名叫莫德维教授胡子增生药的局部治疗药的广告，称仅需使用4到6个星期，就能刺激浓密的胡子生长，甚至对"未满17岁的年轻男人"也有效。（具体原料广告中未提及。）

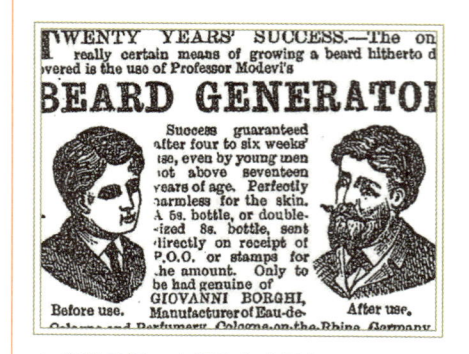

▲ 亲眼见证一个男孩变成男人。

第 4 章

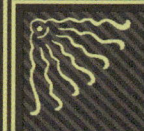

奇奇怪怪的特殊疗法

从水蛭到尸体

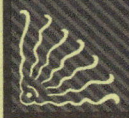

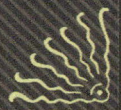

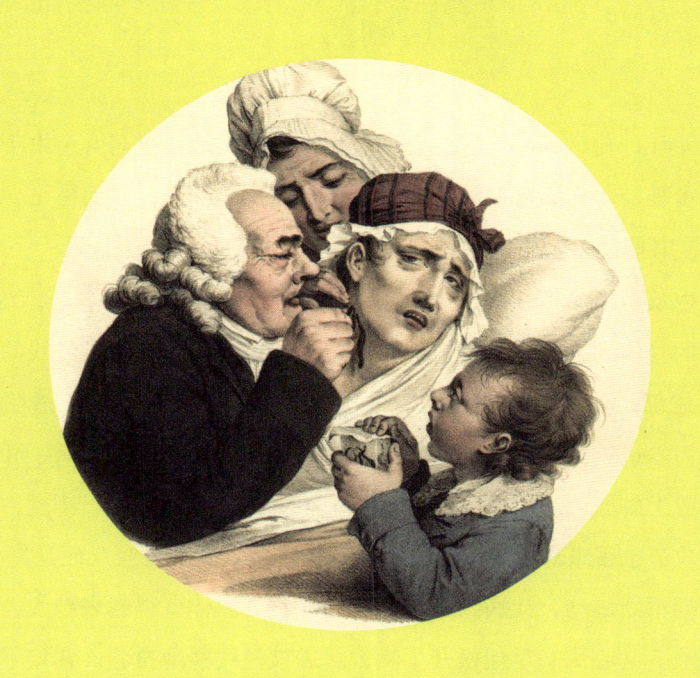

水蛭

治疗方式是，塞进人体内

有关水蛭吊坠，奔驰车标形状的咬痕，水蛭搏击俱乐部，醉酒的食人虫，以及没有屁股的窘况

1850年，伦敦，一名医生到一位女士家中出诊，这名女士由于喉咙疼痛而寝食难安。显而易见，疼痛的原因是扁桃体肿胀；显而易见，给扁桃体消肿使其收缩就能解决问题；显而易见，解决问题的方法是……水蛭。

医生从一个便携式陶罐中取出一条黑乎乎、滑溜溜的水蛭，约3英寸长。它的身体因为饥饿而不停地快速扭动。医生将一根引了丝线的针穿在水蛭的尾部，然后把这个扭动着的水蛭"吊坠"放进了一根透明玻璃管中，指引着饥饿的水蛭口部落在肿胀的扁桃体上。水蛭用长满了牙齿的小小颚部咬上肿胀的扁桃体，病人却几乎感觉不到这种叮咬。毕竟，水蛭最凌厉的攻势也很难对人体造成伤害，这种难以察觉的叮咬反而是好事。

水蛭不断蠕动，让病人感到痒痒的。它的躯体变得越来越大，直到吸满了血液。它心满意足地松开了嘴，然后被丝线猛地拉起。在接下来一个小时或更长的时间里，病人都能感觉到喉咙有咸咸的血腥味。

这一幕看似恶心的场景在历史上却是司空见惯的事。毕竟，人类主动让水蛭从身上吸血已经有很长的一段历史了。

水蛭疗法的起源

人们认为水蛭和放血具有相同的作用——缓解身体的充血和发炎状况。通过放出体内的"坏"血，身体的毛病也随之排出——所有毛病。水蛭吸血法被应用于多种疾病，包括性病、脑炎、癫痫、癔症、器官疾病以及肺结核。

那么是谁把水蛭带到我们的生活中来的呢？首先是埃及人，他们墓穴中的壁画记录了最早使用水蛭治病的情形，水蛭被用来治疗发热类疾病和胃肠胀气，可以回溯到公元前1500年。在荷马史诗《伊利亚特》中，阿斯克勒庇俄斯的幼子波达利里俄斯是一位医师，他就被人们比作水蛭。中国也有水蛭治病的古老传说，相传楚惠王（死于公元前432年）在吃凉菜的时候误将水蛭吞入腹中，而后竟惊讶地发现他的腹部不适得以改善。

水蛭吸血法真正得以发扬光大要归功于公元前4世纪的希波克拉底和2世纪的盖伦。两位医生都坚定地认为放血能够使人体体液达到平衡。这些独特的人体元素被视作健康和疾病之源，并且主导了西医理论近两个世纪之久。

在这两人之后，越来越多的证据显示水蛭被用于一切疾病的治疗，从驱除邪灵（老底嘉的泰米臣）到治疗耳聋（特拉雷斯的亚历山大）。一位中世纪的医生甚至声称水蛭能"增强听力，止住眼泪……以及给人美妙的嗓音"。但愿我们用上一条蠕动的吸血虫，就能成为碧昂斯。

不过，如果说水蛭吸血法和放血法有着同样的作用，那为什么一定要用黏糊糊的虫子，而不是直接用柳叶刀放血呢？

水蛭，好处多多

首先从这种动物本身来考虑。*Hirudo medicinalis*是普通医用水蛭在高大上的拉丁文中的名称，这种水蛭就是为了吸血而生的。首先，其唾液中含有血液稀释剂（水蛭素），可防止血液凝结，以确保它能吸食到充足的血液。如何消化这顿大餐？这些生物有十个胃用于消化，这让所有有着一个、两个或者三个胃的哺乳动物都相形见绌。水蛭的牙齿也长得极为"聪慧"，它有三个颚，每个颚上长有约一百颗牙齿。所以这一口咬下去就是三百多颗牙齿，能在人的皮肤上留下一个梅赛德斯奔驰敞篷跑车的车标

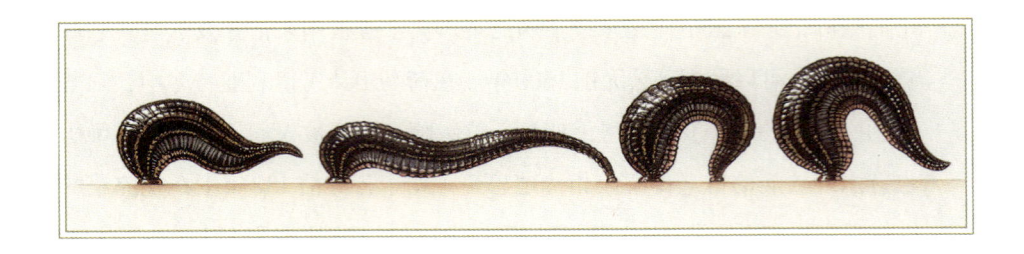

印记。

和柳叶刀、放血刀以及刀片划痕器不同的是，水蛭叮咬是相对无痛的，这主要归功于它的唾液。水蛭的唾液是化学成分的绝妙混合，"深思熟虑地"包含了麻醉剂成分，这会让寄主感到舒适，且不易被其察觉。这在野外极为有用，因为寄主一个抓痒动作就能在水蛭开始吸血之前把它打掉。古老的印度梵文医典《妙闻集》认为在"傻瓜"和"极端胆怯的人"身上应该以水蛭替代常规的放血，并称赞这是一种"比较温和的"疗法。

水蛭也被用于更精确、更有针对性的放血。普通的放血经常是在上臂，但是在一些更小、更紧致的身体部位，就要用到更细致、更清洁的方法。过去采用水蛭吸血法的医生认为放血应该在离病根最近的地方进行，水蛭可以放置在太阳穴治疗头痛，放置在耳后治疗晕眩，放置在头的后部治疗嗜睡症，放置在腹部治疗胃病，放置在脾脏部治疗癫痫。而要缓解痛经，水蛭则要被放到大腿根部、阴阜，有时甚至直接放在子宫颈上。实际上，还有专门设计的椅子，在屁股接触椅子的地方留有小孔，以便在肛门上放置水蛭。

▶ 一只水蛭长有3个颚、300颗牙齿，会在人身上留下一个明显的奔驰车标形状的咬痕。

是不是不由得双腿一紧？

哦，别担心！还有更糟糕的，让我们走进下一步：水蛭还会用在柳叶刀难以触及的地方——人体内部。有时候在肛门进行水蛭吸血还不够，还必须进行内部操作，特别是针对肠道炎症和前列腺疾病。只是有一个问

水蛭解剖图

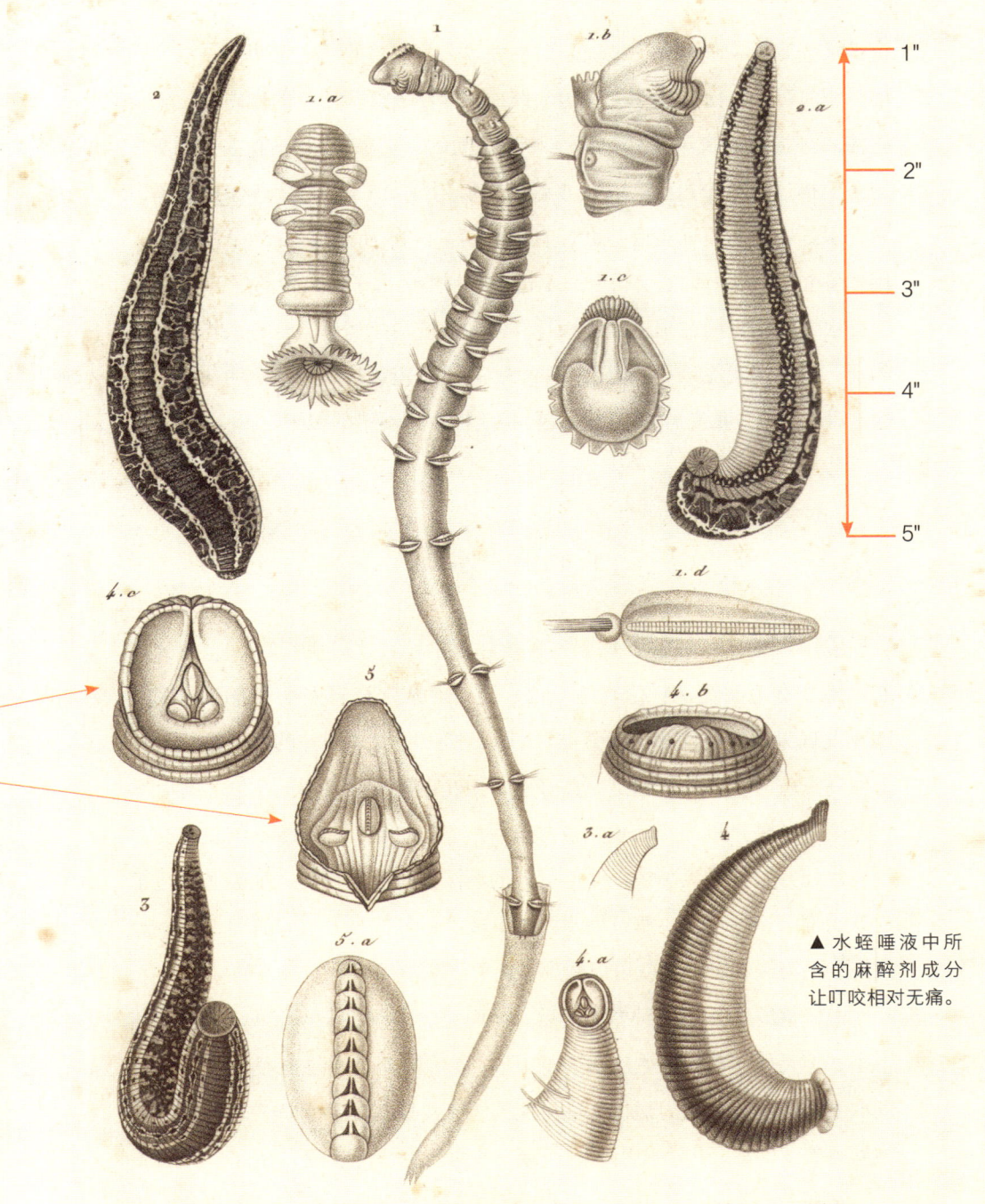

▲ 水蛭唾液中所含的麻醉剂成分让叮咬相对无痛。

1. Clymene *amphistoma*, Sav. 2. Sanguisuga *officinalis*, Sav. 3. Sang. *medicinalis*, Lin.
4. Bdella *nilotica*, Sav. 5. Bouche de l'Hæmopis *sanguisorba*, Lin.

题：水蛭要——咳咳——被强制射进去。一位聪明的医生发明了一根带凹槽的金属棒，可以盛放穿了线的水蛭，一同插入需要治疗的体内部位。金属棒的一端装有皮革手柄，还是相当花哨的。1833年，一个名叫奥斯本的医生描述了整个过程：在把水蛭塞进肛门深处之后，"金属棒被拔了出来，水蛭则留在里面备受折磨，直到吸满了鲜血为止"。在这个情境中，用"备受折磨"一词确实再合适不过了。可怜的虫子，可怜的患者。

水蛭也会应用在阴道以刺激月经的到来或治疗痛经，也有人指出水蛭的这一特殊用法应该"仅限已婚妇女"并且"应该培训一个聪明的护士学会这种方法"。我们衷心地希望这位护士能拿到不错的报酬。

正确使用水蛭

应用水蛭吸血法需要几个主要条件，水蛭喜欢叮咬干净、光滑的皮肤，不能有毛发茬子！伦敦的一位水蛭专家威尔金森先生于1804年称："我发现尖锐的毛发茬子会惹恼它们。"所以当要从泥泞的池塘蹚过时，记住一点——多毛的双腿是一件好事。但是即便是最光滑的皮肤，有时候也需要对这种挑剔的小家伙用点哄骗手段。《柳叶刀》在1848年发表文章说，水蛭经上好的黑啤或一些低度数的酒浸泡过后会更卖力地吸血。至于皮肤的部分，可以用牛奶或糖水淋洗，或者最好能加一点点鲜血，这一点用锋利的刀尖轻轻一挑就可以做到，这种方法沿用至今。

通常情况下，15分钟左右之后，体内充满血液的水蛭会从病人身上掉下来，但是偶尔需要医生从病人身上取下它们。向水蛭头部洒精盐可以帮助取下水蛭，因为用力猛拉的话可能损害到皮肤。如果水蛭看起来因为吃饱而睡着了的话，用手指用力敲或洒上些水就能快速唤醒它。

水蛭被移除之后，可以用温水浸泡的亚麻布覆盖水蛭咬过的皮肤，从而使病人血管扩张，让血液继续向外流。也有人建议让病人直接洗个热水澡，以使血液持续渗出。

1816年，詹姆斯·罗林斯·约翰逊博士发表了论文《医用水蛭的治疗》。除了上面提到的水蛭的使用方法，他还对水蛭本身进行详尽的研究。他测试了水蛭是否会以人肉为食（答案是肯定的）；他分别使用盐和不用盐冷冻水蛭看看它们会不会死掉（雪加盐的情况对水蛭来说更恶劣）；他甚至让体型更大的马蛭和医用水蛭来了场决斗（马蛭胜出）。他还分别用碳酸、汞、气泵和橄榄油来折磨水蛭，并且惊讶地发现它们"生命力十分顽强"。本书作者读到下面这个句子时不由得停了下来："雌雄同体的自体受精，这种现象可能出现在水蛭个体身上。"脑补一下……算了，还是别了。

正如前面提到的，水蛭会在人体外部被使用，也会在内部被使用。这就理所应当引出了一个问题：如何把这种寄生虫取出身体呢？1822年，一位热心医生菲利普·克兰普顿想出了个法子：把线穿在这可怜的虫子的身上。在用这些水蛭直接治疗肿胀的扁桃体后，他发现穿线"使得水蛭更卖力地吸血，实际上，这也可以用来刺激反应迟缓的水蛭"。

他们本不用担心，因为如果误吞了水蛭，它也会被胃酸消化掉。但中世纪的医生并不知道这一点，他们建议的解决方法是：用山羊尿漱口，用热烙铁把水蛭骗出来，或者让病人口渴以"引诱"水蛭爬出来找水喝。结果证明这些方法并没有一丝一毫的效果，因为水蛭没出来。毕竟，没有任何事情可以让喝山羊尿看起来是合理的。

另一个问题是水蛭的循环利用。水蛭并不总是在一次使用后就被扔掉，如果对水蛭进行"催吐"，它们最多可以被重复利用50次，只需在水蛭嘴部涂抹少量的盐（这种方法对水蛭来说，就相当于给人体涂抹盐酸）。接下来水蛭会像全盛时期的奥兹·奥斯朋那样呕吐起来。这种方法能节省很多的成本。也有医生会把吸满血的水蛭丢进醋里，给它们一场彻

新鲜水蛭现在有售！

从哪里可以获取水蛭？在19世纪初，穷苦的英国孩子会蹚到泥塘中，收集吸在他们腿上的水蛭，卖了换零花钱。但很快，水蛭变得稀少，甚至用鱼线穿了大块的肝脏做诱饵也收效甚微。

到了19世纪30年代，英国人的水蛭消耗量创下历史新高。水蛭被从土耳其、印度、埃及和澳大利亚进口而来，有一年单从法国就进口了4200万只。美国也盛行水蛭吸血法，但是美国产的北美水蛭嘴部较小，吸血量较少，所以也进口医用水蛭。

很快，水蛭产业或者说水蛭养殖业应运而生。在这些"水蛭养殖场"，牛、驴和老迈的马被赶进泥塘或沼泽地，有时还会割破它们的躯体以供水蛭吸血。1863年，《英国医学期刊》非常公正地指出"水蛭产业颇不卫生"。今天，水蛭养殖是十分干净的，有滤水系统和科学运作的喂养。我们再也看不到贫苦的孩子或老迈的马了。

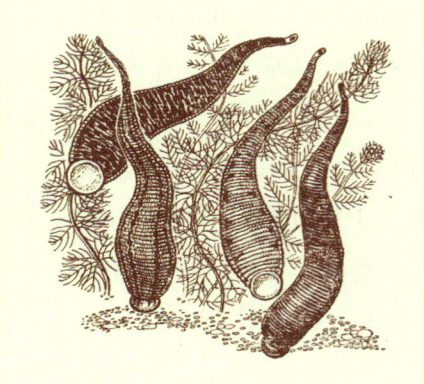

底的酸浴，让它们再次活跃起来。我们大概可以想象，用这种方法，水蛭每周可使用两次，最长可使用三年。

看护和保存水蛭不是一件简单的小事。威尔金森先生解释说："简而言之，耐心和灵巧都是饲养这些任性或者说急躁的动物不可或缺的品质。"

听起来似乎威尔金森先生很想报复性地咬一口这些水蛭。

缺点和式微

水蛭吸血法有其缺点。经典的奔驰车标形状的咬痕不是什么荣誉勋章。尽管较短的一段时间里，水蛭吸血法极为流行（在19世纪，水蛭形状的装饰会被绣在衣服上），但人们在公共场合还是会遮住水蛭的咬痕。

还记得前面讲到的"水蛭循环利用"吗？在"一次性使用水蛭"疗法和其他相关的医疗设备引入之前，多次使用的水蛭在治病上可能会适得其反，带来更多问题。1827年的一则新闻报道了这样一件事：一条治疗过梅毒病人的水蛭又被用于治疗一名孩子，结果让这个孩子也染上了梅毒。

水蛭的另一个局限性是它只能吸食大约一汤匙的血液。为了保持血液持续流出，有人剪去了水蛭的尾部使其吸入的血液流出。这是一种西西弗式的水蛭疗法。于水蛭而言，它们吸了又吸，始终不能吸饱，还彻底失去了屁股。然后它们就这样死去，多么悲惨的一生。

还有些病人死于过于严重的水蛭吸血，其中的一个案例发生在1819年，一个两岁的小女孩被水蛭咬一口就失血过多而死。因为水蛭的唾液中含有能稀释血液的成分，其效果可以持续很久，所以病人在被水蛭吸血后还会持续出血一段时间。

通常情况下，一条水蛭用于治疗是不够的，用到水蛭的数量可能极其惊人。弗朗西斯-约瑟

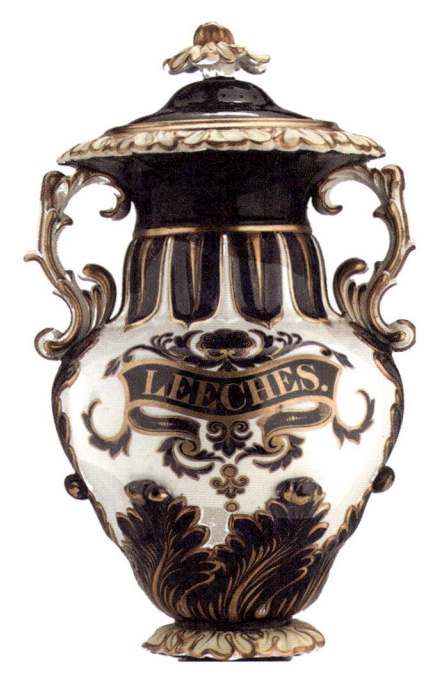

▲ 19世纪存放水蛭的罐子。

夫-维克多·布劳希斯是19世纪以来最"血腥"的医生之一,他曾一次使用多达50条水蛭进行吸血治疗。另一个医生则用了130条水蛭在一个可怜家伙的睾丸上来治疗淋病,这可能是宣传安全性行为活动的最好广告了。

如果这还不够,那么噬咬本身就可能导致危险的甚至危及生命的感染。19世纪的医学文献充斥着类似的病例报道,其中噬咬成为问题的关键。

与柳叶刀不同,水蛭的维护非常困难。毕竟,它们在进食上极为挑剔,令人难以琢磨。让水蛭准确叮咬需要治疗的部位并不容易,因此才会使用特制的水蛭玻璃管。还要使用特制的罐子装着它们出门——如此烦琐!

到19世纪中期,越来越多的医生开始猛烈地批判"英雄消耗疗法",这要归功于人们对生理学、病理学和一门名为统计学的学问有了更深入的了解。比埃尔·路易斯是循证医学的创始人之一,他是一个坚定的事实捍卫者,反对模糊不清、没有依据的理论。他发现没有任何证据能表明放血疗法是有效的。也有其他人,比如约翰·休斯·班尼特,同样如此认为。

直到20世纪初,随随便便使用放血法和水蛭吸血法治疗疾病的做法已经走到了尽头。

现代医学的"叮咬手术刀"

很多人应该会感到大吃一惊,因为水蛭在今天仍被合法地使用。(另外,幸亏有抗生素。没有人真的想让水蛭叮咬他们发炎的喉咙,对吧?)

一方面,约翰·贝里·海克拉夫在1884年发现了水蛭素,水蛭素是水蛭唾液中主要的能稀释血液的蛋白。像对待响尾蛇那样从体形很小的水蛭口中挤出分泌物是不太可能的,所以科学家合成了多种版本的水蛭素,今天依然被用作血栓爆破药物和抗凝血剂。

水蛭能咬到人体上精确的小面积区域，去除人体不需要的血液，并且能防止血液凝结，这在某些情况下是十分有用的优势。在对手指、耳朵、鼻尖等精细的人体部位进行小面积重塑手术之后，可以用水蛭缓解组织充血，水蛭还可以加快血液流动，提高被修复组织的存活率。在皮瓣移植手术中，整块皮肉连同附着的血管和神经都要被缝在一个新的部位（比如在移除一个恶性肿瘤之后，对头部和颈部进行修复），水蛭可以防止这些肿胀的组织阻断新鲜血液流入。

所以在一些情况下，水蛭对你是有好处的！你甚至会想依偎在这个黏糊糊的小家伙身边，说声"谢谢"。

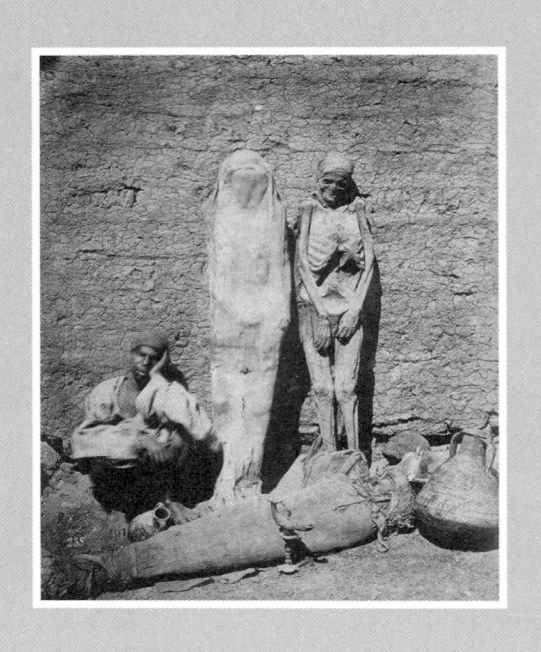

食人和尸药

现实甚于 B 级片

**有关真实的吸血鬼,角斗士果汁,道貌岸然的教皇,
血酱,头骨苔藓,以及木乃伊入药**

1758年，时年23岁的詹姆斯·怀特和21岁的沃尔特·怀特在伦敦肯宁顿公地被处以绞刑。绞刑是一个警示世人不要犯罪的绝佳刑罚，也是一种娱乐的绝妙来源。和当时其他处刑方式类似，囚犯一般坐着马车被载到绞刑架下。他们的脖子上缠着结实的绳子，公地上立着高高的横梁，绳子就悬在上面。不消一会儿，马车被拉走，只剩下罪犯在风中抽搐挣扎，最后变成一具没有生命的尸体。

在绞刑结束后，根据1758年4月刊行的《绅士杂志》报道："一个孩子，大约9个月大，被递到刽子手手中，他拉着两具尸体各自的一只手抚摸孩子的脸，这样做了足足9次。"孩子的皮肤上有粉瘤（可能是疖子），这样做是希望死人能治好孩子。

这看起来可能有点奇怪，但是从古希腊和古罗马时期开始，横跨整个中世纪，将人的身体部位用于医疗一直十分流行，一直到19世纪末才逐渐消亡。尸体被找来，不仅是为了像上述那样通过碰触治病，也用于食用、饮用以及其他方式的治疗。人们一般称之为食人、吃人肉或尸体医学，随你怎么叫。

纵观人类历史，人们一直都在寻找自身渴求的东西——青春、活力、力量。医学史上很多伟大的代表性人物都认为，食用死人身体的一部分符合他们恢复健康的理念。盖伦的体液学说认为血液过多会有坏处，而血液过少则可以通过长期饮用血液调节。希波克拉底曾提及使用一些不洁之物，像是用"尸体"或"沾染着暴力的血液"（罪犯的血）来抵抗污秽或疾病。后来，帕拉塞尔苏斯认为人能通过"精神"及其内在精髓进行自我恢复。同尸体触碰一下简单却富有魔力，也会对恢复健康起作用。在17世纪，罗伯特·弗拉德指出，"如果死人的手触摸了疣，疣就会死"。

让·巴普蒂斯特·凡·赫尔蒙特是差不多同时代的佛兰德的科学家，同时也是一名医生，他认为人类的尸体具有一种"说不清、道不明的生命力"，这种生命力以某种方式徘徊在血液和身体之中，特别是被暴力致死的尸体。换句话说，这种尸体没有经历过长久的疾病或虚弱，其生命之力得以保全而未被浪费。因此，被提前终结生命的罪犯的尸体如此抢手。

针对这点，我们将重点讨论身体和血液的利用，通常情况下是非自愿地被拿去使用的。当然，像是包含尿液的食谱、给成人饮用的母乳、粪便制成的药膏、汗水制成的药水和胎盘制成的药丸，相关的讨论屡见不鲜，但捐献这些"排泄物"不会对施予者造成伤害。

血液也能在施予者不受伤害的情况下被献出。毕竟，在20世纪，许多人就慷慨献血，且挽救了无数的生命。但在过去，血液的使用就没有那么清楚明白，以及无私——简直是一团糟。

吸血鬼的小吃

我们印象中的吸血鬼都有着闪亮尖牙和迷人的魅力，但在现实中，饮用血液的人完全不是那么光彩的形象。在1世纪，老普林尼就写道："癫痫患者如饥似渴地痛饮角斗士的血液，仿佛是在喝下生命。"这个例子生动描述了人们希望从一个健康强壮的楷模身上获得健康的病态渴望。为什么要喝血？原因并不清楚，但当一批又一批的学者坚持认为"它之所以有效，是因为我听说它有效"后，普通人也坚信不疑了。三人成虎，莫过于此！再者，由于癫痫发作通常是间歇性的，所以如果某人在服药后几个月内没有发病，人们就倾向于相信这药物确实有疗效。

血是最高贵的体液，也是不老仙方的药引。15世纪，意大利学者马尔西利奥·费奇诺认为年轻人的血液可以使老人恢复活力。他们应该"像水蛭一样，从刚刚割开的左臂静脉吸食1到2盎司血液……"。如果你认为直接吸血令人不适，那么费奇诺建议，你可以"把血加糖煮熟，或是让血与糖混合，用热水适度蒸馏后再饮用"。

那些没有机会摆布角斗士的尸体的人就必须更灵活一些了。1668年冬，一个名叫爱德华·布朗的英国人在维也纳目睹了好几起处决。在死囚被斩首后，他看到"一个人手里拿着一个罐子，向着尸体飞奔而去，用罐子装满了从尸体脖子中喷射出的鲜血，随即一饮而尽"；另一些人则用血液将手帕浸湿，希望能治愈癫痫。

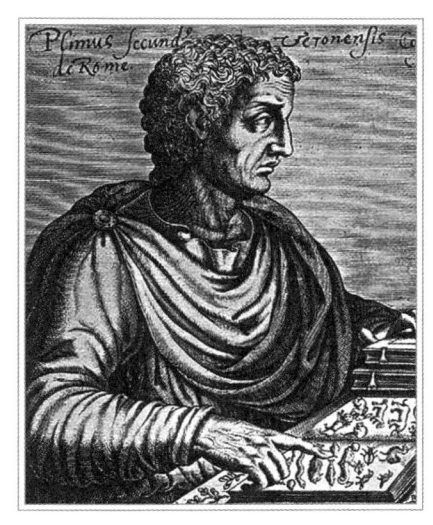

▲ 老普林尼觉得你应该喝上两个角斗士的血，然后早上给他打个电话。

故事还没完。

有一句古谚是这么说的："事实往往比小说更离奇。"那么下面这个未经验证的故事恰好能验证这句话，这故事实在太过离奇，让人难以置信。1492年，教皇英诺森八世临终。他绝非圣贤，只是个无耻政客，他与意大利各邦国冲突不断，使教廷财政入不敷出，他还有16个私生子，并迫害女巫，奴役民众——实在不是个好人。据传闻所言，在教皇生命垂危之际，他的医生收买了三个童男，给了他们每人一枚金币。他们被放出了大量的血，奄奄一息的教皇喝了他们的血液。最后，孩子们死了，教皇也死了。这名医生也从此声名狼藉（也有人认为这是在反犹诽谤活动中针对医生而散布的谣言）。教皇英诺森八世权倾朝野，品行有待商榷，但他真的可能为了延续生命而孤注一掷，对这些孩童痛下杀手吗？有可能吧。

人血不仅可用于饮用，也能被干燥、磨成粉末，混入食物和药膏中，或是用鼻孔吸入。意大利医生李奥纳多·菲奥拉万提认为血液制品"好到可以起死回生"。他于1588年去世，所以这对他可能并不起作用。普林尼记载了古埃及国王试图通过在人血中沐浴来治疗寄生虫感染的行为，这种感染会导致大面积肿胀，也就是俗称的象皮病。血液被用来治疗皮肤感染、发烧和促进毛发生长。在欧洲的其他地方，血液有时会被煮成黏糊糊的酱。对，血酱。想知道怎么熬上一锅吗？一张1679年方济会药剂师的配方记录如下：

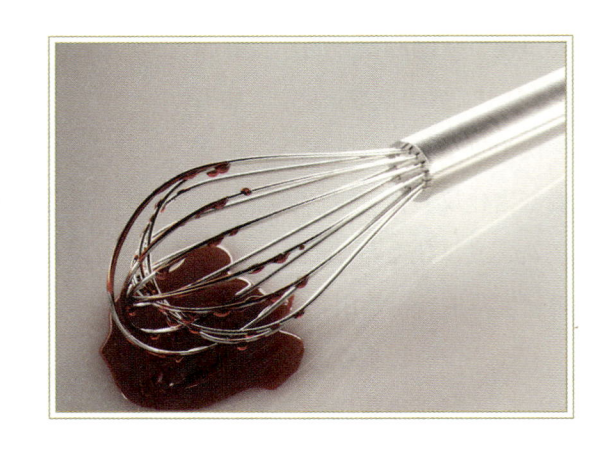

1. 让血液干至黏稠状；
2. 将其切成薄片，将多余的水沥出；
3. 用刀在炉子上将其搅拌成糊状；
4. 用细丝筛将其过滤，然后封在玻璃罐里。

他们没有提到是否要就着面包或烤饼一起吃。但他们告诉你这些血取自何处：来自一个"面色红润，脸上带斑"的人。事实上，红头发受害者的鲜血尤其抢手。全世界韦斯莱的粉丝们，请不要看这部分，求你们了[1]。

---

1 指《哈利·波特》中的人物罗恩·韦斯莱，红发和雀斑是其家族特征。——译者注

食人养生简史

可怜那些红头发的人。另一份有关红发尸体的配方出自一位17世纪初的德国医生之手。"选择一具红发的男性尸体,要完整、干净、没有瑕疵,最好是24岁,被绞死的、被马车撞死的或者被捅死的。"应将尸体切成小块,撒上没药和芦荟,泡在葡萄酒中捣碎。然后,将其阴干,最终的成品甚至可以和烟熏肉相媲美,而且它"没有臭味"。如果你眼前浮现了牛肉干,恭喜你,答对了,尽管吃下肉干并不是我们的终极目的,但干肉中保存着一种红色的萃取物,可以用于促进伤口恢复或治疗很多其他疾病。

我们又延伸出了"食人"这个话题。当那些角斗士死去之后,人们大约会喝掉他们的一品脱血液,也会生吃角斗士的新鲜肝脏,希望能治愈癫痫。一般认为,肝脏是勇气所居的器官,并且富含有益的血液。清教徒爱德华·泰勒(死于1729年)毕业于哈佛大学,因其诗歌闻名于世,而医学方面的成就——作品《处方集》则并没有那么出名。其中,他描述了对活人来说,死人的尸体包含了多么大一笔疗愈财富:骨髓对治疗痉挛有好处,胆囊能"改善听力",干制心脏能治愈癫痫……这样的例子不胜枚举。

所以人尸蜜饯的可能性也是存在的。关于"蜜人"的传说,始见于16世纪中国药理学家李时珍的著作。他记载了一条传说,说阿拉伯人曾用蜂蜜制作木乃伊。尸体来自一个老人的自愿捐献——没有自我牺牲,医学就无以为依。志愿者不能进食其他食物,每天仅吃蜂蜜,直到他们的排泄物是蜜,汗水是蜜,小便也是蜜(这完全不可能,不过,毕竟只是个传说)。然后在其死后(人终有一死),其尸体被泡入装满蜜的棺材中。整整百年之后,被封存的尸体会被人取用,一片一片的。谁不想尝尝一块"人肉蜜饯"?说实话,这个问题还是不要回答了。

蜂蜜具有神奇的抗菌作用和防腐作用,千百年来在不同文化中都被用

"人体油脂"的治愈能力

尸体不仅用于让人饮血和抚摸治疗。刽子手利用死刑犯的人皮和脂肪狠赚了一笔。药剂师特别喜欢"人体脂肪油",这种东西也被称作人体油脂、罪人的脂肪、刽子手药膏。它被用于愈合伤口、缓解疼痛、治疗癌症、配制春药、治疗痛风和风湿。一首古老的德国歌谣中说:"融化的人体脂肪能治疗跛足,涂上它们之后,跛子重获健康。"人体脂肪也被吹捧为治疗恐水症的药方,恐水症病人害怕饮用水,这使得恐水症通常被当作狂犬病的同义词。"人体油脂"甚至可以用在化妆品中,特别是对天花疤痕有奇效,同时它还被视作强力消炎药膏。

与死人打交道的刽子手还宣称人皮对孕妇有好处——没错,他们自身就是死神和药剂师两种冷酷身份的代言人,

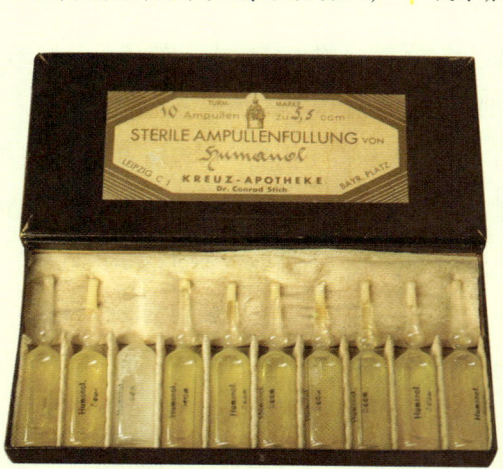

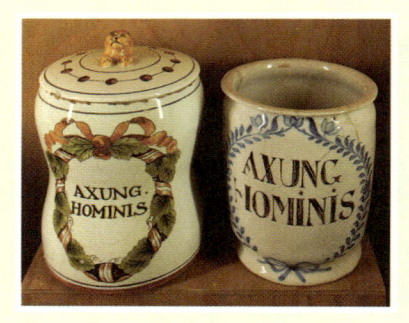

▲ 17—18世纪被药剂师用来盛放人体脂肪的容器。

没有人怀疑他们产品的纯度。一些女人相信将鞣制的人皮裹在肚子上能减轻分娩的痛苦。人皮还可以围在脖子上预防甲状腺肿大或抑制甲状腺瘤进一步恶化。在18世纪,一个刽子手的妻子用人体脂肪来治疗一个女人的断手。在殖民时期的美洲,一个名为爱德华·泰勒的人在食人疗法方面具有令人不安的足智多谋,他认为食用人皮能治疗"歇斯底里的激情"。

我们还能说什么?这真的会使你头皮发麻,读这些内容你需要皮糙肉厚才行。现在你还能正视"油脂"这个词吗?好吧,不往下讲了。

◀ 人体脂肪安瓿。

于医疗目的。所以把它与尸体药物联系起来，从某种病态的角度来讲可能说得通。当然，没有证据表明"蜜人"曾经存在过，但鉴于药用食人的历史，有也不奇怪。

以形补形，以脑补脑

> 从一个惨遭横死的年轻男人身上取下他的大脑，连同脑膜、动脉、静脉、神经一同取下……放到石臼里捣至糊状；再向其中加入烈酒，让酒把它们完全覆盖住……然后放在马粪中存放半年。
>
> 出自约翰·弗伦奇《蒸馏的艺术》（1651）
> 一书中"人脑精髓"的配方

这个配方——把一瓶大脑和酒的混合物"窖藏"在一堆温暖、不断分解的马粪中——只是利用大脑和头骨治疗癫痫的诸多尝试之一。食人医疗背后的逻辑大多来自顺势疗法"以形补形"的理论。所以，人们一旦认为某种疾病源于人的头部，那大脑和颅骨就成了治疗这种疾病的不二之选。很多人认为颅骨特别重要，比如佛兰德的让·巴普蒂斯特·凡·赫尔蒙特，他认为人死后"整个大脑会在颅骨中消耗融解"，颅骨因而"获得了这样的价值"。

从古希腊人使用死人的大脑制作药丸，到丹麦的克里斯蒂安四世据传用颅骨磨成的粉末治疗自己，与癫痫（也称作"羊癫疯"）的斗争是以大脑本身作为武器的。鉴于医生（正确地）猜测癫痫是大脑发病导致的，这种治疗方法有一定道理。除了把颅骨制成粉末，颅骨表面的苔藓也会像刮姜根一样被刮下入药，颅骨有时还被用作喝水的容器。像圣西奥杜尔或圣塞巴斯蒂安这样的名人的颅骨甚至会被镶上白银外壳，点缀以宝石。如果你能用这样的头骨喝酒，你的癫痫和发热就可能"痊愈"。

在17—19世纪，英国以及欧洲的药店中常会悬挂颅骨出售。死亡主题的药柜中如果没有一些颅骨苔藓，就算不上完整。头盖骨暴露在空气中足够长的时间，就会长出松软幽绿的苔藓，据说，将这种苔藓塞进鼻孔就能阻止流鼻血。不过，团起来的卫生纸也能有这样的效果。

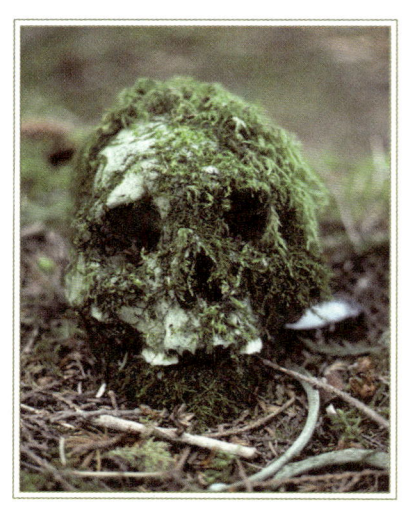

▲ 刮下颅骨苔藓塞在鼻孔里，这是17世纪阻止流鼻血的方子。

英格兰国王查理二世（参见《放血：理发店门口的旋转柱是怎么来的？》一节）在17世纪就对化学有所涉猎，他从一位名叫乔纳森·戈达德的化学家那里购买了一种可以让人长生不老的配方。这种药被称为"骷髅之魂"或"戈达德滴露"，但在查理二世购买了这个配方之后，"国王滴露"的名字就传开了。这个配方的内容是在一个玻璃容器中煮颅骨碎片，再经过大量的加工，所产生的蒸馏液便是万能灵药了，尤其会被用来治疗痛风、心脏衰竭、肿胀和癫痫。1686年，一位可怜的女士安妮·多默写道，每当她感到焦虑、不安和无力时，她会"把国王滴露搭配巧克力一起喝下"。感谢这奇特的配方，但我们还是只吃巧克力吧。

18世纪，医生还建议用人的颅骨所包含的精力来治疗昏厥、中风发作和神经紧张。国王滴露一直被使用到维多利亚时代，之后才渐渐从药典中销声匿迹。毕竟，这个药方的声望看起来不巧地缺少了很重要的一点东西。查理二世在临终之际用他的国王滴露治疗自己，然后，他死了。

万能的木乃伊

说起死了很久很久的尸体,欧洲数百年的药物中都有一种被称作木乃伊药(mumia)的原料。没错,就是你想的那个木乃伊(mummy)。这种成分是否取自真正的埃及木乃伊,取决于具体的药物、时期,在某些情况下,还会涉及词源学。让我们来探讨一下这个问题。

一种早期的阿拉伯药物中含有柏油成分,被叫作"mumiya",是波斯语"mūm"演化而来,意为"蜡油"。这是一种黏糊糊的、有时是半固态的黑色石油,被用作药膏和解毒剂。11世纪前后,人们从古埃及防腐处理过的尸体头部和体腔中发现了一种黑色液体,开始错误地认为这也是那种矿物油的来源之一。这种油被称作"mummia"或"mumia",很快就用于指代被防腐处理过的尸体及由其产生的药品。

木乃伊头骨中出产的矿物质尝起来味道如何?1747年伦敦的一本药典描述其味道为"辛辣和微苦"。谢天谢地,如果把它描述成波士顿奶油甜甜圈那样的味道,那就令人头疼了。

15至16世纪的欧洲,是从木乃伊身上取得的木乃伊药流行的高峰期,其需求量非常大。有一部分原因要归

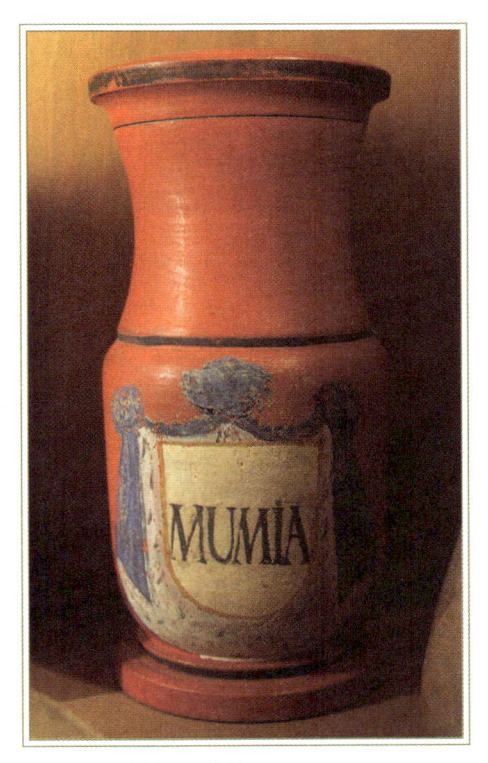

▲18世纪药剂师用的罐子。

功于医生帕拉塞尔苏斯，他认为这是"灵丹妙药"。他和他的追随者们相信，人体的精气可以被最大程度地提炼，而这种"精粹"能治愈几乎任何疾病。呃，并不真行——从生物学的角度来讲没有任何理论基础。但帕拉塞尔苏斯食人治病的理论还是受到了热捧，甚至让食人变成了一种完全可以接受的行为，而他这套理论的核心正是木乃伊药。医生们声称它可以治疗溃疡、肿瘤、咳血、瘀伤、痛风、瘟疫、中毒、皮癣和偏头痛。你刚刚手抖把手机掉到厕所里了？来点木乃伊药吧，也许能治好你。

掺入了木乃伊药成分的药物被用来治疗蛇咬伤、梅毒疮、头痛、黄疸、关节痛，当然还有癫痫。1585年，法国皇家医生安布鲁瓦兹·帕雷说，治疗瘀伤时，木乃伊药是"所有医生的首选和必选之药"。

这种需求催生了一种活跃的、有时是非法的交易。开罗的坟墓遭到洗劫，尸体被放入沸水中煮，从而获取浮在水面上的油状物质；木乃伊的头价比黄金；英国甚至诞生了木乃伊进口税，数百磅木乃伊被卖给伦敦的药商。一些人还认为木乃伊所用的防腐原料——油膏、芦荟、没药、藏红花——有助于增强木乃伊药的奥秘和效力。

在一番掠夺之后，木乃伊变得稀少，假药开始出现在市面上。这些假药主要由其他尸体做成——乞丐、死于麻风和瘟疫的病人尸体被收集起来，清理干净后在尸体内填满芦荟、没药和沥青，在火炉中烘烤干燥后浸于柏油之中。买家对这种木乃伊药知之甚少，只是听人建议要"挑选黑得油光发亮的、不全是骨头和泥土的、味道好闻的"。木乃伊药继续供不应求，一些不幸的旅行者在非洲沙漠遭遇致命沙尘暴而亡，他们的尸体也被拿来制药。因为他们的尸体在沙漠被天然风干，所以也被称为"阿拉伯木乃伊"。

幸运的是，木乃伊交易在18世纪末逐渐消失。一旦近代医生击破了帕拉塞尔苏斯的逻辑，木乃伊药自然销声匿迹了。随着医学知识的进步，"人体魔力"被合理的解剖学真相替代。恶心的感觉，以及木乃伊药并没有疗效的事实，也有一定贡献。

勿食同类

英国在1845年4月叫停了"处刑场上的抚摸"。少数几个在处刑场上被尸体抚摸过自己粉瘤的幸运女人可能当时还不知道，她们是最后一批（在法律允许的情况下）被尸体触碰过的人了。这种场景被描述为"非比寻常，无法直视"。

摄食尸体、烹食大脑、吸食血液，这些在今天都是不可想象的。然而用别人的身体部位治病曾经是很平常并被人广为接受的。器官捐献和器官移植像是实现了奇迹；输血每天都在发生；我们在利用别人身体方面钻研得越来越"细"——比如干细胞、骨髓以及卵子和精子捐献，借别人的子宫代孕。然而，现在还是有许多人对母乳银行的想法感到不适。我们的社会是一个矛盾的社会。

偶尔会有关于"胎盘药"在中国私下流通的骇人听闻的文章，据传这种药物能提高性耐力，包治百病。有关器官被盗用于黑市移植的故事仍然时有听闻。幸运的是，法律是站在死者一边的，充分尊重他们对器官捐赠的意愿，绝不允许他们的器官糊里糊涂地进入某人的药柜。

毫无疑问，人类在治疗身体的任何不适时会求助于人本身——本句没有任何修辞。这种不顾一切寻求健康的欲望给人类带来的，有时是最好的结果，有时则是最坏的结果。

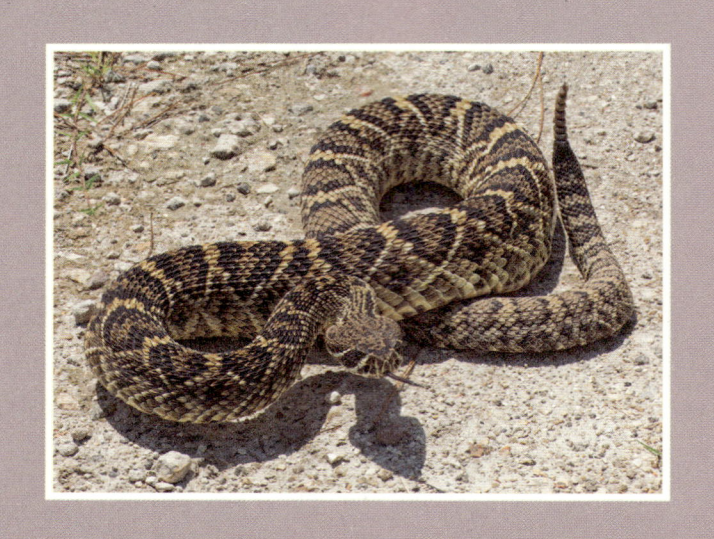

动物衍生药物

海狸睾丸移植手术,很难说谁更惨

有关最早的蛇油推销员,牛脑,以及各种睾丸

1893年，哥伦比亚博览会在芝加哥举办，在这次博览会上，约翰·菲利普·苏萨的乐队进行夜场演出，第一套电炊具被展出，蓝带啤酒也初次亮相，一片熙熙攘攘之中，克拉克·斯坦利也想让人们眼前一亮。

斯坦利盛装打扮，穿得花里胡哨，像一个拓荒者，他站在舞台上，面对熙熙攘攘的人潮，将手伸向脚下的麻袋。他掏出了一条响尾蛇，向观众展示它翻滚扭动而又剧毒无比的身体，然后，他用刀利索地把蛇割开，将它扔进身后盛有沸水的大桶里。随着蛇的脂肪漂浮到水面，斯坦利将其撇出来，倒入事先准备好的装着擦剂的药罐中混合，最后以"克拉克·斯坦利蛇油擦剂"之名卖给在场的人群。

在当时的展览会上，驻足观看斯坦利表演的人群，很可能是他的蛇油消费者中仅有的买到的药中真正包含蛇身体部分的人。在接下来数年，会有几千人购买斯坦利擦剂。但24年之后，联邦的调查人员发现，斯坦利擦剂里面含蛇的身体成分要少很多。可以说完全没有。

最后，官方调查人员公布了斯坦利蛇油的成分：矿物油、牛脂、红椒和松脂。虽然这对响尾蛇而言是个好消息，但对斯坦利众多的消费者而言却是坏消息，因为他们被世界上第一位蛇油推销员给坑了。

1897年，斯坦利出版了一本自传，这本书是他的自我神化、牛仔诗歌和蛇油推销广告的结合体。在《美国牛仔的生活和冒险：远西地区的生活》一书中，斯坦利声称自己从霍皮部落习得了蛇油伟大神秘的治愈力量。

虽然对自诩为"响尾蛇之王"的斯坦利来说这是一个权威的本源故事，但是真相更加错综复杂。

在19世纪期间，大批的中国人移民到美国西部，美国人对传统中医治

Clark Stanley's Snake Oil Liniment

SNAKE OIL LINIMENT

THE STRONGEST AND BEST LINIMENT KNOWN FOR PAIN AND LAMENESS.

USED EXTERNAL ONLY

FOR
RHEUMATISM
NEURALGIA
SCIATICA
LAME BACK
LUMBAGO
CONTRACTED CORDS
TOOTHACHE
SPRAINS
SWELLINGS
ETC.

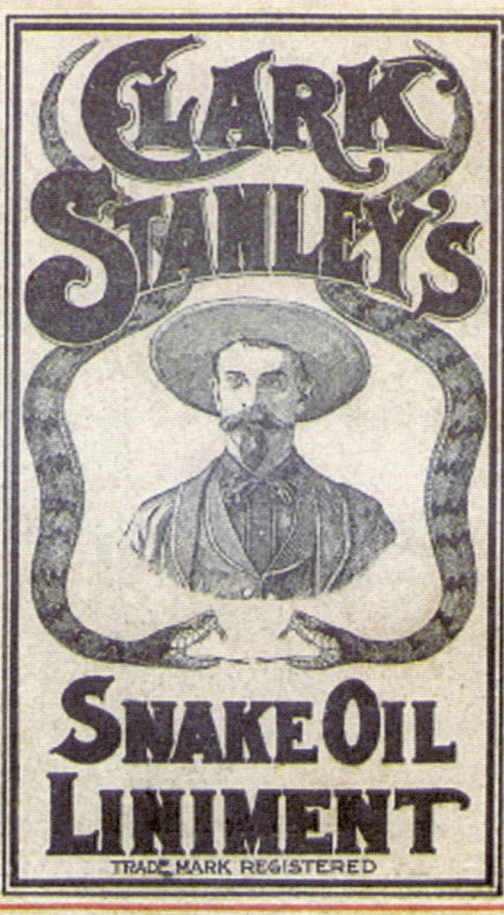

—FOR—
FROST BITES
CHILL BLAINS
BRUISES
SORE THROAT
BITES OF ANIMALS, INSECTS AND REPTILES.

GOOD FOR MAN AND BEAST

IT GIVES IMMEDIATE RELIEF.

IS GOOD FOR EVERYTHING A LINIMENT OUGHT TO BE GOOD FOR

Manufactured by
CLARK STANLEY
Snake Oil Liniment Company
Providence, R. I.

Clark Stanley's Snake Oil Liniment

Is for sale by all druggists. If your druggist fails to have it tell him he can get it for you from any wholesale druggists or it will be sent to you to any part of the United States or Canada upon the receipt of fifty cents in stamps by addressing the

Clark Stanley Snake Oil Liniment Co.

疗技术的态度，是反感厌恶与痴迷好奇并存的。对中国劳工来说，蛇油是一种常用、正统的外用药物，他们用它来缓解疼痛、消除炎症、治疗关节炎以及滑囊炎。中国的蛇油是由中国水蛇的脂肪制成的——富含 omega-3 脂肪酸——确实能够有效抗炎。

但是问题来了，中国水蛇全部生活在中国。所以，一旦用光了从太平洋对岸带过来的蛇油，接下来怎么办？你会找本地蛇替代。如果你是在落基山脉西部，本地蛇很可能就是尾巴咯咯作响的响尾蛇了。

然而不幸的是，响尾蛇体内含有的有益脂肪酸的平均含量大约只是中国水蛇的三分之一。所以，由响尾蛇制成的蛇油，其效果相去甚远。

效果更差的还要数斯坦利的蛇油擦剂——因为它里面根本没有一点点蛇油。这些都无关紧要。"响尾蛇王"可是自我推销的高手（当一名记者在马萨诸塞州访问斯坦利时，他弄了许多蛇到自己的办公室，蛇爬满了整个房间，甚至爬到了他的胳膊上），之后他的生意风生水起二十载，赚得盆满钵满。就连在1906年美国《纯净食品与药品法案》出台后，他的许多江湖郎中同行被叫停，他的生意依然良好运营了11年。直到1917年，联邦政府工作人员才和斯坦利算起了旧账，他们检获斯坦利的蛇油擦剂货物，分析了其成分，然后发布了不讨好的报告。

斯坦利因"在产品上贴假商标"，违反了《纯净食品与药品法案》而被判缴纳20美元的巨额罚金。

他交了罚金，耸耸肩膀，以富翁的身份从历史的篇章中脱身而去。

牛脑治疯病

斯坦利根本不是第一个就近捕捉动物，将其开膛破肚，然后将其所含的东西吹捧为万能灵药的江湖郎中。在过去的几千年中，不管是出于合法还是非法的医疗用途，人类一直以来在征服动物：用它们做实验、屠杀和虐待它们。在医药中使用动物身体的过程被称为"动物治疗"，但这并不是去动物园参观动物。机缘巧合下，动物研究中会出现意义重大，甚至可以称得上起决定作用的发现。在托马斯·亨特·摩尔根早期的遗传学研究中，果蝇是至关重要的角色；伊万·巴甫洛夫是借助他的狗狗们证明了感官刺激和身体功能的关系；爱德华·詹纳是从牛身上研究出首个天花疫苗［并很快从代表"牛"的拉丁文单词"vacca"发明了"疫苗"（vaccination）这一术语］。我们也利用动物来帮助我们恢复健康：例如水蛭（参见《水蛭：治疗方式是，塞进人体内》一节）多年来就被视为重要的医学武器；蜗牛在治疗烧伤方面效果显著；蜘蛛可以用来包扎伤口；甚至直到现在，蛆虫还被用来清理伤口。

若不是那些帮助人类避免感染天花的牛儿们，好几千人都会死于江湖郎中之手。比如，文艺复兴时期治疗精神病的处方是：

> 烤一条面包，挖空内部并塞入公牛脑。将这个公牛脑馅的面包绑到病人头上，精神病即可治愈。

是的，那头公牛就因为精神病人要把它的脑子放到头上而死掉了。

上述的这种交感魔法（例如，将镇静的牛脑放在有问题的人脑旁边）将许许多多动物驱往死亡的深渊，可与此同时，它们对病人并没有一丝一毫的治愈效果。

但是，我们千百年来都顽固地相信交感魔法可以战胜医学难题。如果动物很强壮，它们的力量会传递给我们；如果动物很聪明，它们的智慧会传递给我们；如果动物很雄健，它们的生殖力会传递给我们，那么一只雄健的动物身上最雄健的部位是哪个呢？

这还用问？当然是睾丸。

两颗睾丸的故事

"还想继续当一个性无能的人吗?"一则来自20世纪30年代的广告问道。如果你的答案是"不",那就快找约翰·罗穆卢斯·布林克利"医生"吧,他能给你一个惊掉下巴的方法来解决古老的阳痿问题。布林克利——在有悖各种理性和逻辑的情况下——成功让数量多到令人尴尬的男人相信,他们重振男性雄风需要一对新睾丸。更具体一点来说,是羊睾丸。

布林克利切开男性的阴囊,将羊睾丸的裂片移植进去,再给病人缝合。如此一来,性无能的家伙能再展雄风,而布林克利就成了百万富翁。

美国的江湖郎中效仿的是瑟奇·沃罗诺夫,他出生在俄国,于20世纪初在法国和埃及行医。在早期的医学生涯中,沃罗诺夫开始相信激素水平下降会加速老化过程。反之,假如你提升激素水平,或者复原老化腺体,就可能逆转老化过程。

在沃罗诺夫33岁,还比较年轻之时,他很英勇地进行了自体实验,给自己注射了阉狗和豚鼠的睾丸磨成的粉,以此来观察这能否停止自己的老化过程。然而,这并没有成功。

尽管一败涂地,该实验却莫名其妙地令沃罗诺夫相

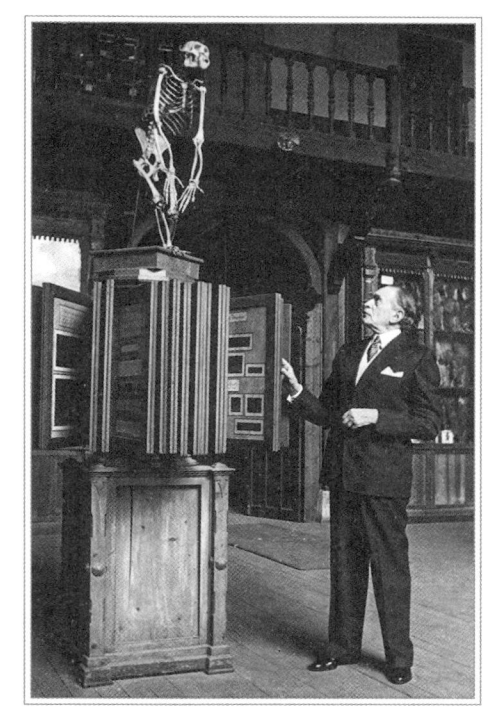

▲ 沃罗诺夫在赞美一只黑猩猩。

信了这个原理是可靠、合理的。因此，从1913年开始，他转向猿类，将一只狒狒的睾丸移植到一位74岁男性的老化阴囊中。

事实上，沃罗诺夫并没有真的将整个的狒狒睾丸硬塞进那可怜家伙的阴囊。他知道，这样的手术必然会引起人体对异物的排斥反应，所以，这位医生想出了一个更为保守的策略。他植入的是狒狒睾丸的"碎片"——大约2厘米长，0.5厘米宽。他推断，薄薄的碎片很容易就会被人体组织吸收，返老还童过程就可以开始了。吸收的部分是正确的，返老还童就……难以实现了。组织已经死掉了，医疗效果自然也不存在了。然而，安慰剂效应异常强大。

沃罗诺夫认为这次实验是成功的。在1923年举行的伦敦国际外科医生大会上，他演示了他全新的手术技巧，在场的大约700名医生都惊叹不已，这让沃罗诺夫荒唐无比的主张暂且显得合理起来。这位医生声称，移植成功能增强性欲（千百年来，长久存在的男性老化问题都是江湖郎中利用的点），同时能提升能量、有益于视力，并且延年益寿。

与此同时，咆哮的20年代已经到来，全球富人都有一种情绪，他们无比乐观并乐于试验新想法。再也没有比这更为恰当的时机和地方来为猴腺手术寻找文化立足点了。换句话说，如果有一个为猴睾丸移植而生的时代，那就是20世纪20年代。猴腺移植在有钱人中风靡，沃罗诺夫也名利双收，成了非常富有的名医，他在巴黎一家昂贵的酒店包下了整个一楼，还有成群的管家和仆人伺候他。

一个医生指出："无论是在时尚晚宴上，还是在平常的会议上，或是在医学精英的严肃会议上，总有人窃窃私语，谈论着'猴腺'。"在接下来的10年间，沃罗诺夫给500～1000位男性做过手术，每次手术收费5000美元，手术地点通常是他在阿尔及尔开设的专科诊所。（顺便说下，那些猴睾丸是从沃罗诺夫在意大利里维拉特设的"猴子养殖场"获得的。）一些名人做过这样的手术，包括国际收割机公司的董事长哈罗德·福勒·麦考密克，他希望手术能让他满足比自己年轻许多的新妻子——波兰歌剧演唱家加娜·瓦拉斯卡。另一位做过这样手术的名人是弗兰克·克劳斯，他是一名中量级拳击冠军，在和中年的对抗中不断败退。

尽管该手术风靡一时，但随着20世纪20年代的车轮向前滚动，人们日渐意识到猴腺手术"增强"男性功能完全是个弥天大谎。沃罗诺夫渐渐无人问津，当他在1951年去世时，几乎没有报纸刊登他的讣告。

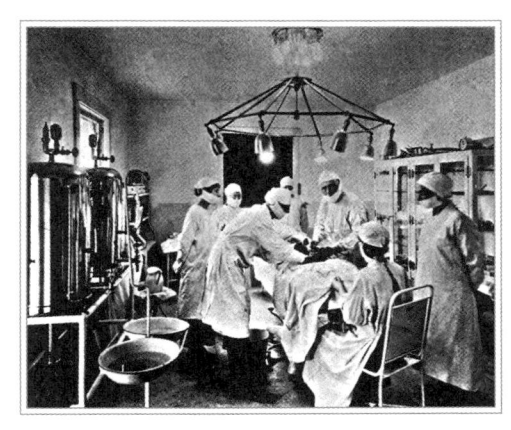

▲ "护士，把羊睾丸递给我。"——布林克利正在进行手术。

我们人类忘性很大，就在猴腺事件落幕后没几年，一个新的江湖郎中就开始宣传另一种生物的睾丸可以重焕青春活力：山羊。

我们回过头接着讲约翰·罗穆卢斯·布林克利。布林克利没有进入美国医学协会认可的医学院校就读，而是选择了一个更加便宜和快捷的途径——位于堪萨斯的折衷医科大学。布林克利一心追名逐利，回应他的则是响亮的咩咩声。

移植好色山羊的睾丸到人的阴囊，肯定会重振男性雄风、令他们重返青春。当然，事实并非如此——移植过来的组织会被身体排斥，但令人吃惊的是，安慰剂效应再一次发挥了无穷的潜力。至于那些被无证医生永久伤害了的病人，他们怎么办？这部分故事被轻易地遮掩下去了。

在20世纪30年代，布林克利带着他的山羊上路，于国内外四处巡回。他的理论被美国医学协会的前任主席称为"一派胡言"。当在法庭上被问及如何知道自己的手术有效时，布林克利的回答是："我没法解

猴腺

猴腺手术也在20世纪20年代的历史上留下了深刻的文化印记，催生出了一部讽刺小说（米哈伊尔·布尔加科夫的《狗之心》）、一种著名的鸡尾酒和电影《椰子》里马克斯兄弟的歌曲：

让我牵着你的手
走到丛林地带
假如年老体迈不能舞蹈
那就装个猴腺来

猴腺鸡尾酒配方

由著名调酒师哈里·麦克艾霍恩创造，正宗的猴腺鸡尾酒包括：

1.5盎司金酒、1.5盎司橘子汁、1茶匙石榴汁糖浆、1茶匙苦艾酒。

摇动，过滤，就能上桌了。

海狸睾丸和龙涎香

对中世纪的药房而言，海狸睾丸和龙涎香是最梦寐以求的东西。雄性海狸和雌性海狸都会从海狸囊（一种气味腺）里分泌一种叫"海狸香"的黄色液体。对海狸而言，海狸香被用来标记它们的领地。对人类而言，过去我们一直相信它在每种医疗状况下都有用。我们以前也认为海狸香存在于海狸的睾丸之内。（温馨提示：不是这样哦。）

我们太热衷于搜获海狸睾丸，以至中世纪流传着这样一个传说：海狸害怕被人捕获，它们一旦看到人类就会把自己的睾丸咬掉，然后将自己刚弄掉的睾丸直接扔给迫害者。这个民间传说确实让海狸显得不好对付，但它纯属虚构。

龙涎香是抹香鲸肠道分泌的一种物质，正如海狸香一样，龙涎香也被香水制造商和医生利用。这种罕见物质几乎和等质量的黄金价值一样，中世纪人们认为它是一种灵丹妙药，可以治疗头痛、感冒、心脏病和癫痫……这只是名单的开头部分。你甚至可以带一个龙涎香丸来预防瘟疫（前提是你能买得起）。

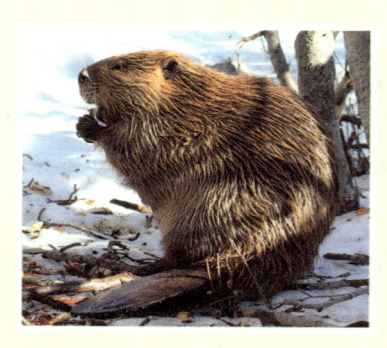

▲ 一只海狸正准备向你扔它的"果子"。

释……我也不知道。"（你花了钱让这个人割开了你的阴囊，而这个回答是你绝对不愿意听到的。）

尽管布林克利野心勃勃（他差点当选为堪萨斯的州长，还在墨西哥边境上开办了大获成功的电台），1942年，在纷至沓来的诉讼之后，他死于破产。

现代的相关行为

随着现代西医的发展，我们对通过屠宰动物研制出的药方反应越来越小，反之，我们开始满足于只是把动物锁在笼子里并用来做医学实验。这样的方式确实更加"文明"。

但是我们没有完全切断药物对动物的依赖。事实上，严格的素食主义者经常遇到进退两难的困境。为防止我们认为自己比祖先优越，这里以中世纪的风格写出一些21世纪的疗法：

糖尿病： 提取刚杀掉的猪的胰腺分泌物，将其注射到手臂的静脉中。（胰岛素）

眼睛干燥： 从羊的皮腺提取油，涂到眼睛上。（羊毛脂）

普通疾病： 将各种医学原料磨成粉末。煮牛或猪的骨头、韧带和肌腱，然后将该混合物制成胶囊。将医学原料塞进胶囊，让病人服下。（明胶）

更年期潮热： 喝怀孕母马的尿液。（普雷马林）

防止血栓： 从被屠宰的猪或牛的肠膜上提取黏液并注射。（肝磷脂）

因此，我们与祖先的差别并不是很大，或许，我们时代的动物衍生药物就变成了未来的《荒诞医学史》里的反面教材。我们中世纪的先人曾研究蜘蛛网和蜗牛黏液。但是把牛脑绑在精神病人的头上？这也不算过分。将来我们也可能觉得收集怀孕母马的尿液是很荒诞的事情。

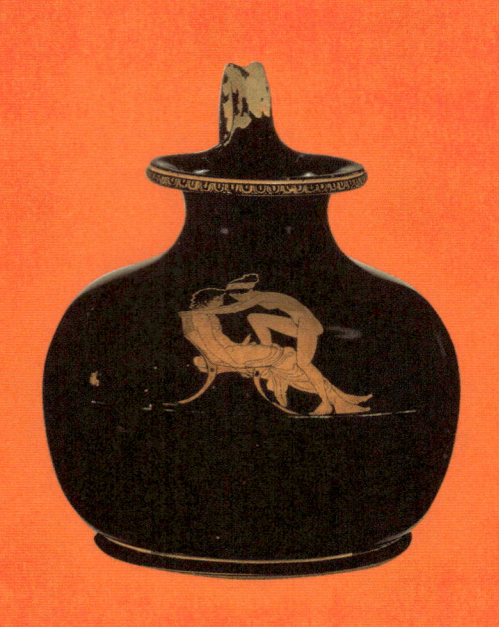

性爱疗法

情趣用品,但是在医学分类下大卖

有关希腊狂欢,骨盆按摩处方,直肠扩张器,
奥罡之盒,以及巴掌底下好生育

还记得马文·盖伊的那首歌《性爱治疗》吗？盖伊先生以他那令人难以抗拒的方式表达了一种古老的观点——性爱可以治病。性爱不仅可以繁衍后代、表达爱意或者在一个无聊的周日下午打发时间，还能真正对身体起到疗愈作用。虽然需要一个音乐天才把这条绝妙的信息传递给大众，但实际上这种想法最早可以追溯到几千年前。

从癔症到痔疮，性行为在数千年的时间里几乎被用来治疗过一切疾病。然而，在大致相同的"剂量"下，禁欲也被当作一种治疗方法，治疗几乎完全相同的疾病。我们都不知道该说什么了。对我们来说，剔除对性诊断方法的政治观点和偏见，总是非常困难。但是这种状况正在慢慢变好，尽管进程缓慢。

医学"入侵"到卧室的顶峰是19世纪的维多利亚时代，在这一时期，心理伪善正令人难以置信却淋漓尽致地表演着，这个时代鼓励女性（经过医生）自慰的同时，强烈谴责男性的自慰行为。而我们和这种最私密的行为之间一直存在着的复杂的医学关系，这还要追溯到古希腊山坡上发生的故事。

与斯巴达三百勇士的狂欢

墨兰普斯是古希腊神话中一位时不时出现的人气极高的治疗者。一天，他被阿尔戈斯的统治者召见。这座城市当时遇到了点小麻烦：城里所有的处女拒绝在一场宗教仪式上献身，并且疯癫地逃进山里。墨兰普斯听后表示"不用担心"，随后他在山坡上找到了这群逃离的处女，用嚏根草便将她们征服了。然后墨兰普斯鼓励她们和希腊的健壮男子性交——还记得那部雄性荷尔蒙四溢的电影《斯巴达三百勇士》吗？没错，墨兰普斯基本上就是在告诉她们，如果你们能和那样的肌肉男性交，你们的身体会更健康。

在这个故事中，墨兰普斯这个疯狂的建议被采纳，而且真的有效果。这些女人发现她们和健壮的希腊勇士性交后，身上狂躁不安的情绪消失了。于是她们从山上回到了城市，重新开始了在阿尔戈斯的生活。

这个故事告诉我们什么呢？这是西方文明中最早出现的有关源远流长的疾病"女性癔症"（男性造出来的）的记载之一。女性会因缺乏性爱而狂躁的说法正是起源于墨兰普斯治疗处女的故事。这里顺便说一句，毫不意外，墨兰普斯继续向希腊其他地方宣扬繁衍之神狄俄尼索斯。是不是感到焦虑、紧张、沮丧，或者空虚难忍？周六晚上来一场醉后的狂欢吧，你会感觉好很多。

希波克拉底就癔症写了很多东西，这一术语是后来到19世纪才被发明出来的。他基本上就是把一切女性健康问题归结于"四处游荡的子宫"，他宣称女人可以通过性爱治好一切疾病。子宫一旦被性行为满足，就不会四处乱动，女人就不会生病了。如果你还因此怀孕了，那就是额外奖励了。但首先你要是已婚的，未婚的处女、寡妇、单身的女人就只能自己想办法了。嘿，看来性爱也不是万能的。

希波克拉底还认为，性爱会拓宽女性的产道，从而使身体更干净、更健康。在这点上，他的想法倒是差不多在正轨上。最近有研究表明，拥有更宽产道的女性，无论是经过手术还是因为分娩，会更少痛经。

总之，希波克拉底提倡女人结婚，拥有活跃的性生活来保持健康。另一方面，很多医生——比如古希腊的索拉努斯和古罗马的盖伦——提倡禁欲以保持女性健康。当然，这些都是男医生。

又过了1000年，女性才能有权自己得出关于性健康的结论（更不必

巴掌底下好生育

据维吉尔说，古罗马的牧神节狂欢基本上就是一场公开的狂欢，赤身裸体的男人在街头闲逛，拍打他们遇上的每一个女人的身体。罗马人还相信，伴着铍的声音打新娘的屁股能万无一失地确保她的生育能力。这种信仰甚至还出现在了莎士比亚的戏剧里。《尤利乌斯·恺撒》的开场就是牧神节，恺撒亲自指导马克·安东尼"触摸"（理解为：拍打）他妻子凯尔弗妮娅的身体，以便她怀上孩子：

> 安东尼，你在奔走的时候，
> 不要忘记用手碰一碰凯尔弗妮娅的身体；
> 因为有年纪的人都说，
> 不孕的妇人要是被这神圣的竞走中的勇士碰了，
> 就可以解除乏嗣的诅咒。

说真正的医学实践了），最终在11世纪的意大利，中世纪的欧洲才出现了第一位女医生——萨勒诺的特奥塔。特奥塔还是第一个著书指出"性方面的疾病对女性来说有些私密，不适合与惯于主导一切的男性医生讨论"的人。她认为禁欲是得病的原因之一，鼓励女性在婚内进行活跃的性生活。她还推荐用麝香油和薄荷来缓解性欲。你不喜欢用麝香油和薄荷？没关系，维多利亚时代有更符合你口味的东西。

医疗设备震动器

女性癔症的概念在维多利亚时代基本上达到了文化顶峰，当时女性各种各样的症状都被诊断为癔症，包括疲劳、焦虑和轻度抑郁症。癔症在

19世纪下半叶变得空前严重，水疗师拉塞尔·特罗尔大胆宣称，75%的美国女性患有癔症。至于治疗方法，一次充满活力的"盆腔按摩"就能够最终诱导"癔症的宣泄"。维多利亚时代真是盛产比喻大师。事实上，根据一些历史学家的观点，在这一时期女性病人的确被开处方接受生殖器按摩——由她们的男性医生进行——以达到性高潮。

现在，你会认为这可能是某种弥天大谎，充满了弗洛伊德式春梦的性意味。但是有意思的是，医生认为他们的"盆腔按摩"并没有什么性意味。实际上，他们被迫要做这些事情，也是很烦恼的。医生抱怨这种按摩的正确手法很难学，而且要达到高潮也很花时间。一些精疲力竭的医生表示一次成功的按摩要花上大概一个小时，这让他们"手腕酸疼"。

这些维多利亚时代的医生真可怜，要费心竭力地按摩女性病人的私处，不过一项很重要的发明即将诞生并解放他们，那就是：机电震动器。

这玩意儿可不是开玩笑的。它重达40磅，由一块湿电池和一个叫"震动棒"的小配件组成。19世纪末，这种由约瑟夫·莫蒂默·格兰维尔医生发明的震动器大受医生的欢迎，因为借助这个工具，可以把达到高潮所需要的时间从一个小时缩短到五分钟。

然而，医生们并不知道，这种发明正在让他们的按摩疗法退出历史舞台。这种震动器后来变得小巧便携，小作坊制造业马上也随之迅速发展起

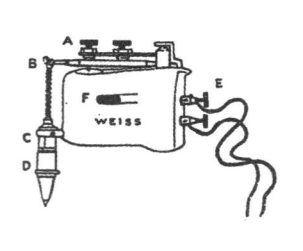

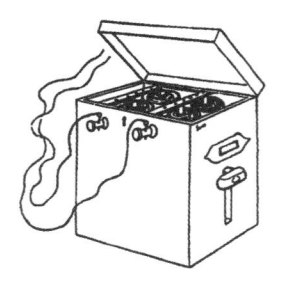

▲ 格兰维尔的震动器（左）和供电的电池。

来，家用震动器在市场上大受欢迎。很快，20世纪初期的摩登女郎就可以花上几美元订购一个希尔斯百货商品目录上的私人震动器了。这自然要比花钱请医生要好得多，于是不久后医生就不再提供盆腔按摩了。

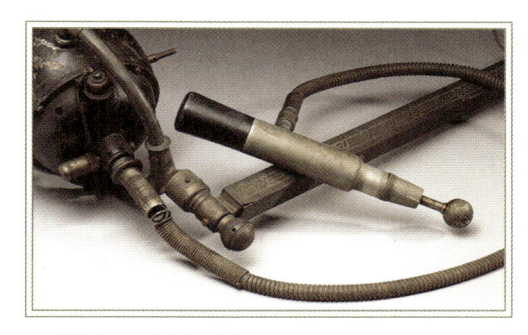

▲ 蒸汽朋克风的震动器。

震动器大受欢迎，成为现代家庭的第五大家用电器。好吧，慢慢消化一下，是这样的——电首先进入人们的生活，很快，你家想要不落伍，就需要配备：电茶壶、缝纫机、风扇、烤面包机，以及……震动器。

在所有主要的女性杂志上，以及像希尔斯这样的百货公司商品目录上，都刊登有震动器的广告，语言都带有这个时代了不起的浮夸特色："年龄的秘密已被揭开，就藏于震动之力中。伟大的科学家告诉我们，我们的健康，乃至我们的生命之力都源自这神奇的力量。震动之力给你带来生机与活力、健康与美貌……让你的身体震动起来、健康起来吧！你无权生病！"

随着20世纪医学的发展，将女性癔症作为一种病症诊断的概念渐渐退场。随着心理分析技术的发展，女性癔症总被归于某种综合性心理疾病的表现之一，癔症就此落幕。取而代之的是一些心理疾病，比如抑郁症和焦虑症，以及癫痫、精神分裂症、人格障碍和转换障碍。

严格作为医疗设备使用震动器的初衷，被20世纪20年代的早期色情电影破坏了，这些电影向观众们介绍了其非医疗用途。震动器只是个普通的医疗器械的观点也就到此为止了。完蛋了，震动棒坚定地转移到了性爱玩具的阵列。

约翰·哈维·凯洛格：提倡谷物，反对手淫

约翰·哈维·凯洛格是一名医生，他在密歇根的巴特尔克里克成立了一家疗养院，兜售他的健康生活方式。名字耳熟吗？那是因为正是他和他的兄弟威尔发明了家乐氏玉米片（原本叫谷兰诺拉）。凯洛格关于健康饮食和保持体重的理念有其合理之处——大量运动，不要摄入过量的卡路里，坚持素食主义，戒烟戒酒。凯洛格还强烈建议戒除一件事——手淫。他憎恨手淫，认为它是对你的身体、心理和灵魂来讲最不健康的行为。在1877年出版的《年老和年轻的简明事实》中，他把手淫称作"自我虐待"和"不贞行为"，并详细讨论了手淫的弊端。

可以预料，在这位玉米片的发明者看来，合理膳食是治疗手淫习惯的主要方法。他写道："一个人如果离不开猪肉、细粉面包、馅饼、蛋糕和各种调味品，喝茶、咖啡并且抽烟，要在心灵上保持纯洁也难如登天。"他还告诫说，永远不要吃得过饱。"戒暴饮暴食对保持纯洁是至关重要的。"他写道，他也把所有的调料和咸菜当作是邪恶的。显然，在他看来，一个没有咸菜的世界可以减少你的性冲动。

凯洛格的前辈西尔维斯特·格雷厄姆则声称白面包缺乏营养，并推荐一种

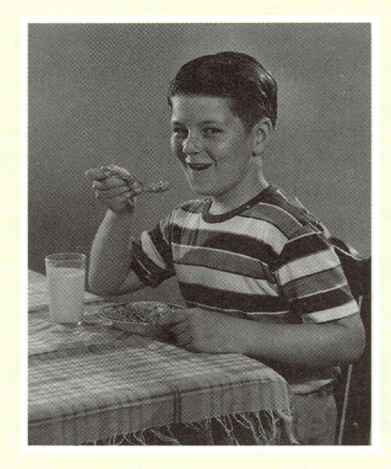

▲ 家乐氏玉米广告。

不会上瘾的面制品。该面包于不久后的1829年被制成咸饼干，那些"格雷厄姆迷"大量食用这些饼干，他们是素食主义者，倡导格雷厄姆式饮食，吃很多全麦和高纤维食物。当然，还要滴酒不沾。这种咸饼干是遏制手淫计划的一部分。我们在露营的篝火边上经常会吃烤棉花糖、巧克力和甜味饼干，但最初的格雷厄姆饼干跟这种甜味饼干是有些不一样的。如果格雷厄姆和凯洛格能够吃上我们现在在最初的素食咸饼干基础上改良出来的棉花糖三明治，他们很可能会产生将令他们丧命的性高潮。

医药箱中的其他性爱玩具

当然，震动器并不是市面上唯一的性爱玩具。在19世纪90年代，"扬医生完美直肠扩张器"的广告开始出现在医学杂志上。它由橡胶制成，一套有4个不同的尺寸，直径从半英寸到4英寸，而这种扩张器实际上就是维多利亚时代的肛门自慰器，只不过打着医疗用品的幌子。广告声称扩张器对治疗慢性便秘和痔疮特别有效："如果你偶尔使用这套器材应对慢性便秘的顽疾，你会发现，每次便秘你都离不开它们。"标价为2.5美元，"快加入使用队列吧"。

扬医生完美直肠扩张器从19世纪末开始出售，一直到20世纪40年代才退出市场。因为纽约南区检察院查获了一批贴有虚假标签的器材。制造公司不再满足于直肠扩张器仅有治疗便秘的功能，他们也用了江湖郎中的一贯手段，在外包装上增加了一系列主治功能，承诺可以包治百病，甚至包括口臭和味觉障碍。说明书上还大胆地宣称："不要忘记使用你的扩张器……无须担心使用过量。"

FDA并不赞同，指出广告中扩张器能永久治愈便秘和痔疮的说法是不准确的。事实上，痔疮发作时，扩张器是你最不想使用的东西。FDA还认为，扩张器如果使用太频繁或者使用时间太长，也会危及健康。这批货物被销毁，扬医生完美直肠扩张器也停产了。当然，别担心，你还是可以在网上找到复制品的。

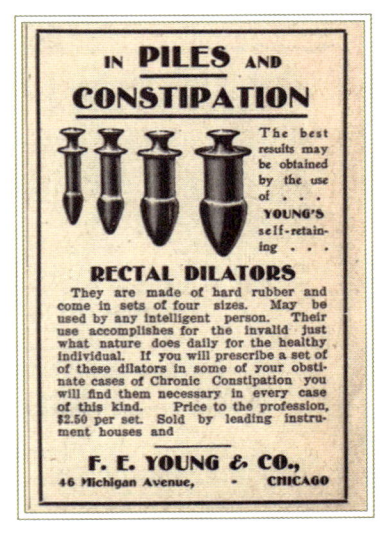

▲ 一套直肠扩张器有不同尺寸，你可以慢慢扩大你的，呃……健康水平。

奥罡之箱，性爱能量

直肠扩张器衰落后不久，一位心理学家用他关于"性爱能量"的迷人哲学影响了西方文化。他就是威廉·赖希博士，是后弗洛伊德时代涌现的第二批心理分析学家其中之一，他围绕宇宙生命力提出了一套复杂的理论，这种生命力被他称作"奥罡"，和针灸师所说的"气"或者《星球大战》爱好者口中的"原力"是一回事。赖希认为奥罡存在于一切有生命的物体之中，很多疾病的产生就是因为奥罡的流动受阻或流动的量不足。

那么获得和分享奥罡的最好方法是什么呢？性爱。因此，赖希强烈主张性解放，还把它与工人阶级革命的复杂哲学捆绑在一起。他认为性欲是一种必不可少的积极力量，但长期以来都被国家压制。

赖希的理论在守旧派中并没有引起什么波澜。

然而，他在"二战"后美国正逐步兴起的反主流文化运动中引起了极大轰动。垮掉的一代热情拥抱了他的想法，特别是他的箱子——奥罡之箱。赖希的奥罡研究所制造并销售"奥罡之箱"，也称"奥罡蓄能器"（仅供赞助人）。这大概就是一个大个儿的空箱子，你可以一次在里面站或坐几个小时。箱壁由有机材料层和无机材料层交替叠加，据说这样能增加箱子里奥罡的积累。感觉有点抑郁吗？精力不足吗？你只需要在奥罡之箱里坐上几个小时，恢复你的奥罡储备，然后你就能活力满满了。这显然还是一种积累性爱能量（也就是提高奥罡水平）的绝佳方式，长时间坐在奥罡之箱里，让奥罡被反射回身体里，就能积累性欲。嘿，在奥罡之箱坐上4个小时，性爱必然变得无比美好。

考虑到我们讨论的奥罡之箱实际上就是一个人可以坐进去的空箱子，它居然风靡一时，这实在让人吃惊。甚至连爱因斯坦也被吸引尝试了一次，但仅仅进去片刻之后，他就对这箱子——以及赖希的理论——失去了

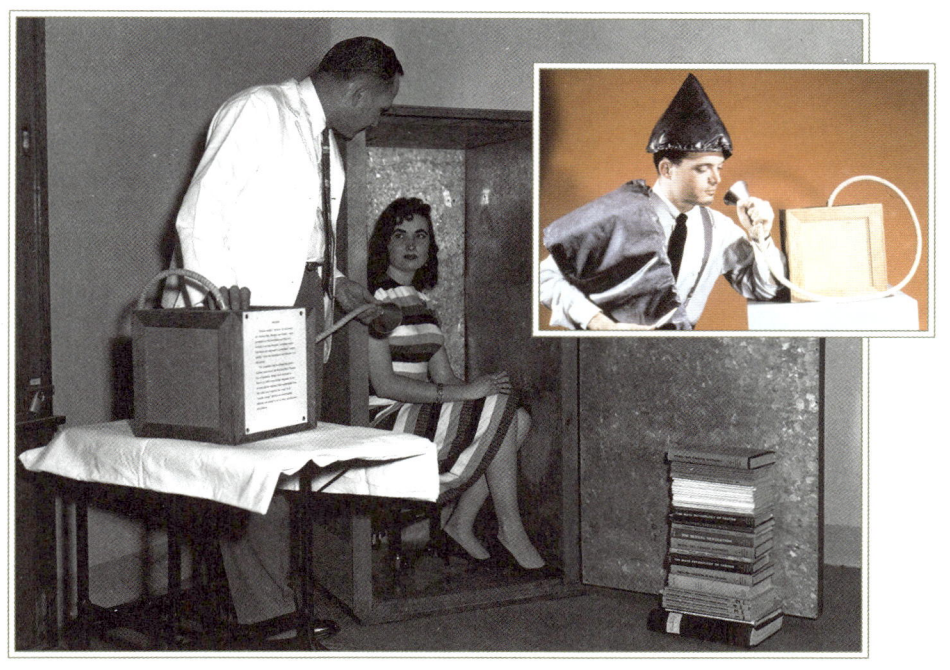

▲ 现在，坐进箱子里，直到你感觉"性致勃勃"。

耐心。《裸体午餐》的作者威廉·巴勒斯则是奥罡之箱的忠实信徒。他还为自己制造了一个奥罡之箱（严格来说这是违反规则的，但巴勒斯根本不是遵守规定的人），并且会在里面待很久，把这当成缓解"毒品病"（海洛因戒断）症状的方法。针对这个目的，奥罡之箱可能真的有不错的效果。

巴勒斯甚至还把奥罡之箱介绍给了涅槃乐队的主唱科特·柯本，现在还有一张柯本在箱子里微笑挥手的照片流传在网上。柯本在1993年的时候提到这件事说，他在进去之前，让巴勒斯把箱子里的蜘蛛全杀死了。

最终，赖希声称有益健康的奥罡之箱引起了 FDA 的注意和愤怒，随即发布了联邦禁令，禁止奥罡之箱的买卖。赖希因继续跨州传播他的研究和产品而入狱，大部分关于奥罡的研究都被销毁。如今你要是想在一个奥罡之箱里坐坐的话，可能要自己做一个了。（别担心，网上能找到制造说明书。）赖希时代遗留下来的古董奥罡之箱已经非常罕见，缅因州兰奇利的赖希博物馆就陈列着一个，如果你将来有机会去新英格兰旅行的话，就可以在那里看到它。

性爱有益健康

即便你没办法找到一个奥罡之箱，医生都已经说明了，健康的性生活对身体有巨大的好处。你不必坐进一个箱子里好几个小时来提升奥罡水平，有规律的性生活可以提升免疫系统、降低血压、改善睡眠、缓解压力。

所以，叫上你的另一半，放上马文·盖伊的歌，然后开始吧！

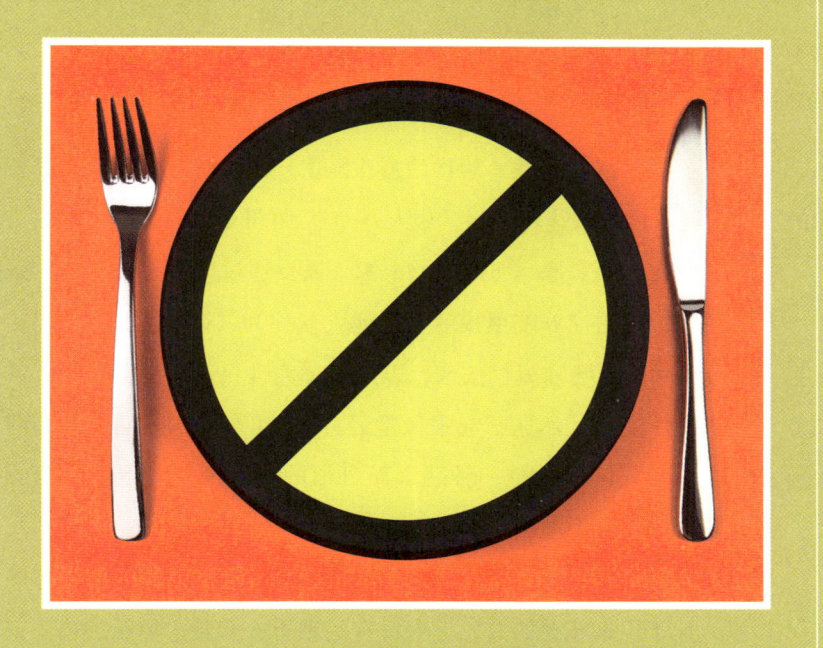

禁食

不吃饭，治百病

有关禁食圣徒，饥饿高地，"布鲁克林之谜"，
空气的美味，以及一种流行的身体净化法的夺命史

对"禁食专家"琳达·哈扎德来说，1908年是非常重要的一年。那一年，她出版了她的首部作品《禁食治愈疾病》，这本书力主禁食是一切疾病的灵丹妙药。也是从这一年起，病人开始在她的医治下死去。

哈扎德声称，毒素是一切疾病的根源，需要通过禁食将其去除。她位于华盛顿州奥拉勒的疗养院很快就被当地人戏称为"饥饿高地"，谣传这里有长达数小时的灌肠和捶打按摩，以及连续数日只食用少量番茄、芦笋和橙汁的节食疗法。虽然这听起来像是最近兴起的受 goop 网站影响的名人节食潮流，但实际上这是一种恶毒而可怕的节食策略，很多人因此死亡，所以千万不要尝试。

首位在她照顾下死亡的病人是一个名叫黛西·哈格朗德的挪威移民，年仅38岁，死于饥饿相关的并发症——有一则历史八卦：黛西的儿子，伊瓦尔·哈格朗德也时不时接受哈扎德的禁食疗法，他还开了伊瓦尔海鲜餐厅，其中西雅图的一家连锁店如今仍在运营。所以，下次到那里吃饭的时候，可以点上一份海鲜大餐来庆祝自己没有被饿死。

不幸的是，直到4年后，一个名叫克莱尔·威廉姆森的富有的英国女人死后，哈扎德才被依法逮捕。那么威廉姆森去世时有多重呢？

50磅。

她是一个成年女性。

克莱尔死时，她的妹妹多拉也在接受哈扎德的禁食疗法。多拉的体重也下降到接近50磅。由于体重过低，坐着对她来说都很痛苦。

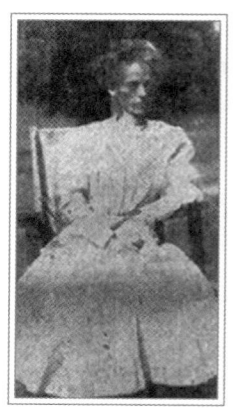

▲ 多拉·威廉姆森，体重降到了50磅左右。

在姐姐去世后，多拉设法偷偷发了电报给家人，请求帮助。最终，这位年轻一点的威廉姆森从疗养院获救，而哈扎德因过失杀人罪被起诉。

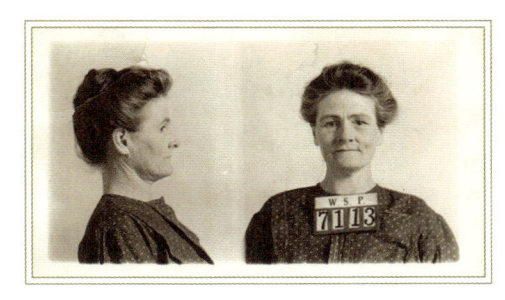

▲ 琳达·哈扎德去了她该去的地方。

随后的审判表明，哈扎德伪造了克莱尔·威廉姆森的遗嘱，并且从两姐妹那里获得了价值约6000美金的珠宝。这并非孤立事件，至少有14个病人在哈扎德的照顾下死去，而他们死前，要么在身体虚弱、精神恍惚时被她说服将可能存在的遗产赠送给她，要么她自己直接伪造遗嘱。

哈扎德被定罪，被判处2～20年的有期徒刑，她在两年后获得假释出狱。更糟糕的是，她从华盛顿州州长处成功获得赦免资格。虽然她被禁止行医，但是她通过在奥拉勒创办的"健康学校"，继续宣扬禁食教义，直至1938年，她在试图通过禁食治愈自身疾病时，饱受饥饿而亡。至少，她也算是践行了自己的理念。

源远流长的禁食疗法

哈扎德将一项医疗操作发展到了危险的极限，然而回溯千百年，这项操作是有一定的正统地位的。

古希腊的毕达哥拉斯认为，定期禁食有益身体健康。文艺复兴时期，帕拉塞尔苏斯把禁食称作"体内的医生"。还有我们常说的一句俗语"伤风时宜吃，发热时宜饿"。这句话可以溯源到英语词典编纂者约翰·威特尔斯于1574年编写的词典，他写道："禁食是发热良方。"

如果适度的话，帕拉塞尔苏斯是对的：禁食有益身体健康。历史上的一些宗教领袖也认同禁食对灵魂有益。在世界各地，禁食都独立发展，被视作一种修行方式，它常被当作宗教仪式的准备工作，或是召灵和入梦的一种方式。想要获得心灵启迪？各种文化中，禁食都被认为是相当好的方式。

圣·利德维纳是有史记载的最早的将灵魂启迪的禁食和医疗手段的禁食联系在一起的人之一。在利德维纳生活的14世纪末，荷兰人在冬天如果沿着上冻的运河行路，最主要的方式就是滑冰。利德维纳15岁时在滑冰时摔了一大跤。这一跤摔得非常惨。事实上，自那之后，她始终没有彻底痊愈，且残疾程度越来越严重。（从现代医学来讲，利德维纳通常被认为是多发性硬化的最早期案例之一。）

一开始，利德维纳只是尝试靠禁食治疗，但很快，禁食对她来说有了一些宗教色彩，她成了禁食的忠实拥护者，从一开始的只吃苹果，到只吃枣，再到只喝掺水的酒，再到只喝含有海盐的河水，到最后只是依靠呼吸活着。她成了人们眼里的治愈者和圣女，荷兰官员甚至派卫兵来核实她是否如传闻中那样什么都不吃，他们认为她的确什么也不吃（据一些传说，这些人可能还顺便强奸了她）。随着利德维纳的病情恶化，她身体的一些部位开始脱落，这些部位被迅速接管，成为宗教圣物。

其中就包括她的肠子。

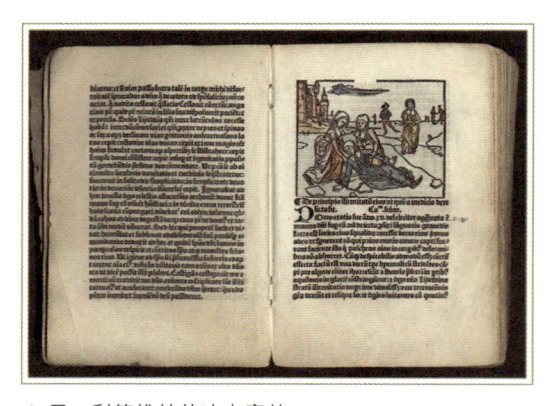

▲ 圣·利德维纳的冰上意外。

布鲁克林之谜

莫莉·范彻，又被称作"布鲁克林之谜"，1864年她16岁，被诊断患了消化不良，那时她还有几个月就可以从布鲁克林高地中等神学院毕业了。频发的昏厥和心肺虚弱，再加上消化不良症状，莫莉不得已辍了学。

事情就是从这儿开始变糟的。当年，莫莉从马背上被甩下来，当场昏迷，还摔断了好几根肋骨。一年多以后，她又不慎被马车上的一个钩子挂住了衣服，被拖行了一整个街区，再次昏迷且又摔断了好几根肋骨。

莫莉始终没有彻底康复。她要卧床疗养，她的订婚吹了，而且她还有了一些奇怪的症状，令她最终失去了大部分的感觉，包括视觉、触觉、味觉和嗅觉。可能是因为病情，也可能是尝试治疗，莫莉停止了进食。据说她整整16年没有吃过任何东西。知情人称她的胃"饿塌了，手放进塌缩的地方能摸到脊柱"。

仰卧的时候，莫莉的手臂放在头上，腿扭在身下，闭着双眼。她宣称能读到思想，看到很远的距离之外的字，可以未卜先知。在一个痴迷于灵性运动的国度，她一夜成名。从1866年到1875年，报纸上不断有文章报道"布鲁克林之谜"神奇的精神能力。莫莉·范彻的案例在医学界和社会圈也备受争议。

在19世纪80年代末到90年代初的某段时间，莫莉明显开始再次进食了，而她一些奇怪的症状转而开始消失了——逆转饥饿确实是一个神奇的疗法。莫莉活到了1916年，无灾无难。

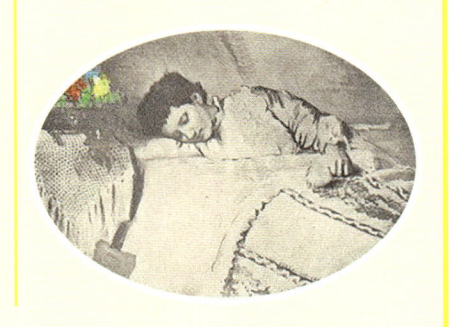

自圣·利德维纳后，禁食又吸引了人们几个世纪，并在维多利亚时代随着"禁食女孩"的兴起，开始在世俗的世界中传播。如布鲁克林的莫莉·范彻（见本章专栏《布鲁克林之谜》）和威尔士的莎拉·雅各布斯事件，很快成为举世皆知的新闻。两人最初为治病而进行的禁食，结果却使

她们一夜成名。（听过"渴求关注"这个词吗？）莫莉恢复了进食并最终恢复健康，但莎拉就没有那么幸运了。莎拉的事件被威尔士的农民认为是个奇迹，引起了媒体的关注，还导致几名当地的护士全天候监护她，确保她真的没有进食。此前莎拉肯定偷偷吃过东西，因为在24小时监督的压力下，她在4天后就陷入了昏迷，不久后就饿死了。她的父母很快被指控过失杀人并被投入监狱。

在这几则骇人听闻的故事之后，你也许会觉得人们该吸取教训了。但是关于禁食的伪医学才刚刚开始。

喝西北风晒太阳

19世纪晚期，大西洋两岸的很多医生开始倡导一套俗称"自然养生"的健康行为，禁食行为因而蓬勃发展。虽然在不同的实行者之间有细微的差别，"自然养生"推荐的健康行为大致包括：平衡膳食、多呼吸新鲜空气、多运动、多晒太阳以及多喝水。目前看起来都没什么问题，对吧？但是，自然养生运动还推荐生病的时候避免服用医生开的药，而通过禁食来进行自我治疗。

爱德华·杜威医生在19世纪的下半叶行医，他是治疗性禁食运动的倡导者。他在著作《无早餐计划》中描绘了他对健康的观点，这本书也传到了世界各地。《无早餐计划》把健

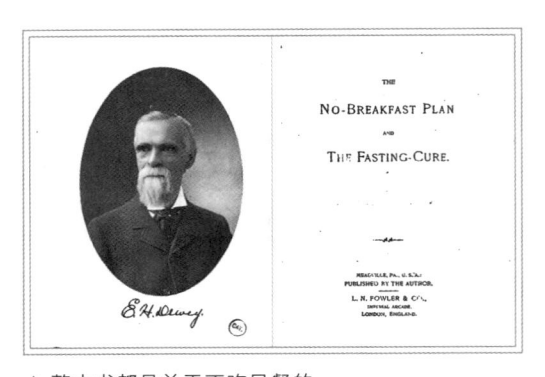

▲ 整本书都是关于不吃早餐的。

康归结为两个基本原则：不要吃早餐（以防标题还不够明显），不要在生病时吃东西，除非你饿了。

杜威把这两个简单的点扩展成很多页，撑页面的大部分内容是他声称用自己的疗法治愈的数百位病人提供的冗长证言。杜威还培训了一批青年医生来使用他的方法，其中就包括一个来自明尼苏达的年轻女孩，名叫琳达·哈扎德。

杜威于1904年去世，哈扎德写到这件事时，批评她的导师太晚意识到灌肠对身体的好处。她还指责他在"个人食谱上犯了错误"，因此才死于中风。尽管他每天只吃两顿饭，严格遵守了自己大肆宣扬的无早餐计划，但是他忽视了每顿饭中的"食物营养、食物适应性和食物搭配"。实际上，杜威的食谱让哈扎德感到惊恐，"猪肉和鱼肉、鸡蛋和牛奶、面包和甜点，再加上少量蔬菜，这些绝大部分属于淀粉类的食物组成了他的食谱。难怪他会血管硬化、高血压，最终发展到了中风"。因此，哈扎德为她"饥饿高地"疗养院践行的医疗理念找到了理论基础。

到了20世纪，自然养生运动被赫伯特·谢尔顿医生纳入"自然疗法"，他的"谢尔顿医生健康学院"名声在外，他自称靠只喝水的禁食疗法治好了4万多名病人。

谢尔顿是这样描写他那决定了个人发展的受教育经历的："我在'社会大学'进修，在拿到文凭之前就离开了。我曾在得克萨斯的格林维尔上学，经历了通常意义上的洗脑过程，在16岁的时候开始反抗整个政治、宗教、医疗、社会系统。"

谢尔顿后来又从贝尔纳·麦克法登创立的野鸡大学获得"生理疗法博士学位"（从未听说过这个学位）。1920年，他出版了第一本书《自然治愈法的基础原理》，这仅仅是一个开始。后来，为了支撑自己的理念，他又源源不断地写了很多书。有一些理念——鼓励吃低脂肪、高纤维的食物，多喝水和多外出活动——对人体有好处。然而剩下的观点都毫无可取之处。其中一个小册子写道：

> 自然养生法拒绝使用药物、输血、辐射、膳食补充剂和任何其他医疗手段来治疗或"治愈"疾病。这些治疗会干扰或破坏至关重要的生理过程和组织。从疾病中恢复是自然而然会发生的，这并不是因为你服药或者接受治疗。

同样是这本小册子，还描述了自然疗法的禁食法：

> 禁食是对蒸馏水外的所有液体或固体食物的完全戒除。在禁食期间，身体的复原力会汇集，其所有的能量会直接被用于增强神经系统、消除毒素积累以及修复和复原人体组织。人体每个器官的组织都有一定的营养物储存，它们能促进新陈代谢和修复组织。在这些营养储备用尽之前，健康的组织不会受到破坏，人也不会"饥饿"。

谢尔顿在20世纪中期获得了相当大的声望，他在得克萨斯州的圣安东尼奥开了一所健康学院，还代表美国素食党竞选总统（让美国的单一问题政治团体上升到新高度）。他也因无证行医而多次被捕——谢尔顿"医生"，你的生理疗法医学博士学位可不算数。

1942年，谢尔顿因饿死一个病人而被判过失杀人，但这个案子不了了之。又一次，1978年，另一个病人在他的学校被饿死，他再次被诉过失杀人。这次他没能逃脱。后续的法院判决让他破产，并使得他的健康学院关门大吉，实在值得庆幸，由此阻止了更多人被饿死。

但是，自然养生运动的伪医学就没那么容易被打败了。谢尔顿陨落后，又一种类似的疗法打着汲取新鲜空气和阳光能量的招牌流行起来。吸食空气法据说在印度梵医中由来已久，这一理论认为，"普拉纳"是所有生命都具有的一种生命力，人的生命可以通过培养普拉纳而大大延长。一些信奉吸食空气法的人把阳光看作普拉纳的主要来源。因此，日光浴可以代替吃饭和喝水。你可以做一个有意思的实验：停止给你的盆栽浇水，看看会发生什么。

在20世纪末极端的新健康运动风潮中，吸食空气法找到了自己的立足之处，并且被威利·布鲁克斯这样有魅力的江湖骗子利用，成为其敛财的工具。布鲁克斯是美国吸食空气协会的成立者，早在1980年，他就在电视节目《不可思议》上宣传自己疯狂想法。他声称，只有在呼吸不到新鲜空气或者晒不到充足的阳光时，他才会进食。他称，人类在自然状态下，是不需要其他营养的。

不需要其他营养，只是需要奶油夹心饼、思乐冰饮料和7-11便利店的热狗。1983年有人看到布鲁克斯怀抱上述东西。

随着他思想的传播，布鲁克斯又开始琢磨一些异乎寻常的伪哲学胡说八道，试图从哲学高度证明阳光、空气和垃圾食品组成的健康膳食是合理的。他本人非常爱吃麦当劳的足三两奶酪汉堡，就对外称这款汉堡对拥有一种特别的"基本频率"，对吸食空气者有好处。而且应该配着健怡可口吃，因为这种由阿斯巴甜和染色剂做成的软饮是"流动之光"。

困惑了吗？不用担心，因为花上10万到10亿美元之间的某个数字，就能让布鲁克斯亲自给你指导如何能不进食地活着。布鲁克斯的协会为了证明自己的浮动制计费准则，对愿意首付一万美元的人提供分期付款。

像布鲁克斯这样的骗子，多到可以编一整本书了。而他这类骗子尤其危险的原因是，相对于其他类型的骗子，比如神经外科，禁食是一个人人都能利用的方法。许多没有资质的非医学专业人士都能提出他们的意见和建议，甚至知名作家也参与其中。

禁食最狂热的拥护者非厄普顿·辛克莱莫属了，这位《屠场》的作者也是一个轻信的病人。他全力支持20世纪的各种不靠谱疗法（参见《无线电：治大病，如修收音机》一节）。在1911年出版的《禁食疗法》中，辛克莱详述了自己的禁食实验。他不满足于仅仅描述他的个人经历，还以一位作家的身份，回答了数百封读者咨询医疗建议的来信，解答禁食能否治疗这些人。他建议那些"真正身患绝症的人"，比如"患有布赖特氏病、肝硬化、风湿病和癌症的人"采用长期禁食的疗法。尽管现代医生会强烈反对辛克莱主动提供的医学建议，但近期的某些研究发现禁食对患有癌症的老鼠有一定积极影响。然而这在人类身上是否可行，尚缺乏相关研究。

在书的前言中，辛克莱给正在禁食的病人推荐了两个地方可以"托付"，除了芝加哥的贝尔纳·麦克法健康院，另一个地址是：

华盛顿州，西雅图，琳达·哈扎德医生的疗养院。

排毒瓶

排毒，禁食的一种改造形式，旨在清除体内毒素，是饮食的潮流趋势。一般的排毒过程中，你需要禁食一段时间，转而依靠果汁、水或是特别补充物来维持身体所需。脂肝欣胶囊、10天绿色清肠药、结肠清洁纤维素、蓝图净化饮料、快瘦藤黄果都是排毒产品。

然而，最臭名昭著的排毒方式当数斯坦利·伯勒斯发明的"控制净化法"，依靠饮用柠檬水、枫糖浆、辣椒粉的混合水加上排毒茶，为期10天。此疗法短期的副作用包括恶心、脱水、头晕和疲劳。长期的副作用包括——死亡。事实上，在20世纪80年代，伯勒斯的一个病人就死了。一个名叫李·斯瓦森巴格的癌症患者向伯勒斯求医，伯勒斯建议他实行为期30天的净化治疗，加上进行特定颜色的光照治疗和强力按摩。

斯瓦森巴格采纳了伯勒斯的建议，开始了长达一个月的排毒，他的健康每况愈下，开始呕吐并出现了严重抽搐的症状。由于伯勒斯在排毒之余还安排了腹部按摩（额外收费），斯瓦森巴格因腹部大出血，在疗程结束之前就死了。伯勒斯被指控过失杀人（和无证行医），这是一个在你开始自己的"控制净化法"前需要记住的事实。

梅奥医学中心建议的以水果和蔬菜、全谷物和瘦肉蛋白为基础的健康食谱，是比进行排毒节食好得多的选择，而且有益影响也更持久。

我并不是说禁食彻底错误。近年的动物研究表明，短时间间歇性禁食可延缓衰老、预防中风、减缓认知力下降。但是长期禁食，一直以来都是相当危险的。

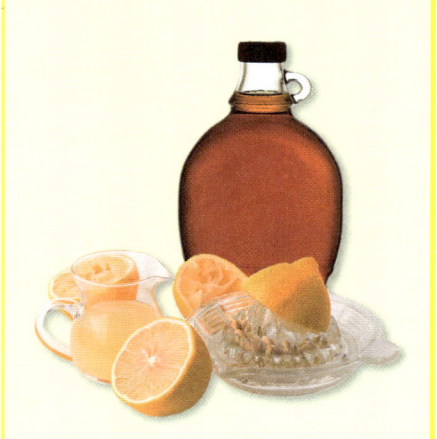

▲ 这些再加点辣椒粉，你就可以进行"控制净化"了。

减肥的恶名堂：
似曾相识，流毒至今

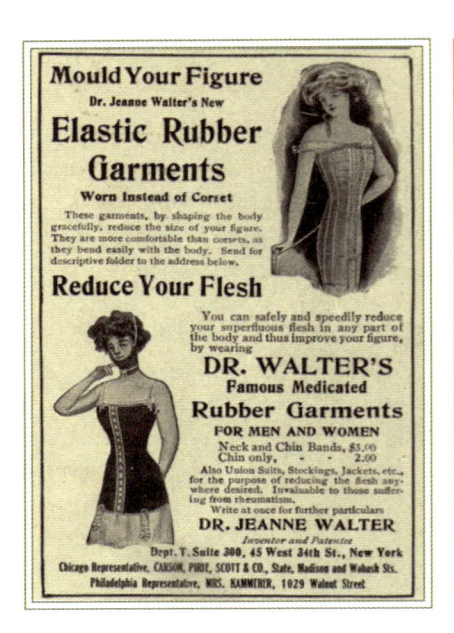

为了拥有无比完美的身材，人类长期以来都在与暴饮暴食做斗争，这一过程可谓跌宕起伏。我们在这片战场上所使用的武器取决于不同的年代和社会习俗。江湖医术的历史上满是减肥方案，这些方案要么我们曾经试过，要么我们会对其嗤之以鼻。摩擦掉肉、泻药瘦身、服用药丸、只吃卷心菜——这些方法过去和现在都存在，毫无疑问，也会在未来持续。所以，放松一下，管他什么净化断食，吃一口蛋糕，跟我们一起进入减肥的恶名堂吧。

绦虫

绦虫减肥法的热潮始于19世纪。这个减肥法的理念是，你吃下绦虫卵，然后这种寄生虫就会吃掉你吃到肚子里的食物。通常情况下，通过邮购的绦虫卵都已经死了（或者商品中其实根本没有绦虫卵）。这也并非是件坏事，因为人要是真的患上绦虫感染病，会导致头痛、脑炎、癫痫和痴呆。绦虫能活几十年，长到30英尺，并且还是雌雄同体，这也就是说它们可以在你体内繁衍出更多绦虫。（呀，如此一来，绦虫天天在你体内狂欢！）所以，这种方法真的划不来！

出汗

19世纪，查尔斯·古德伊尔发明了硫化橡胶，然后，看啊，能充当性虐紧身衣的橡胶紧身胸衣和内衣诞生啦，生产商承诺能促进流汗，排走脂肪。与此同时，其他的减肥方法也纷纷出现，比如蒸汽浴、干热法和光照疗法（约62.8°C的高温），它们承诺能让你疯狂掉肉——通过出汗。但是，任何一个厉害的摔跤手或想降量级的综合格斗选手都会告诉你，通过

▲ 好主意！——倒也不是。

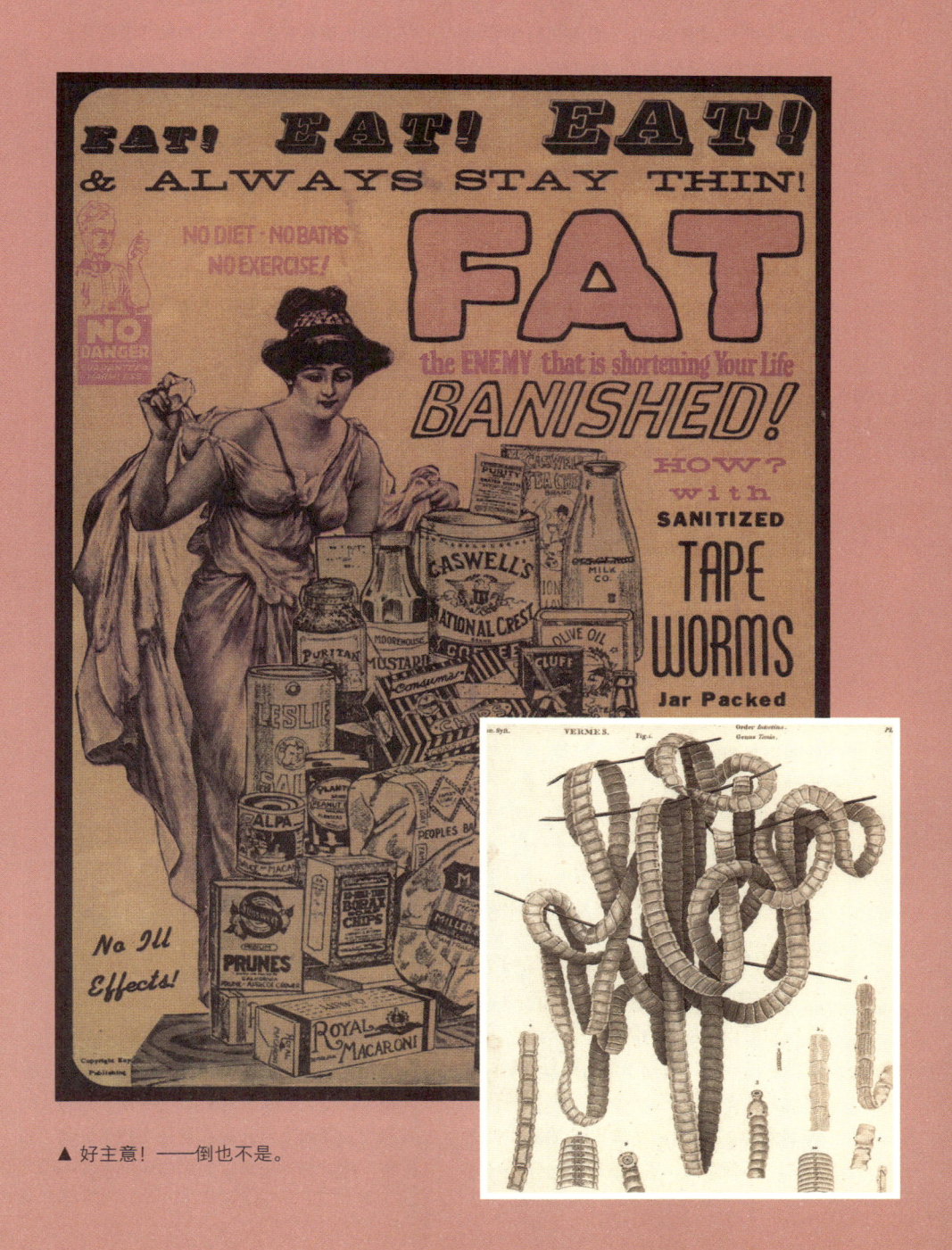

出汗减的肥是暂时的。减掉的重量会回来，同时你还会觉得口渴难耐。

甲状腺剂

在19世纪和20世纪，利用甲状腺剂促进新陈代谢的方法曾风靡一时。因为甲状腺有助于调节新陈代谢，所以用猪或牛的甲状腺晒干磨成的粉就出现在了类似纽曼医生减肥药丸这样的秘方中。当然，你或许能减肥，但由于吃了过量的激素，你也可能会患上甲状腺功能亢进症，出现心悸、出汗、眼睛肿胀、脱发和腹泻等一系列问题。

因为甲状腺激素产生的过程中碘必不可少，一些专利药品持有者吹嘘含碘的药品能促进新陈代谢。它们果真有效吗？并不是那样的。像艾伦减肥药这样的产品就含有墨角藻——一种富含碘，存在于很多海洋里的海藻。想法是不错，但是如果你的甲状腺本来就很好，这样的产品促进不了什么新陈代谢。

二硝基酚

大约在1934年，一种名为二硝基酚的化合物以减肥药的身份进入市场。优点：它能极大加速新陈代谢。缺点：它被用来制造炸药，有致癌性，并且有着"喜欢杀人"的坏脾气——服下它后，人的体温会急剧上升，然后"被活活煮熟而亡"，毫不夸张。稍微安慰你一下——不过其实也没有安慰多少：如果你没有死，你可能会得皮疹，失去味觉或失明。哇！由于死亡和可怕的副作用，仅仅4年，它就从市场上销声匿迹了。

安非他命

安非他命，又被称作苯丙胺或右旋苯丙胺，于1929年被合成。起初，它被用于治疗鼻塞，之后变成了治疗轻度抑郁。"二战"期间，士兵服用它来振奋心情和提高警觉，它却有出人意料的副作用——降低食欲和减轻体重。到了20世纪60年代末，人们每年生产40亿剂的安非他命（不用处方即可购买）。

此药也被人称为"妈妈的小帮手"，用来让家庭主妇精力充沛而又身材苗条。不幸的是，它们也被称为"安非他命精神病"，当服用它成瘾时，使用者会产生幻觉（比如看到妖魔鬼怪、听到马桶讲话等）。在1970年，安非他命终于被严格限制使用，这样的话，许多会说话的马桶可能就闭上了嘴巴。

细嚼

有一种流行的节食法不是让你吃什么，而是让你咀嚼它成百上千次。霍勒斯·弗莱彻（死于1914年），人称"咀嚼大帝"，他十分推崇大量咀嚼食物，直至其液化，变得完全无味。要是嚼剩下任何纤维，那就都吐出来。如果弗莱彻主义一切顺利，你吃的就会少很多（因为忙着嚼东西），但是你的社交生活将变得很惨淡。（有报道称，弗莱彻在吃饭时令人讨厌，因为边嚼东西边说话很不礼貌。）如果你是一个"咀嚼侠"，你的粪便就会像弗莱彻的那样——形状如饼干，还没有臭味，你可以带着它们四处向人炫耀。弗莱彻正是这样做的。

第 5 章

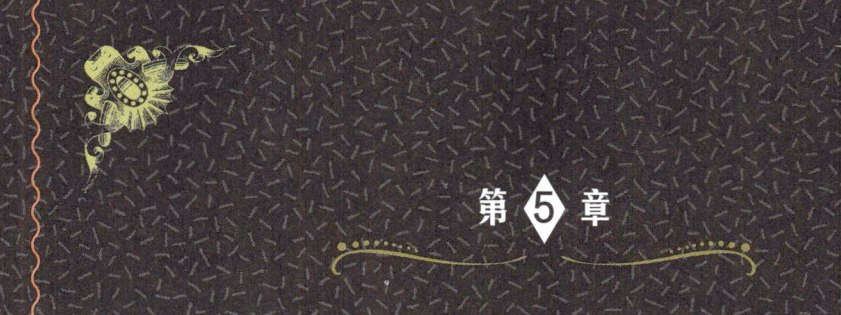

神秘力量

电、磁、光以及国王之手

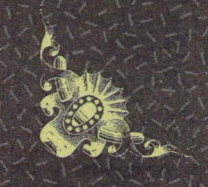

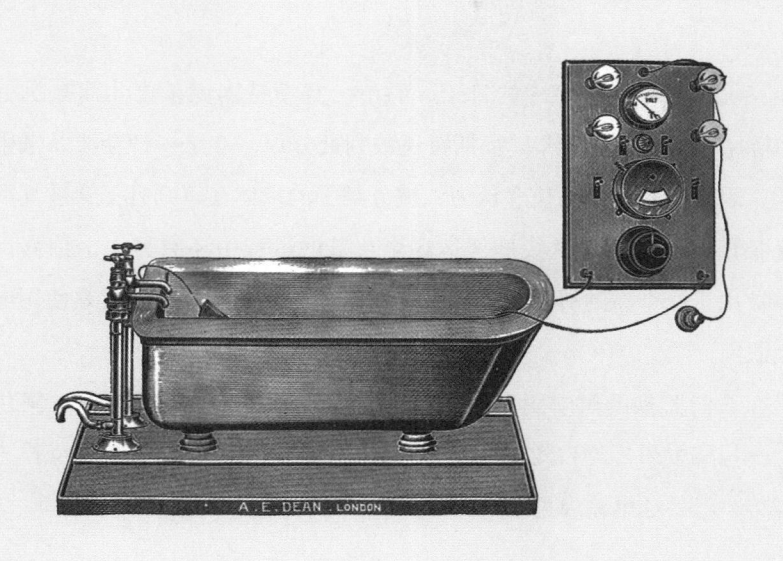

电

刺激过头

有关跳舞的尸体,电子紧身胸衣,普尔弗马克,电浴疗法,
以及玛格丽特·撒切尔永葆的美丽

1803年1月一个寒冷的日子，乔治·福斯特因谋杀妻儿而被执行绞刑。除了被绞刑"至死"，福斯特还被判处分尸，这是一种会波及来生的惩罚，因为当时普遍的信念认为，被分解了的尸体在审判日不会被复活。但是福斯特的尸体在从绞刑架运送至坟墓的过程中还有另一个惊喜在等着：被用于一个新的科学领域——电疗——的公开展示，也就是使用电来刺激肌肉。

　　在新门监狱的黑暗阴影中，福斯特的尸体被交给了乔凡尼·阿尔蒂尼，一位偏爱恐怖舞台效果的意大利医生，他当着众人将福斯特支撑为站立姿势，然后让电流通过这个可怜人的尸体。

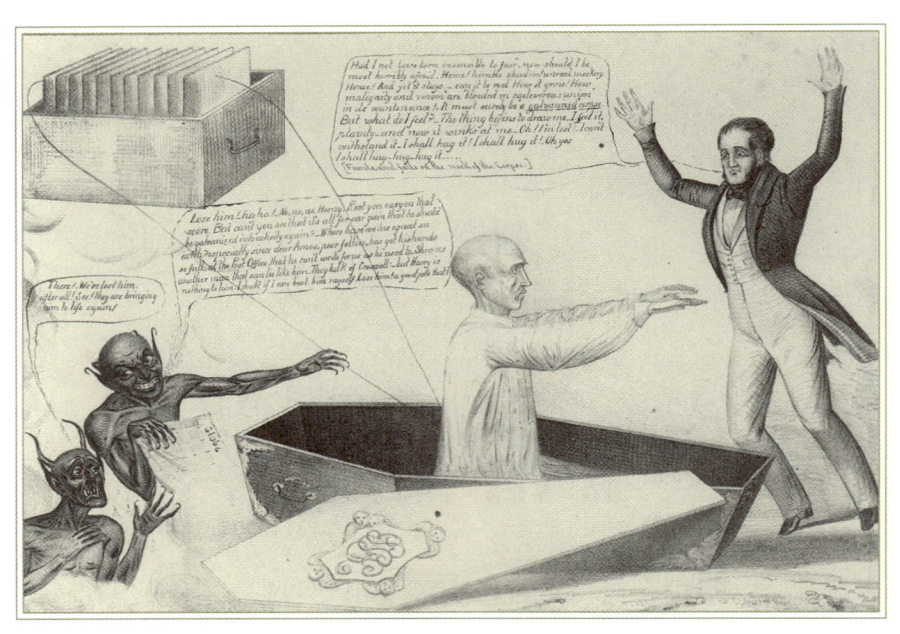

▲ 这是个奇迹！电的力量从恶魔的魔爪中抢下了生命！

《新门大事记》中记载了接下来发生的事情:

> 第一阶段作用于面部,那个已经死去的罪犯的下巴开始颤动,附近的肌肉恐怖地扭曲,一只眼睛真的张开了。后面的阶段里,他的右手举起、攥紧,然后小腿和大腿都动了起来。

看着福斯特刚被吊死的尸体突然之间面目狰狞、手足乱动,在场的人中很多都相信阿尔蒂尼将死人复活了。其实在对福斯特行刑前,这种可能性就已被缜密地提前预想到了。为防罪犯真的被阿尔蒂尼起死回生,行刑者就站在一旁,随时准备上去,把他再吊死一次。

电实验后,每个人都想被电电

早在人类对闪电的力量肃然生畏之时,神奇而神秘的电就深深吸引着我们。人们注意到,琥珀被摩擦后能吸附毛发和其他轻的东西。他们看到了我们今天所说的摩擦生电,即物质彼此接触后发生电子交换的过程。大多情况下的静电都是摩擦电——下一次,当你从烘干机中拿衣服出来,发现它们粘在一起了,你就见证了摩擦生电的过程。一直到1600年,英国女王伊丽莎白一世的一位廷臣,威廉·吉尔伯特才将这个反应与磁力区分开来(他没有烘干机的帮助),并根据希腊语中的"琥珀"(elektron)一词,确定了"电"(electricity)这个术语。

18世纪,人们对电展开了热忱的科学探索。第一代莱顿瓶被发明了出来,解决了电荷储存的问题。而谁又会忘记1752年本杰明·富兰克林在费城将风筝放上暴风雨天空的画面呢?富兰克林之后,是意大利物理学家亚历山德罗·伏特,他发明了第一个电池,以及路易吉·加尔瓦尼(阿尔蒂尼的舅舅），他发现死青蛙在接触到电火花的时候，腿部的肌肉会抽动。这个特别的实验是在一个暴风雨的天气中做的，一大串死青蛙的腿被吊在金属栏杆上。加尔瓦尼大概不受邻居欢迎吧。

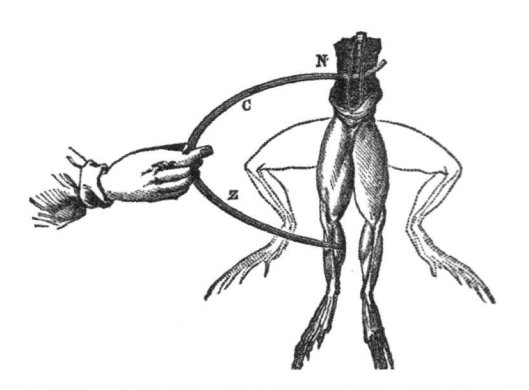

▲ 摘自一本关于青蛙腿通电套装的宜家风格小册子。

当阿尔蒂尼在新门监狱用乔治·福斯特的尸体当众展示他那令人毛骨悚然、大吃一惊的不道德奇观时，他也是在展示一项非常真实、非常重要、非常新颖的科学突破。有史以来第一次，人类可以驾驭电的力量，来操纵人体。

除了刺激青蛙和罪犯的尸体外，电学还受到了医疗从业者的欢迎，电所具有的医疗特性熠熠生辉。与加尔瓦尼同时代的克里斯蒂安·戈特利布·卡拉特辛斯坦开始试验电能的医疗应用，他以电疗法来治疗患有风湿病、恶性高热和黑死病的病人。卡拉特辛斯坦观察到一个病人在接受电疗之后脉搏加速，他相信这有助于某些疾病的治疗。他还观察到给病人进行电疗，不知为何，会令病人疲倦。卡拉特辛斯坦认为这个反应可能对那些"因为富有、悲伤、忧虑而夜不能寐的病人"有好处。下回你睡不着的时候，可以把手指头插入电源口——开玩笑，千万不要照做！

在法国，医生们开始试验用电来治疗瘫痪的士兵。例如，在1747年12月26日，一个医生上午给一个瘫痪病人的胳膊通电两个小时，下午再通两到三个小时。在忍受了一个月的疗程之后，病人成功地康复了。另一个试验结果就没有那么有说服力了，不过，偶尔出现的成功案例和电疗的神秘过程带来的兴奋，引来了一位法国医生的评论："在这座城中，每个人都想被电电。"

用不了多久，就会有很多江湖郎中来实现人们的愿望。

电梳子、电胸衣和电腰带

美国民众对电的热情也势不可当，各种各样的设备被发明出来，使得电的福音传播四方，其中包括电梳子（治疗秃头）、电胸衣（用于减肥）和电腰带（治疗勃起功能障碍）。就如同苹果每次发布新手机时苹果专卖店外排的大长队，人们也都为了得到一台自我电疗的设备而奋不顾身。新科技带来了刺激，而刺激为江湖郎中提供了肥沃的土壤。

1880年，一位斯科特医生向人们介绍了一种电发梳，这种梳子迅速在美国风靡起来。斯科特医生电发梳的把手上有一个磁化的铁棒，但并不真的包含"电源"。它基本上是一把弱磁化梳，不过这么说的话，广告就显得逊色多了。而斯科特又是一个市场营销的天才，他跟上了电疗的时尚，利用罕有人懂的现象，谋取了可观的收入。

斯科特在全美国的报纸上都打了广告，称他的梳子不仅能治疗秃头、头疼等人们意料之内的问题，还可以治疗——纯粹毫无逻辑——跛脚、瘫痪和便秘等疾病。

斯科特在卖梳子的时候配发了一个警告，这个警告既保证了更高的销量，也

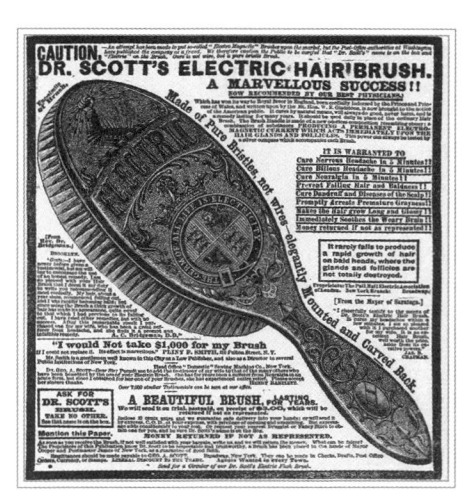

▲ "一次不可思议的成功！""一把漂亮的梳子！"

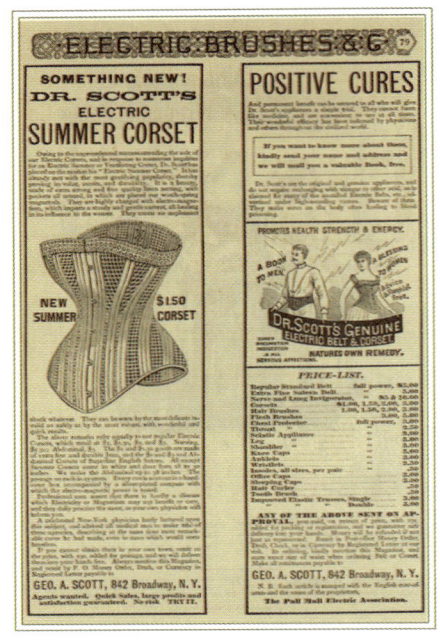

为引发家庭矛盾提供了基础："无论什么情况，都不能多人共用一把梳子。只有总是由同一个人使用，它才能保持全效的状态。"

后来，斯科特进一步扩张无电的电子帝国，推出了电胸衣。和他的发梳一样，斯科特的"电"胸衣只是被微弱地磁化而已。广告中称是"不会破的"——一想到要强迫一个人的身体进入一件"不会破的"胸衣，挺令人胆战心惊的——电胸衣能治疗各种没有半点相似之处的疾病。如果持续穿着，胸衣还可以"提供自然法则所要求的'生命力'，成为治疗各种极端肥胖或是瘦弱的平衡剂"。

▲ 给腰上通点电！

女人并不是电能的疗愈力量的唯一获益者。男人得到了电腰带。

来认识一下普尔弗马克。

如果你是一个生活在19世纪末的时尚而富有的男人，那么你应该拥有一条普尔弗马克。除了可以做一个非同凡响的德国死亡金属乐队名，普尔弗马克还是普尔弗马克电腰带的简称，这是19世纪末20世纪初出现的电腰带中的佼佼者。这条腰带能在你每天佩戴的8到12个小时内提供"温和持续的电流"。除了腰带外，普尔弗马克电子公司（总部位于旧金山的电子产业区）还提供了各种各样的电子链，可以佩戴在身体的任意部位。

由于电腰带佩戴者有着满腔热情，这种产品进入了小说的世界。在古斯塔夫·福楼拜的小说《包法利夫人》当中，描写到奥默这个人物的时候就写到他"热爱普尔弗马克的水电疗链,自己身上就戴了一条,到了晚上,当他脱下法兰绒内衣时,他藏在衣服下面的金闪闪的螺旋形链子令奥默太太目眩,只觉得眼前的男人身上缠绕的东西比斯基泰人还要复杂,如同圣贤一样光芒四射,她对他的爱慕便多了一倍"。

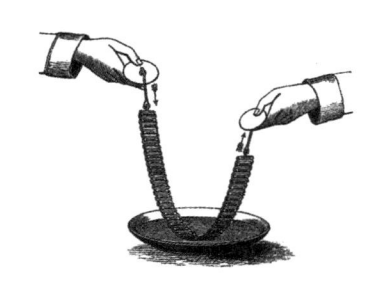

▲ 电腰带使用前的精心准备工作。

普尔弗马克腰带,由锌、铜制成,使用前要在醋中浸泡,它确实可以提供微弱的电流,不过电流是从人体自身中导出的微弱电流,所以这真是名副其实的电腰带呢,这电流足够穿戴者确信腰带或是链子在起作用。

这种确信还建立在普尔弗马克公司积极自信的促销材料上。他们习惯于在"电能就是生命"的广告中,连篇累牍地记录来自杰出医生的好评。但唯一的问题是,他们从来都没有真的吸引到任何好评,所以,他们就自己编了一些。

当然,电子腰带,在广告宣传中被宣传为可以包治百病,能够治疗肾病、胃病、肝病、肠道疾病,特别是消化不良。有些特定款式的电腰带上还有连接阴茎的带子,可以通过电流的魔力刺激阴茎勃起。生产者利用了19世纪末的一种普遍的恐惧——当时的人认为男人在一生中能够射出的精子数量是有限的。因此,青少年时手淫被认为是后来阴茎勃起功能障碍的根源。幸运的是,往疲倦的老阴茎上通一点电流,就能极好地修复它,让它恢复昔日雄风。

给水通电,焕发青春

如果你从电胸衣和电腰带中没有得到预期疗效,可以更大胆地试试浸

健康神庙

电具有可见的魔力,由此而生的有效的安慰剂效应,被江湖郎中大加利用,但也许谁都比不上詹姆斯·格雷汉姆那么独具匠心。这位来自苏格兰的"医生"激发了富有的赞助人来支持他诸多疯狂的计划。其中一项事业就是1780年在伦敦阿德尔菲酒店的健康与处女的神庙。在这项体验中,吝于穿衣服的女神背诵献给阿波罗的颂歌,还有一台"世界上最大最优雅的医疗电子仪器"。搞笑的是,这台机器只是作为展示品出现,格雷汉姆并没有给病人使用它。相反,机器"以来自天火的巨大浪潮,温和地充了整个系统,全面倾注出最纯洁、最朴素、最芬芳的药,随着电的涌动,随着具有滋补作用的宇宙精华,缓缓地渗入血液和神经系统",平添神奇的氛围。

格雷汉姆还有一款"天床",可以供正努力孕育后代的夫妻使用。这张床有12英尺长、9英尺宽,由40根彩色玻璃做的支柱制成,床上装饰着深红色的大流苏。香水从玻璃管子中喷出来,

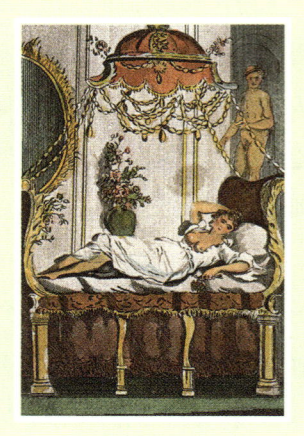

▲ 一个昂贵的约会之夜。

悦耳的音乐在远处演奏。床下面安装了有磁性的天然磁石——可以提供"天火"——还有一个通电的电子管,偶尔会噼啪作响,明显令本就色情的气氛更色一分。愿意花费50英镑的夫妇,可以使用床,担保"即刻受孕"。

尽管有吝于穿衣服的女神,尽管格雷汉姆的胆量令人震惊敬畏,但这个神庙还是在两年后破产了。

在电浴桶中。尽管避免水电接触在一起是普遍认同的原理,但是,19世纪时的一场运动把电的发展引向了浴室。珍妮·基德·特劳特就开办了一个这样的浴室——"疗养与电子研究所"。特劳特曾经出现在加拿大的邮票

上，以纪念她是加拿大第一个拿到行医执照的女性。1875年，特劳特在多伦多开办她的研究所时，设了6间浴室。病人们可以把一部分身体或是整个身体浸入由金属板做成的浴桶里的温水中。然后，病人要手握连接了电池的电极（电极不浸入水中，谢天谢地），让低压的电流给水通电。这基本上就是个热水浴桶，不过就是把电传到了水里，而不是挡在水外。

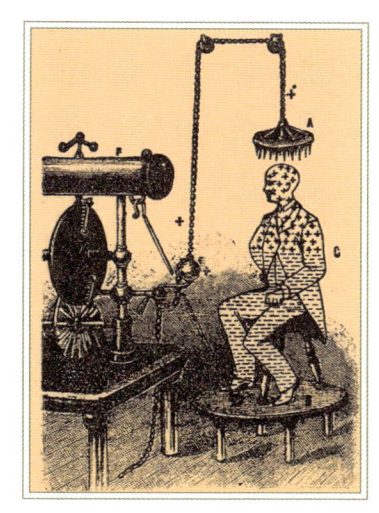

▲ 俄国的电淋浴，看起来很规矩。

需要指出的是，特劳特还为穷人开办了一间免费的诊所，她是一个非常聪明、非常善良的医生，并没有虚假地打广告宣传自己疗法的医疗效力。她和那个时代的很多医生一样，由衷地相信电浴疗法真的对病人有帮助。电流应该可以刺激你的器官和循环系统，而温水的热量也可以"打开你的毛孔"，促进排汗，从而帮助毒素排出身体。因此，电浴疗法被宣传为可以改善风湿病、痛风、坐骨神经痛等多种慢性疾病。

尽管现在电浴疗法已经退出了主流医学的范畴，但依然被秘密地应用于医疗之中。1989年，《名利场》杂志爆出了一桩小丑闻，称英国前首相玛格丽特·撒切尔定期接受电浴，这是其复杂的健康与美容保养方式的组成部分。首相去拜访"某个印度女人"，据推测，就是这个女人给"全世界最有权势的女人"做治疗。撒切尔付她至少600英镑来换取特别的沐浴疗法，沐浴所用的水中会通上0.3安的电流。

因为这个新闻，英国各路八卦小报挥洒文采，纷纷登出《印度法师帮她容光焕发——玛格洗澡的秘密》《容光焕发的首相的惊天秘密》这样的头条。

这样的洗澡真的有效吗？好吧，如果你花了600英镑，就会希望它有效了。尽管其中并没有科学的因果关系，但撒切尔真的吸引了数不清的小报纷纷猜想，因为她在职业生涯的晚期，虽然年纪大了，但精力确实显得更旺盛了。所以，起作用的可能是电浴疗法，也可能是因为搞垮了福利国家和破坏工人罢工所激发的自然生命力。

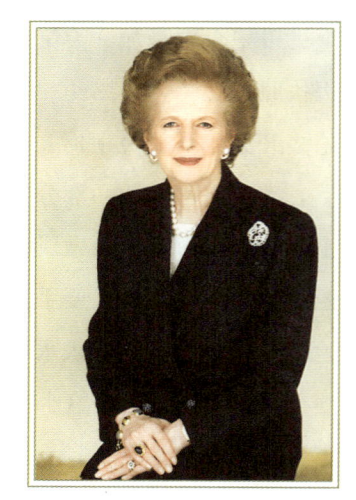

▲ 容光焕发的首相。

与电和谐相处

尽管电浴、电腰带、电胸衣基本上都消失了，但是，20世纪开发了很多真正的电子设备，比如心电图仪，可以用来计算心脏的电子活动。电疗还被整形外科医生用于帮助骨头的痊愈，被心脏病专家用在起搏器上来调节心律。当然，还有除颤器，在过去这些年中，除颤器向无数心脏输送攸关性命的电击，拯救了无数的生命。

医学界已经与电和谐共处了。当然，有人还是会怀念引领潮流的普尔弗马克。想象一下，那些严肃老照片中的纽约商人，在那些保守的衣服下面，有一条电腰带正默默地忙着导电。

这是一个令人开心的想法，比想象新门监狱的绞刑架下跳舞的尸体要开心多了。

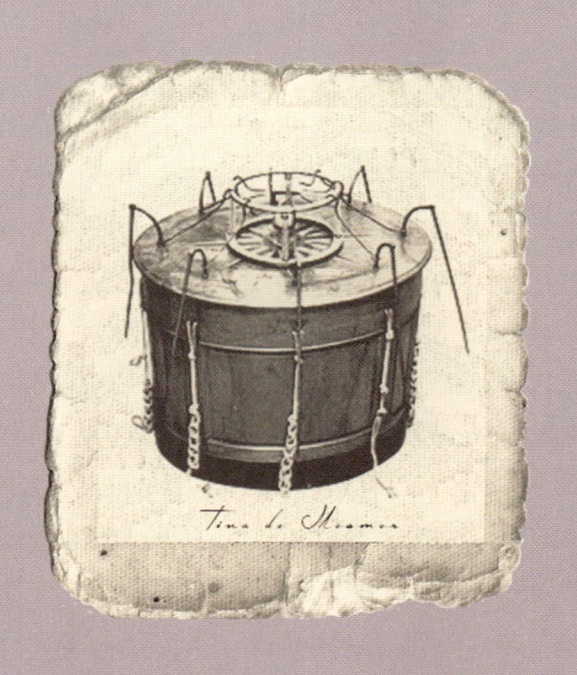

动物磁力

一个理论，一种信仰

有关弗朗兹·梅斯梅尔，黑尔神父，宇宙磁力流，
夸张的舞台效果，基督教科学派的起源

想象一下现在是1788年,你是一位富有的法国贵妇人,忍受着恐怖至极的灾难:无聊,不舒服。你听到朋友们在谈论一位有趣的德国医生和他关于动物磁力的奇怪的新理论。实际上,过去的一个星期中你在巴黎很多人家的客厅都听到了关于此事的只言片语。你决定让这个有趣的小个子在你身上试试,于是,你来到了装潢精致的梅斯梅尔家。

宽敞的大厅里,阳光从彩色玻璃窗透了进来,所有墙壁都装上了镜子。空气中飘荡着橙花的香味。远处,你能听到低吟的歌声和竖琴的轻奏。

在房间的中央,你可以看到一个庞大的椭圆容器,大约4英尺长,1英尺深。容器里面有许许多多酒瓶,都装满了"磁力水"。一个助手走进来,给大容器里添水,直到水面淹没了那些酒瓶。然后,他用一块带孔铁皮盖上容器,并且在每个孔里都插入一个长杆,这就是所谓的"磁力桶"。其他的参与者,几乎也都是像你一样的上流社会贵妇,被邀请来将她们身体上不舒服的部位,比如腿、手臂和颈部,用力抵在铁杆上,以感受磁力水的治愈力。

参与者被鼓励紧围着磁力桶坐下,手臂紧挨着身旁的人,从而"促进磁力流的运动"。

一旦所有人都准备好了,"助理磁力师"就会现身,开始轻轻抚摸参与者的膝盖、脊柱,甚至是胸脯,同时直直地盯着她们的眼睛。他们试图通过触摸,来操控你们每个人体内的"宇宙流体"。你会发现,这些助理磁力师都十分年轻帅气。你感到震惊,甚至倍感羞耻。

你身旁的一些人会开始歇斯底里地笑起来,其他人有的抽泣,有的高喊,有的尖叫,有的逃离房间,有的人则直接昏厥。至于你嘛,准保你会感觉你的无聊和不舒服(暂时)都被治愈了。

当整个房间陷入狂热后，你就会看到伟大的先知弗朗兹·梅斯梅尔本人，终于走了进来。他45岁左右，身着绣有金色花朵的白色长袍，颇具魅力。手持一根大"磁力"杆，他在贵妇群中缓慢移动，用杆子轻戳贵妇们，让她们恢复平静。你能看到，病人一个个都放松了。

梅斯梅尔走近你，向你伸出了磁力棒，这时你再也受不了这场面了，飞快逃离了房间。当你走在午后的阳光之下，你感觉，尽管这可能是你有生以来目睹的最荒谬的场景，但你也不得不承认它非常有意思。下一次你家里开派对的时候，你就有让人震惊的新话题了。

刚刚到底发生了什么？想要解释清楚，我们还要把时间倒回去一点，来认识下黑尔神父。

黑尔神父和动物磁力的诞生

18世纪70年代，弗朗兹·弗里德里希·安东·梅斯梅尔还是一个年轻的医生，在维也纳行医，偶然的一个机会，他认识了一位耶稣会的神父马克西米兰·黑尔，这彻底改写了他的人生。马克西米兰·黑尔，又称黑尔[1]神父（希望他会喜欢我们这么叫他），当时正在用磁力石盘做医学实验。他把这些磁力石盘应用到裸体病人身上，来治疗风湿病之类的疾病。

梅斯梅尔被神父的示范吸引，他接受了黑尔的磁疗理论，并把它改编成了一套古怪而又让人欣喜的哲学理论，宣称所有疾病——毫不夸张，就是每一种疾病——都是由于人体磁力流失衡造成的，而人体的磁力流很容易受地球引力的影响。梅斯梅尔最初认为这种失衡可以用磁体调和，但是很快他又确信调和磁力流的真正能力蕴藏在他自己身上。

---

1 原文 hell，还有地狱之意。——译者注

梅斯梅尔把这种普遍的磁力流叫作"动物磁力",他认为,把自己的手放在病人身上,就能施展念力,控制磁力流,从而治疗疾病。

人体包含一种普遍存在的、会受外力干扰的神秘流体,这样的想法并不算是新颖,实际上,这正是诸如占星术、炼金术之类玄学的理论基础。16世纪,帕拉塞尔苏斯提出,人体系统会受天体运动影响。1766年,在维也纳大学读博士时,梅斯梅尔在自己的博士论文中确立了这个理论,他写道:

> 太阳、月亮和星星在各自的轨道上运转,并相互影响着彼此。它们不仅造成了地球上海洋的潮起潮落,在大气中,也以微弱的、移动的流体为媒介,影响着所有生命,这种流体充满了整个宇宙,把万事万物联系在一起,构成了一个和谐共生的整体。

梅斯梅尔称这种"神经流",也就是他所谓的"动物磁力",可以被医生控制。这个时代不断涌现了很多难以置信的新发现,比如电力和重力,梅斯梅尔的磁力流理论自然不愁找不到信众。

梅斯梅尔的魔力触碰

在说服黑尔神父给他制作几个相似的磁力石盘用于实验后,梅斯梅尔开始治疗维也纳的病人。他在治疗弗兰齐斯卡·奥伊斯特林时获得了初步成功,病人是一个年轻的"癔症患者",饱受抽搐的折磨。在一次疾病发作时,梅斯梅尔把磁力石盘放到了她的腹部和腿部。奥伊斯特林称自己"感到了一种微妙的物质的痛苦之流"在她身上游走,减轻了她抽搐的症状,并最终让她彻底停止了抽搐。

在接下来的两年时间里,梅斯梅尔又对她进行了多次治疗,最终得出

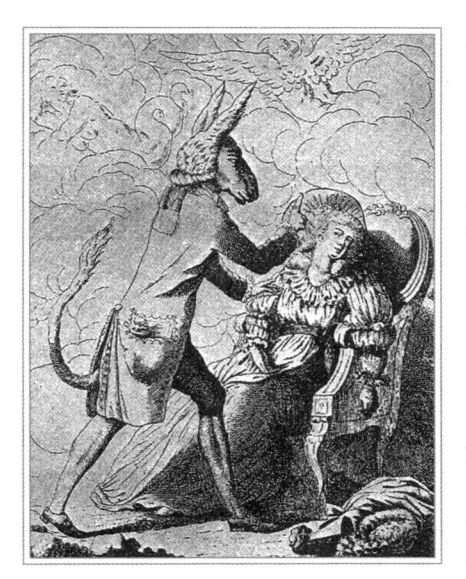

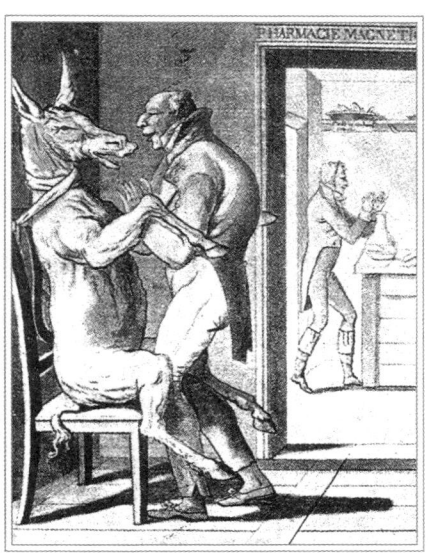

▲ 当然，讽刺画家们去做了田野采风：看啊，驴子作为动物充磁器正在努力工作。

结论，磁力石盘不过是自己的双手的辅助工具。他发现他也能产生同样的治疗效果，只要用手上下触摸奥伊斯特林的身体，或者移动双手把磁力流引向指定的方向，而这甚至隔着很长一段距离也能做到。

宣布治好奥伊斯特林后，梅斯梅尔着手给欧洲学术团体写信，宣告这一令人兴奋的新发现。这是一个轻松简单而又怪异的理论：人体健康依赖于体内动物磁力不间断的流动。如果磁力流被阻断，生病就是不可避免的结果了。只要移除阻断磁力流的障碍，并用任意一个带磁性的东西控制动物磁力，人体就能恢复健康了。

梅斯梅尔在写给维也纳的一位朋友的信中解释了这一点：

> 我观察到，磁力是和电流最接近的东西，因此能通过介质用同样的方式传导。钢铁并不是唯一能用于此目的的物质，我还将其传递给了纸、面包、羊毛、丝绸、石头、皮革、玻璃、

木头、人和狗——简而言之，就是我摸过的任何物质，都带有我的磁力，它们对病人产生的效果和磁石一模一样。

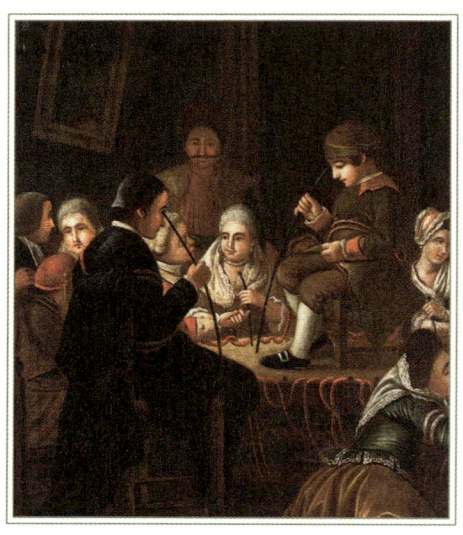

▲ 这个不停歇的动作促进了磁力流的运动。

在成功对皮革和狗输入磁力后，梅斯梅尔的研究暂停了一下，他开始着手治疗一个备受瞩目的病人玛利亚·特雷西亚·冯·帕拉迪斯，她是一个年轻的钢琴天才，婴儿时就双目失明。他尝试调节这个女孩身上的动物磁力，似乎在治疗失明方面还取得了一些进展，但病人的监护人粗鲁地将他赶走了。关于原因众说纷纭——有人推测是因为医生和病人有些过于密切，考虑到他的治疗涉及大量身体接触，这并不让人惊讶。不管怎样，梅斯梅尔还是收拾东西离开了维也纳。

失之奥地利，收之法兰西

尽管在奥地利名声不好，梅斯梅尔还是在法国找到了一批更"有见识"的信众，他拥有出众的魅力，精于世故，加之自信心超乎寻常，因而在法国人中颇受欢迎。1778年，他在巴黎时尚圈开了一家店，推出了大受欢迎的磁力疗法，这种疗法一分用来治疗，两分用来表演。（其实更像是一分用来治疗，九分用来表演。）

表演中的性意味对压抑的观众来说是再好不过的，梅斯梅尔的表演大火，这也让他一跃成为富人。同他之前和之后的众多江湖郎中一样，梅斯梅尔的财富增多了，对于促进医学发展的道德承诺反而减弱了，他越发将其抛于脑后。

由于梅斯梅尔从不缺胆量，他很快向法国王后玛丽·安托瓦内特写了一封信，向王室索要一座庄园，并且要求每年拨给他一大笔钱。信中有着典型的梅斯梅尔作风：

> 对尊敬的王后陛下来说，四五十万法郎用在伟大的事业上算不了什么。您子民的福祉和快乐才意味着一切。我的发现应该受到王室慷慨的认同和奖赏，而我本人对王室无比忠诚。

王后的顾问最终回复了他，表示如果梅斯梅尔能在国王指定的医生面前证明他的发现可行，就给他两万法郎的赏金。梅斯梅尔拒绝了，并且突然表现出了对金钱的不屑，他逃离了巴黎（同时逃离的可能是对他的进一步调查），到了比利时的小镇斯帕。一些忠实的信众随他一起离开，其中一个名叫贝尔加斯的人以梅斯梅尔的名义开展了入会服务。每个入会者缴纳100路易，就能得到他们领袖的奥秘。梅斯梅尔忘记了先前他对金钱的不屑，高高兴兴地同意了，他从那些愿意传播梅斯梅尔福音的入会者那里获取了14万法郎的巨额财富。

有了钱在手，梅斯梅尔耀武扬威地回到了巴黎，信众把他们称作"和谐会"的组织开遍了法国，会中人人相信磁力能够治疗疾病。这些入会者中很多都是富有的登徒子，这并不是巧合，因为他们都渴望建立一套磁疗仪式，看着年轻女子被摸得情迷意乱，终日沉浸在放纵的享乐里。

梅斯梅尔回到了巴黎，然而，他并没有躲过法国科学院的注意，1784年，他们决定对这场席卷全国的医学潮流展开调查。他们甚至绑来了来访

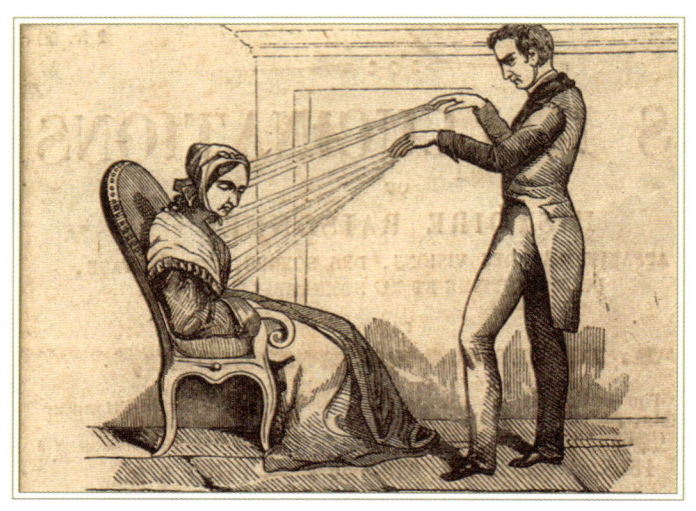

▲ 一个真人大小的木偶（摘自一本法文磁力手册，1846年）。

的美国著名科学家本杰明·富兰克林参与调查。结果让人扫兴：磁力流根本不存在。梅斯梅尔被骂骗子，他只不过是借助暗示和想象两种工具，对病人产生了强大的安慰剂效应。

梅斯梅尔离开了法国，再没有回来，从此屡遭冷遇。他辗转欧洲，最终于1815年死于奥地利。不过，他的影响留了下来。今天，在《韦氏词典》中，他的名字 Mesmer 演化成了一个英文词"mesmerize"，意为"催眠"或"迷惑"。

但是动物磁力疗法并没有就此结束。梅斯梅尔实际上为一种放松和缓解疼痛的有效方式打下了基础。这是怎么回事？要解释清楚，我们要把目光移向印度的孟加拉，这里的一位医生正面对一个严重的问题。

美国人的创新：从磁力疗法到信仰疗法

1862年，玛丽·帕特森身体虚弱、消瘦，想到自己42年来大部分的时间里都患病卧床，她就感到沮丧。为了治病，她拖着病痛的身体爬上楼梯，来到了缅因州波特兰市菲尼亚斯·帕克赫斯特·昆比的办公室。

几年前，昆比听了一个名叫查尔斯·伯恩的法国访问学者的一场有关动物磁力的讲座，就彻底入迷了。像20世纪90年代的少男看了人生中第一场费西乐队的表演，然后放弃一切跟着乐队到处跑一样，昆比放弃了自己的生意，成了一个梅斯梅尔术的痴迷者。他跟随伯恩，孜孜不倦地学习。

昆比的磁疗法依赖于医生和患者之间建立的融洽关系，他鼓励他们通过积极思考改善心理健康。他会注视病人的眼睛，仔细聆听，一边按摩患者手掌和手臂，一边与之讨论健康问题。昆比的这种治疗并不令人反感。恰恰相反，很多昆比的患者在经过医生的聆听之后，得到了"治愈"。

在其所践行的梅斯梅尔式疗愈法方面，昆比是一个卓有天赋的信徒。虽然梅斯梅尔因为过分追逐名利而败坏了道德，但昆比对这个疗法坚信不疑，并尽可能地帮助更多的病人。

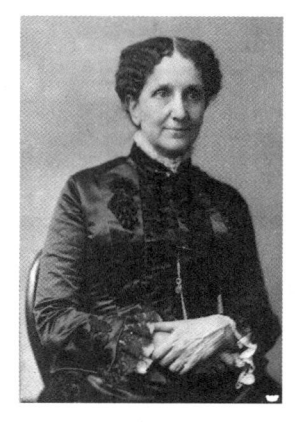

▲ 玛丽·贝克·艾迪，婚前姓帕特森。

其中就包括那个在1862年的某天走进他办公室的可怜年轻女子。

令所有人——包括女病人自己——都大吃一惊的是，在昆比紧紧注视着她的眼睛并按摩她的手的治疗方式持续了一周后，帕特森说她的身体状况突然有了大幅的改善。很快，昆比就不只拥有一个病人了，他还有了一个忠实的追随者。

重新焕发活力的帕特森从昆比那里学到了能学的一切，然后在动物磁力理论的影响下，开发了自己的医学体系。她不久之后结婚，冠了夫姓，改名为玛丽·贝克·艾迪，而历史会记住这个名字。哦，至于她发明的那个小小的医学体系呢？该体系是基督教科学派的开端，这个教派是美国国土上出现的最大的疗愈信念教派，直到2017年依然盛行，在全球范围内拥有约40万名会员。

玛丽对昆比和梅斯梅尔的磁疗理论进行了一定程度的修改，主要是在其中添加了宗教元素，即所有疾病都是一种假象，这种假象可以通过与上帝交流而得到治愈。因此，动物磁力变了个形式，依然在21世纪存在着。

催眠：磁力疗法的现代升级

詹姆斯·埃斯代尔是英国殖民地的一名医生，他在孟加拉工作，尝试给病人的阴囊肿瘤排积水，他迫切地想为这个过程中的病人提供一种减轻痛苦的方法。当时很多人因血虫病暴发而得了阴囊肿瘤。血虫病是一种由蛔虫感染引起的寄生虫病，当时的疫情非常严重（一个人的阴囊肿瘤已经大到行动时需要借助绳子和滑轮系统的地步），整个医学界都束手无策。

尽管距离巴黎数千英里远，弗朗兹·梅斯梅尔的事迹还是传到了这个殖民帝国的遥远边境，传闻说，梅斯梅尔能令病人产生迷睡状态，进而让治疗过程没有痛苦。

埃斯代尔仔细研究了梅斯梅尔，然后决定亲自尝试动物磁力。他自己发明了一种催眠方法，融入了印度当地疗法的元素，比如瑜伽呼吸法和安抚法。病人进入昏迷状态后，医生才取出手术刀——也有极大希望——取出肿瘤。有意思的是，这种方法居然成功了。

虽然埃斯代尔认为自己是一个梅斯梅尔术师［"催眠术"（hypnosis）一词正是在那个时候刚开始在英国使用］，但他是把催眠应用于外科麻醉的先行者，在发现氯仿之前，催眠外科麻醉曾有过一段时间的繁荣，且一直在美国南北战争期间被有效地使用着。要知道在那个年代，运气好的时候，一位外科医生也许能将病人的死亡率控制在50%以内，而在印度的6年期间，埃斯代尔经手的手术，死亡率仅有1.6%。

然而，直到苏格兰外科医生詹姆斯·布雷德努力将催眠技术提升为主流疗法，催眠术在西方医学界才真正迎来了春天。1841年，和他那个时代的许多医生一样，布雷德通过一次关于动物磁力的公开演示才了解到催眠术。布雷德对他的所见所闻感到吃惊，之后的一周又回来看了同样的演示。布雷德确定自己当时看到了一种独特的现象，但又对其所谓的调整"粒子流"或"磁流体"的解释不满，于是，他开始自己寻求答案。

在两场动物磁力的演示中,布雷德都注意到,病人的眼睛始终是闭着的。他得出结论,认为病人因为精神肌肉的疲倦而被诱导进入了睡眠,可能是通过凝视而引发的。第二天晚上,他决定在自己餐桌上的客人身上实验一下,他请那位客人眼睛一眨不眨地盯着酒瓶的顶端,能盯多久就盯多久。客人很快就进入了睡眠(之后再也没有来赴过布雷德家的宴会)。

然后布雷德又在自己的妻子和男仆身上重复这个实验,并获得了成功,他独享了整个房子一会儿,踩到餐桌上也没有人冲他尖叫,然后他得出了一个重要结论,这种催眠状态,被他称作"神经睡眠",既是生理现象,又是心理现象。

在接下来的18年中,布雷德一直在研究催眠术,并将其广泛应用于医学实践之中,包括治疗脊柱弯曲、耳聋和癫痫等。他声称他的疗法确有其效,因为布雷德的研究以及接连在学术期刊上发表的论文,这种疗法逐渐被医学界接受。催眠疗法在特定的医疗场合会被使用,比如治疗疼痛、潮热、疲劳和许多心理疾病,而布雷德正是奠定基础的那个人。

还有一件事也要归功于布雷德,是他普及和推广了这项操作,令其名得以被历史铭记:催眠。必须感谢布雷德,现在当你需要的时候,是去寻找一个催眠专家,而不是一个"动物磁力师"。

这难道不是一件值得庆幸的事情吗?

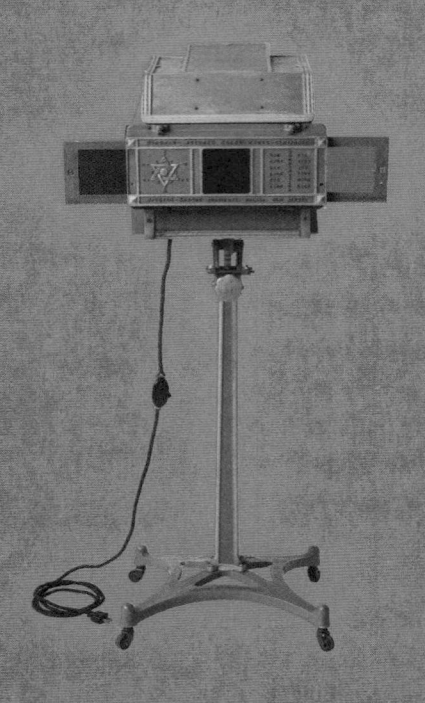

光

有课有仪器，大赚特赚

**有关蓝色玻璃，凯洛格的灯光浴，光谱-色彩研究所，
手术射线，以及宇宙治疗局**

奥古斯都·普莱森顿准将是19世纪中期费城一位备受尊敬的市民，他花了大量时间思考天空的奥秘。"很长一段时间以来，我一直在思考，天空的蓝色是如此的永恒和无处不在，一定与这个星球上的生命有机体有着持久的关系和密切的联系。"

普莱森顿决定试验一下这个想法，于是在1860年着手用与众不同的蓝色玻璃板在他的土地上建造了一个温室，然后在里面种满了葡萄藤。他的植物以惊人的速度生长，尽管这很可能要归功于他建造的是一个温室，和那几块玻璃板是不是蓝色没有任何关系。普莱森顿却从中备受鼓励，他的葡萄也成为邻居羡慕的对象。

然后，在1869年的一天，普莱森顿注视着一头猪，心想：如果我把蓝光照在一头猪身上，会发生什么？这位大胆的发明家便让一些小猪崽生活在透明玻璃建成的猪舍里，让另一些小猪崽生活在蓝色玻璃建的猪舍里。

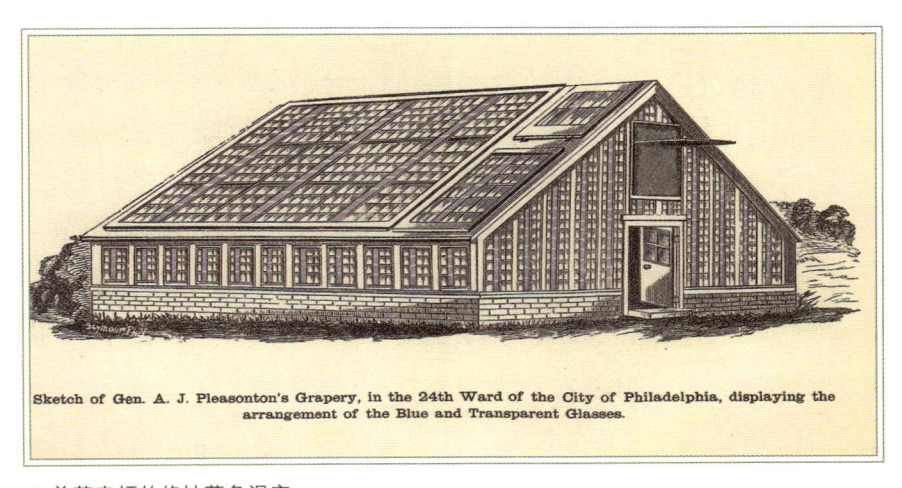

Sketch of Gen. A. J. Pleasonton's Grapery, in the 24th Ward of the City of Philadelphia, displaying the arrangement of the Blue and Transparent Glasses.

▲ 普莱森顿的绝妙蓝色温室。

哦，天啊，照蓝光的猪长得更快，更健康。

这正是普莱森顿所需要的结果。他准备高调地向愿意听他说话的所有人传播蓝色阳光的福音。他很快就陷入了对人类未来的一种迷人而又相当怪异的憧憬，在他的幻想中，由于利用了蓝色阳光的力量，人类都变成了身强体壮的巨人，家畜充当我们的坐骑。

> 生命的活力可以注入身体虚弱的年轻人、残疾的成年人，甚至八旬老人身上，帮助他们恢复健康。各种家畜的繁殖速度会有多么快啊！它们的体形也可能大了不少啊！

他的热情极具感染力。他通过自己出版的小册子在全美国宣传这种想法，然后开始有零星的新闻报道这件事，再后来铺天盖地般，到处都在讨论在蓝色玻璃窗下晒太阳可以治愈疾病、缓解伤痛。

普莱森顿甚至收到一封信，信中称一个早产的婴儿生下来就患有麻痹症，但长期在蓝色玻璃下接受阳光照射之后，现在已经能活动了。还有一封信称，一个婴儿在每天接受一个小时的蓝色光照射后，身上长的巨大肿瘤消失了。这样的传言还有很多。

就自己对蓝色光的发现，普莱森顿写了一本书，里面充满了类似的病人证言，而且为了尽量填满空白页，他还介绍了他自创的关于电学和电磁学的奇怪理论。然而，普莱森顿的书最酷的地方，也是让这本书有收藏价值的地方在于，整本书都是蓝色纸张，上面的字也是蓝色墨水印刷的，"通常印刷的书都是白色纸张，晚上阅读时，书本反射煤气灯的光可能会让读者感觉刺目，而这本书能让读者的眼睛放松一下"。对读者而言，这确实是贴心的做法，但是对后世的学者来说就很不幸了，淡蓝的墨水逐渐褪色，他们读起这本书就要费力了。

1876年出版的《太阳的蓝色光线和天空的蓝色所产生的影响》一书开

启了对蓝色光的狂热，并在接下来的两年里成为主流风尚。这是普莱森顿的第二版图书，书中称蓝色玻璃是万能灵药，可以治疗从中风到麻痹症的一切疾病。结果第二年，全国的玻璃制造商就成群结队地亲自到普莱森顿家登门致谢了。

从纽约到旧金山，房子的主人们开始在家里增建带有蓝色玻璃的日光浴室，至少也是在家里的几处地方换上几块蓝色玻璃。水疗所也迎合大众对蓝色光的需求，开始建造蓝色光的日光浴室。这股风潮迅速蔓延至欧洲，"光浴"在英国变得非常流行，法国眼镜商开始制造蓝色镜片的眼镜。1877年，一位《科学美国人》的记者写道：

> 在我们的大街小巷，经常能看到居民房的窗户里挂着镶框的蓝色玻璃。在阳光晴好的日子，你也许能看到老迈多病的祖父或其他病人沐浴在这轻盈的光线中，尽管脸上有着蓝色的光斑，但他们的表情中充满了希望。

然而，这篇文章也是这股风潮结束的开始。这是该杂志发表的一系列文章中的第一篇，这些文章都抨击这股狂热已经能用——而且只能用——"疯狂"二字来形容了。《科学美国人》站出来揭示真相，向大众解释科学事实，在蓝色玻璃下晒太阳，实际上只会让你接触到更少的蓝色光，而不是更多。如果你想吸收蓝色光线，最好直接站在室外，或者，至少站在透明玻璃底下。实际上普莱森顿一直在做的事情——也是每个人都在做的事——只不过是微微遮挡掉一些阳光罢了。这篇有理有据的文章发表一周之后，《科学美国人》再次发文称，所谓蓝色光带来的治疗效果，只不过是早有深入研究的日光浴对健康的益处，以及明显的安慰剂效应。

尽管普莱森顿试图反驳，但尾声已近。到1878年，普通大众已经改变看法，这股蓝色玻璃的狂热风潮匆匆地来，又匆匆地去。尽管人们对蓝色光的热情已经消退，但是利用光来治病的做法并没有那么快消失。到19世纪末20世纪初，江湖郎中又继续在"光是治愈者"的这一大旗号之下，变化出了多种手段。

人造太阳，灯光桑拿

1879年，托马斯·爱迪生首次展示了他的白炽灯泡。尽管爱迪生不是第一个发明灯泡的人，却是第一个发明出具有商业可行性、低成本、长寿命（1200个小时）的灯泡的人。爱迪生并没有就此满足。他又进一步发明了电网系统，展示了如何将一个中央发电机连接到每一户家庭，进而用电照亮整个社区。他甚至发明了世界上第一个电表来计算用电量。完成这一切后，爱迪生说："我们要让电变得非常便宜，便宜到只有富人才会烧蜡烛。"

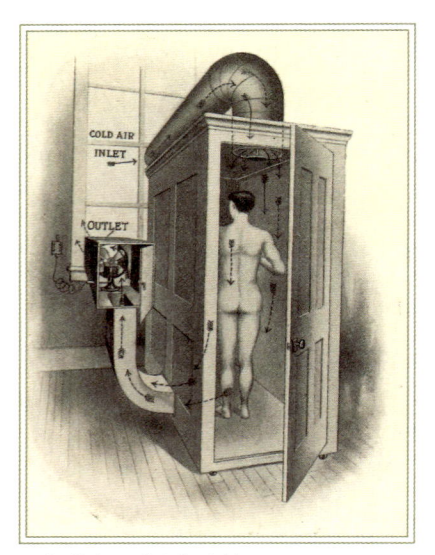

▲ 裸体方可进入灯光箱。

爱迪生开创性的发明为医生铺平了道路，他们有了机会实验集中光束对于治疗疾病的效果。光疗法的一些正当应用被开发出来，特别是奈尔斯·赖伯格·芬生，他因成功用集中光束治疗狼疮而获得1903年的诺贝尔医学奖。

但是，江湖郎中也很快活动起来。

19世纪90年代末，约翰·哈维·凯洛格发明了"光浴"（他不仅发明了早餐玉米片），并在密歇根巴特克里市他开的疗养院里投入使用。下面是摘自1893年的一份报纸的文章：

> 核心部分是一个能把头部以下的身体都装进去的大柜子和50盏电灯，电压要在110伏，每一盏灯都相当于16根蜡烛的亮度。这些灯成组地摆放在身体周围，每组灯都有一个单独的开关，所以它们能够直接照向特定的身体部位。灯光让病人变得有活力，也像沙滩浴一样晒黑他们的皮肤。

基本来说，这种灯光浴就像是坐着用很强的灯光蒸桑拿。凯洛格认为，灯光浴可以治疗伤寒、猩红热和糖尿病，并对治疗肥胖症、坏血病和便秘有帮助。在1910年出版的《灯光治疗学：一本学生和医生的实用光疗手册》一书中，他写到了灯光浴的好处：

> 灯光浴的时间要长到能让病人大量出汗的程度，一周要进行2到3次……通过弧光把病人的整个身体表层晒黑是提升病人整体健康状况的绝佳方式。

换句话说，凯洛格这是无意中发现了流汗对人体健康的益处。他声称，英国国王爱德华在汉堡接受了一系列灯光浴，令痛风得到了明显治愈，在这之后，灯光浴已经被"欧洲多位王室成员和名门贵族"采用。凯洛格信誓旦旦地表示爱德华国王随后又各在温莎城堡和白金汉宫各安装了一个灯光浴室。所以，下次你参观这两个地方的时候就有问题可问导游了。

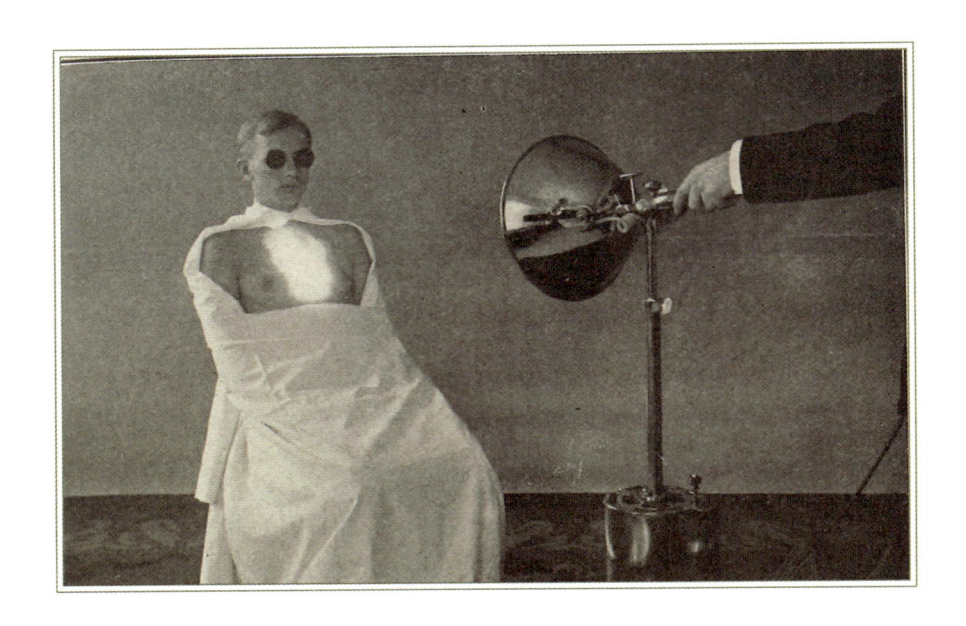

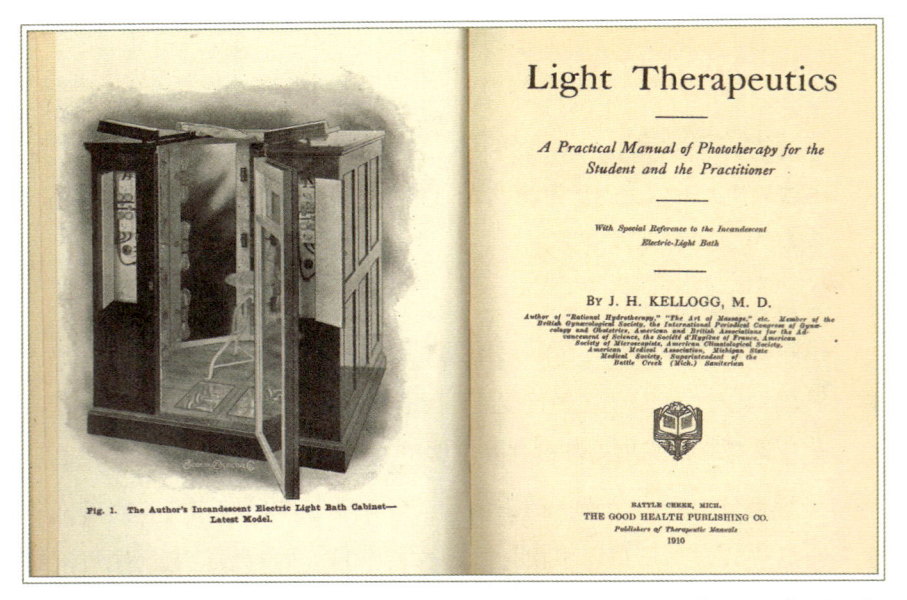

▲ "对心脏进行短暂光疗有助于治疗心脏麻痹、鸦片中毒和心力衰竭。"(选自《光疗法》用弧光照射胸部的章节。)

加迪亚利的色彩疗法

丁夏·P.加迪亚利首次读到色彩疗法时，他还是印度孟买的一名舞台管理人员。他受此启发，欢欣雀跃地跑去帮助一个朋友的侄女——她当时正遭受黏液性结肠炎的折磨，而加迪亚利带去的，不过是一个紫色的咸菜罐、一盏煤油灯、一些装在蓝色玻璃容器里的牛奶。在"治好"这个女孩后，加迪亚利知道自己找到了人生方向，并且在1911年移民美国，宣传色彩疗法——他也从中大赚一笔。

他借鉴融合了灯光浴疗法和蓝色光疗法的内容，创办了名为光谱-色彩研究所的机构。预付100美元，你就能加入光谱-色彩疗法的强化课程，学习"通过协调色波来恢复人体放射活力和放射均衡"的全部知识，这门课由加迪亚利亲授，他将自己宣传为一个超群的天才，11岁在印度的时候就在大学教数学了。加迪亚利无比自恋，在自己的名字前面加了一堆头衔：医学博士、工程硕士、按摩疗法博士、哲学博士、法学博士、自然疗法博士、光学博士、医学技术博士，等等。

他的疗法有一个基本前提，光在棱镜下会色散七种颜色，每种元素对应其中的一种颜色。人体主要是由氧、氢、氮、碳组成，分别对应蓝、红、绿、黄四种颜色。感觉有点身体不适？那是你身体的一种颜色出问题了。想要恢复，你只需要让你淡化的颜色增强，或让过亮的颜色变淡就行了。

为了实现这个目的，加迪亚利发明了一种叫光谱-色彩仪的装置。这个装置基本上是一个装有1000瓦灯泡的盒子（见本篇开头的照片），使用者只需将彩色玻璃板放在盒子的窗口上，这个盒子就能放出指定颜色的光线。（和蓝

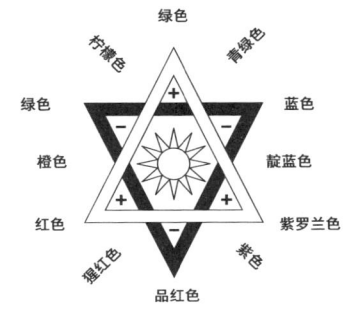

▲ 色彩。

色玻璃流行的时候一样，这样做会过滤一部分光，只是减少对他们所选颜色光线的吸收。）这个仪器外形像一个古怪的玩具烤炉，需要病人在特定的月相期，全裸地站在这个灯光盒子前接受治疗。月亮周期对一个靠电工作的灯光盒到底产生了何种影响，这实在是一个谜。

不知道用哪种颜色的光治疗特定的损伤或疾病？不用担心——光谱-色彩仪配有一张特殊的图表，能帮助你完成这一过程复杂的选择。黄色光有助于食物消化，绿色光刺激脑下垂体，红色光产生血红蛋白，蓝色光增加身体活力，柠檬色光促进骨骼恢复，等等。

不知怎的，光谱-色彩仪大受欢迎：到1946年的时候，加迪亚利已经卖了近1.1万台仪器，赚了超过100万美元。凯洛格鼓吹无创的、不吃药的治疗方法，加迪亚利也与此类似，承诺"不用诊断，不用吃药，不用开刀"，这让讳疾忌医的群众大为受用。医疗机构则对此大为不满。

1925年，这位成功的商人被捕，理由是出于"不道德的目的"带着他19岁的秘书穿越州界。这不是他第一次遭遇法律问题，也不是最后一次。在美国医学协会和FDA的严密监管下，加迪亚利的余生都充满了法律麻烦；然而，他聪明的大脑总是能想出新办法售卖他的产品。他的促销材料不再宣传光谱-色彩仪能"治病"，转而宣传其"调理"功能。病人不是在接受"治疗"，而是在恢复他们的"放射活力和放射均衡"。

语言上换了说法之后，政府机构要指控他虚假宣传和误导消费者的难度就增加了。如果人们真的想在一台光谱-色彩仪的"调理功能"上浪费自己的钱，好吧，这是个自由的国家。

加迪亚利死于1966年，而他的理念却在他身后传播了下去。开在新泽西马拉加的"丁夏健康社会"是一个注册的非营利组织，由加迪亚利的后代运营，现在仍在出售各种各样光疗法的书籍和相关产品。

手术射线和宇宙治疗局

正当加迪亚利将他的秘书送出州界的时候,彩色玻璃随着冯·希林手术射线仪进入市场,又卷土重来了。手术射线仪和手镜相似,基本上是一面厚厚的圆形有色玻璃,能置于你疼痛或受伤的部位上方,将特殊颜色的光线照射到患处。

基于类似的原理,宇宙治疗局(你听说过吗?)的罗兰·亨特在1940年写了《颜色治疗七关键:完整实践纲要》一书。亨特还作了一首蹩脚的诗来强调色光疗法的好处:

凉爽的崭新,似鲜活的露珠
以我的言语,为你染上色彩
噢,蓝色的光线——
让一切成真
让一切成真

亨特拼命寻求成真的,是他对蓝染水的观点,这种被他称作"蓝涡"的东西,据他说可以治愈痢疾、霍乱和鼠疫。亨特用所谓证据令他的读者(据推测不止一个)确信,"蓝涡"在孟买拯救了成千上万的鼠疫患者。

亦可照亮前行的路

今天,我们知道光能帮助身体合成维生素 D,光疗法也被现代医生用来治疗多种疾病,包括季节性情绪失调、抑郁、时差反应、牛皮癣和婴儿黄疸。

19世纪蔓延全国的蓝色光狂热带来的真正的益处也很简单,那就是,促进了现代日光浴室的发明。因为事实表明,人们实际上很享受舒舒服服坐在自己家中晒太阳的感觉。

只是,他们并不需要蓝色玻璃窗来晒太阳。

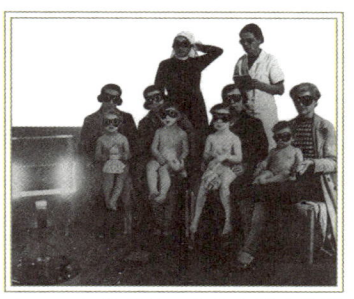

▲ 1938年的伦敦,儿童在护士的照顾下接受光治疗。

紫光仪

紫光仪是电疗与光疗的结合，由尼古拉·特斯拉发明，并且在1893年世界哥伦比亚博览会上首次演示。该装置将高压和高频（但电流量较低）的电流导入人体内作为治疗剂，当玻璃电极通电时，就会发出一种迷人而又神秘的紫光，并且产生强烈的安慰剂效应（因为看上去确实很炫酷！）。美国有多家公司都制造同类设备，并且宣称可适用于多种情况，包括"脑雾"，治疗方法如下：

把1号敷用器放在前额和眼睛上，同时使用强电流直接接触后脑和颈部皮肤进行治疗。然后治疗颈椎，并将电极握在手中，同时需要吸入臭氧，持续约4分钟，这也是非常关键的一步。

后来，由于涉及多起诉讼，加上FDA的介入，紫光仪的厂家最终被迫在20世纪50年代初停止生产。如今，紫光仪在收藏市场十分抢手，一来是因为尼古拉·特斯拉，他在死后获得了极高的声誉；二来是因为这机器发出的深紫色光线确实很炫酷。同时，还出现了一种被戏称为紫色魔棒的新设备，它和紫光仪基本一样，但用途完全不同——被绑缚与调教（BDSM）群体使用。

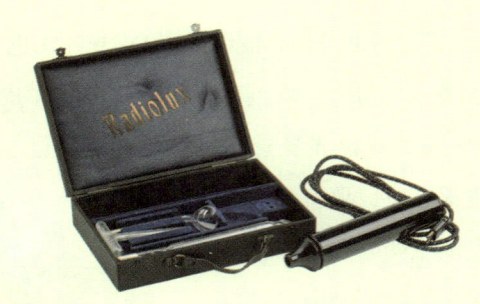

▲ 一套由 Radiolux 公司生产的紫光仪，约1930年。

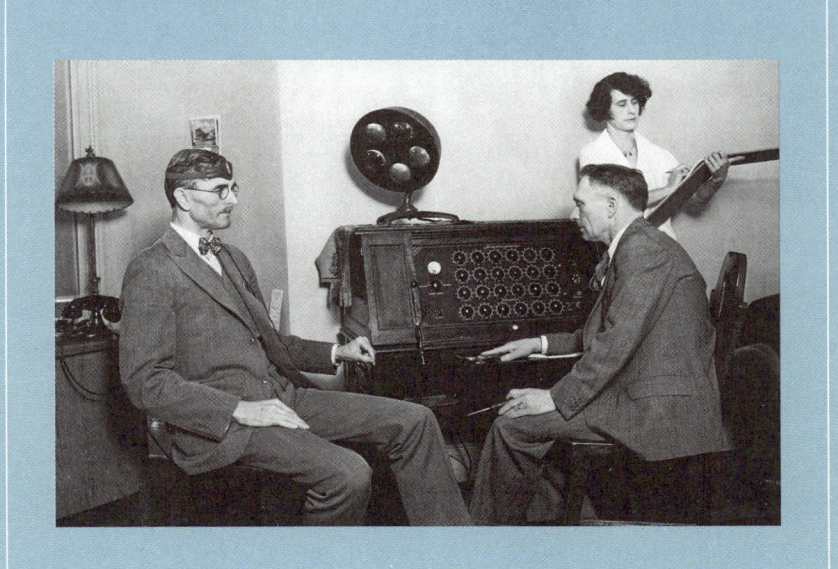

无线电

治大病，如修收音机

有关五分钱乐队，活力机，振动协调仪，充满好奇心和
激情的小个子犹太医生，卧底豚鼠，以及远距离治疗

无线电频率是个不太好理解的概念。电和无线网络的存在让很多人仅仅满足于知道无线电波有用途，却并不关心它们到底是如何发挥作用的。你打开收音机，调到一个电台，然后像魔法一样，突然就能收听到一首歌曲，很可能就是波士顿乐队的《不只是感觉》——收音机诞生后有史以来播放量最大的歌曲之一。这其中有某种抚慰人心的力量。

在20世纪之初，收音机可是相当时髦的高科技产品，其魅力和受关注程度堪比今天的无人驾驶汽车，甚至是最新一代的苹果手机。1895年，意大利发明家伽利尔摩·马可尼发明了第一代商业用途的无线电传输系统，这是当时巨大的技术进步，对无线电波的关注和兴趣由此兴起，而当时公众对无线电工作原理缺乏认知，这让无线电波成为一个可挖掘的市场。一些声称能够驾驭这种神秘能量的疗法，获得了一批忠实的信众。正是因此，艾伯特·艾布拉姆斯医生之流仅仅靠宣扬无线电波能够诊断和治疗疾病，就大发横财。

人体就像收音机

艾伯特·艾布拉姆斯在1863年生于旧金山，年仅19岁就在德国获得了医学学位。1893年回国后，他就职于库珀大学，担任病理学教授。在40岁之前，艾布拉姆斯已经成为一个赫赫有名的神经学家，正稳步迈向职业生涯的巅峰。然而，变故也开始出现。

由于一场夜校骗局，艾布拉姆斯丢掉了教授职务，此后，他变得越来越像江湖郎中，自创了一些可疑的治病手段，比如，脊椎疗法——敲打脊

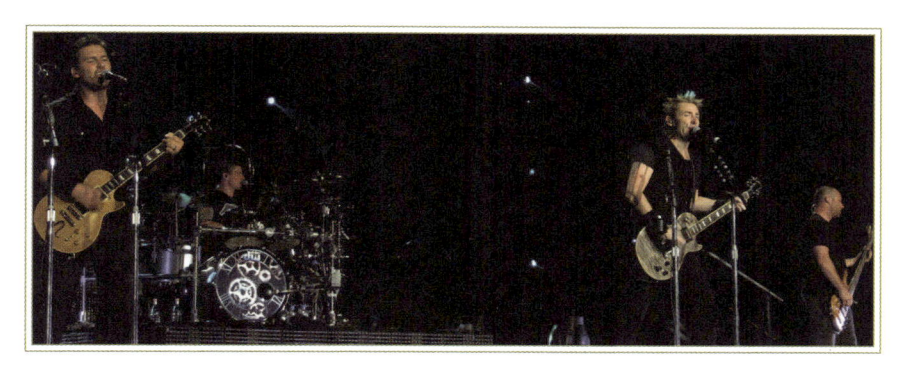

▲ 五分钱乐队可能在表演《照片》(《照片》是他们的代表作之一)。

椎以刺激神经，进而刺激病人器官并治愈病症。他四处兜售这种疗法，号称此法可以包治百病。

不过，他的招牌疗法还是无线电疗法。1916年，艾布拉姆斯出版了《新诊断治疗观》一书，他在书中向全世界介绍了自己的理论。什么理论呢？简而言之，健康的人放射出健康的能量波，生病的人放射出的是生病的频率，像艾布拉姆斯这样的无线电疗法医生称他们可以使用某种精密、庞大的医疗仪器探测出疾病波频，然后他们就可以治愈你的疾病了——任何病都可以——只需要将疾病波频调回健康波频就可以了。

这有点像自驾游途中打开收音机，胡乱扭动旋钮，但是你运气不佳，碰巧换到了五分钱乐队的歌曲。这类似于放射疾病波频电波的身体。不过幸运的是，这非常容易治好。正如你可以很快地再次扭动旋钮，安全地摆脱这首歌，无线电疗法医生通过合适的仪器也能同样轻松把你的身体调到健康的波频。

具体来说（请停一下，深吸一口气），人体是由原子构成的，原子是由电子构成的，电子振动时产生辐射，被无线电波专家称作"艾布拉姆斯电子反应"。如果一个人是健康的，其电子振动就是正常频率。如果一个人生病了，这个人的电子就会以异常频率振动。因此，要治疗病人，医生必须首先探测到不健康的振动频率，然后把与生病的电波同频率的电波传送回病灶。此举能对疾病的振动产生中和，将电子振动频率拨正到正常水平。

回到五分钱乐队的例子中，就类似拿出你的 iPod 播放器，对准收音机的喇叭，同样放出五分钱乐队的歌，把喇叭里传出来的歌声压回去。

工作原理大概就是这样的。

来一次充满玄学的诊断

那么，无线电疗法医生是如何探测到异常振动的呢？可以预想，应该是很荒谬的方法。

比如，你刚从一直看病的医生那里拿到一个有些失望的诊断结果，出于心理应对机制，你提醒自己总该听听别的看法，然后，巧了，这个艾布拉姆斯医生据说能包治百病，那么，为什么不去他那里试试呢？

打电话去他办公室之后，你被吩咐要带一份头发样本。于是，你抓了几下头发，揪下来一根，然后前往艾布拉姆斯位于旧金山的诊所。

到达后，接待员会问你采集头发样本时是否是面朝西方的。她坚称这是诊断的一项重要因素。你不记得自己是面朝哪个方向了，便不情愿地面对落日的方向，又从头上揪下了几根头发。

一切搞定之后，接待员会把你领进艾布拉姆斯的办公室，让你把头发样本放进一个看起来非常奇怪的医疗机器里，她称其为"活力机"。接着艾布拉姆斯医生进来，他是个很有自信的人，在房间里忙来忙去，调暗灯光，然后用一堆电线把你连接到活力机上，向你保证这样能测出你的"振动模式"。之后，他会指示你面朝西方，因为这样能保证机器正常运行。

接着，艾布拉姆斯会将活力机连接到其他一些机器上，其中一台就是

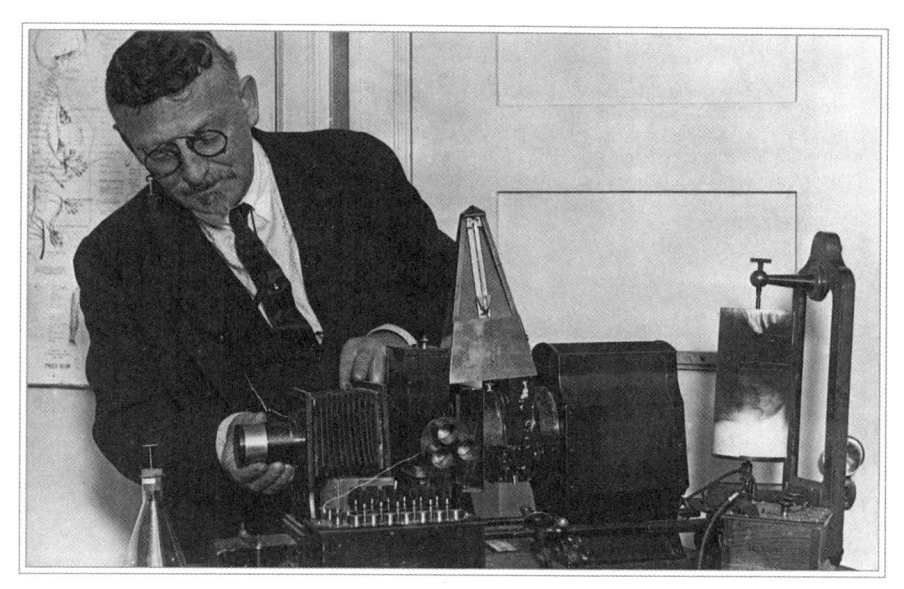

▲ 艾伯特·艾布拉姆斯像个医生一样，摆弄他的狗屁机器。

叫"无线电表盘仪"的机器。当时你会想，这可能得名于机器上的一堆表盘吧。医生会告诉你这些表盘能帮助探测"欧姆"，进而确定真正的病因。

接着，他会让你解开衬衫扣子，拉高背心，而他会从桌子上拿起一根玻璃杆子，用杆子轻拍你的腹部。你问他为什么这么做，他会告诉你，他正在寻找"共振区"或"沉闷区"。

这一切让人大开眼界。你心中暗想：他如此大费周章寻找"共振区"和探测"欧姆"，说明这种疗法肯定有效，不是吗？

太忙而没时间亲自去艾布拉姆斯的诊所？别担心，最终，随着无线电技术进步，技艺高超的医生都不需要病人亲临，只需要病人的头发或者血液样品（或病人字迹）放在活力机里就能诊断出疾病。

众所周知，电子反应是变化无常的。在取样本时，病人要面朝西方，当然，光线要昏暗，房间里不能有任何橘色或者红色的物体。更妙的是，如果病人心存疑虑，也很可能探测不出振动反应。

无线电疗法不仅声称可以探测患处，而且还能测出一个人的性别、妊娠阶段、年龄、地理位置，以及最重要的，一个人的宗教信仰。艾布拉姆斯甚至在1922年绘制出一张图示，展示不同基督教派教徒的腹部沉闷区。

另外，艾布拉姆斯还声称能够通过死者字迹确定其死因。"活力机"分别测试了塞缪尔·皮普斯（梅毒）、塞缪尔·约翰逊博士（梅毒）、亨利·华兹华斯·朗费罗（梅毒）、奥斯卡·王尔德（梅毒）以及埃德加·爱伦·坡（"普通感冒"——开玩笑的，"梅毒和间发性酒狂症"）。

"活力机"准备好大胆宣布文学史上的多位巨擘都死于性传染病。当然如果你不解地摇头，我们也不会怪你。别担心，无线电学上门家教仅需200美元，要预付哦！

大受欢迎，大发横财

好啦，幸好有活力机，你现在拿到了自己的诊断书，也是因为活力机，你可能发现自己得了梅毒。接下来该怎么办呢？来认识下振动协调仪，这是一台可以治疗你的病症的无线电机器（也可能是某个摔跤狂热患者的外号）。为了治疗梅毒，你可能需要花200或者250美元的首付费用从艾布拉姆斯医生那里租一台机器（租能通直流电的机器比租交流电的机器花费高），然后每月支付5美元使用费。最终艾布拉姆斯每月能从跟他租机器的江湖郎中手里净赚1500美元。

据说振动协调仪可以将无线电波直接传导在病人身上。这些电波被调到特定的频率，可以有效消灭感染或疾病。艾布拉姆斯说："某些特定的药物肯定也具有与它们能治疗的疾病相同的振动，因此才能治病。"至少这位医生是这么认为的。详细来说，振动协调仪能够调节出和生病部位同样的"振动频率"——也就是同样的波频，来治疗疾病。

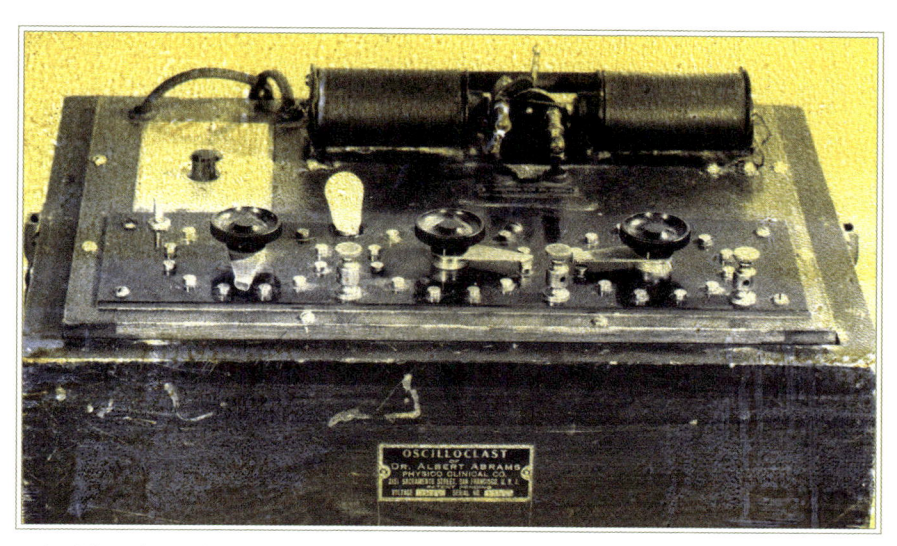

▲ 振动协调仪，或者称之为10岁孩子自己做的用来糊弄8岁孩子的玩具。

然而，租赁仪器的顾客必须接受一个前提：不能拆开机器，机器是被"严密封口"的。拆开机器会破坏机器的功能（也会让机器担保协定彻底失效）。

其实，不让打开机器的真正原因是机器内部只是一堆杂乱的电子部件，由电线胡乱连在一起，没有任何特殊作用。一位物理学家违背了神圣的无线电誓言，拆开机器后写道："这就是那种10岁男孩随便造出来糊弄8岁男孩的玩具。"

消费者是不是在玩玩具？这一点无所谓。至少艾布拉姆斯靠着振动协调仪和活力机大发横财。它们大受欢迎，很大程度上是因为艾布拉姆斯和其追随者巧妙地利用了一个简单的心理学技巧：用一种近乎宗教仪式的诊断方法让别人相信自己患病，比如癌症，然后主动用振动协调仪给他们进行治疗。很快，病人就开心地摆脱了癌症——一种他根本就没有得过的疾病，病人会在亲朋好友中宣扬："你肯定不信，我差点就病死了，谢天谢地，我听说了一种新疗法叫无线电疗法，他们把我连接到一个机器上，

'噗'的一下，我的癌症就好了！"这样强有力的说辞很快就形成一种口碑营销。

在厄普顿·辛克莱也变成无线电疗法的信众时，无线电疗法就进入了全国公众的视野。辛克莱是美国家喻户晓的作者，他的经典作品《屠场》揭露了美国肉品加工行业的内幕。1922年6月，他在《皮尔森杂志》上发表了一篇题为"奇迹之屋"的文章，让无线电疗法名声大振。他在文章中高度赞扬了艾布拉姆斯及其治疗方法：

> 我决定去旧金山进行调查。我原计划只待一两天，但是在此地的发现让我停留了几周，如果不是家中有急事，我可能在那里住上几个月甚至几年。这个充满好奇心和激情的小个子犹太医生，要么是人类历史上最伟大的天才，要么就是最伟大的疯子。只要给他一个新的想法，或者一个能够验证、完善疗法的方法，他会像一只猫一样抓住它。他是尼采笔下关于人类灵魂描述的完美化身，"像狮子渴求食物一样渴求知识"。没有他不敢尝试的实验……在艾布拉姆斯的医疗诊所待了一周之后，坦白说，我感觉自己不再恐惧那三种可怕疾病了——梅毒、疟疾和癌症。

辛克莱的文章引发了美国和英国的杂志刊登一系列此类文章的狂潮。然而，随着无线电疗法在大西洋两岸备受追捧，它也开始吸引怀疑者的目光。比如美国医学协会。

好消息：信号渐弱

美国医学协会布了一个高明的局，将一份健康雄性豚鼠的血液样本寄给无线电疗法医师进行检测，并为血样编造了一个背景故事，称血样取自一位"贝尔小姐"。检测结果返回，显示贝尔小姐得了癌症（"6欧姆"的量），另外，结果还显示她的左额窦出现感染，左侧输卵管也存在链球菌感染。

《科学美国人》也加入进来，对无线电疗法进行了长达一年的调查。该杂志在1923年10月至1924年9月的每月更新调查结果。结果是：

> 委员会发现，先前艾布拉姆斯关于电子反应的说法，以及大部分和电子有关的操作，都没有依据。我们相信，它们并没有事实根基。在我们看来，这种所谓的无线电疗法毫无价值。

在这样的权威出版物发出确凿断语后没多久，1924年一家英国协会发布了类似的报告，他们发现无线电疗法手段不仅"在科学上不成立"，而且"在道德上也站不住脚"。媒体报道了一个案例：一位上了年纪的老人去梅奥医学中心看病，被诊断为胃癌，并且不宜动手术。可怜的老人转而求助于无线电疗法，在使用振动协调仪之后被告知他已经"彻底痊愈"。一个月后，老人死了。

这时，作家辛克莱迅速站出来维护艾布拉姆斯，他写道：

> 他创造了本世纪最具革命性的探索成果，我愿用我可能有的所有名声担保：他发现了所有重大疾病诊断和治愈的深奥秘密。

> ### 害虫不见了!
>
> 密苏里州堪萨斯城的发明家T.盖伦·耶罗尼米斯在1949年造出了自己的无线电设备。据称,"耶罗尼米斯机"可以检测到"埃洛普提克能量",据说所有生命都会散发这种能量。耶罗尼米斯机被用于农业,尤其是作为农药的替代品。
>
> 如果有兴趣,你可以问问当地的有机农民是否使用过耶罗尼米斯机!

辛克莱后来获得了很大声望,还创作了一部有关社会正义的杰作,所以在他热情地为江湖骗子摇旗呐喊事实面前,我们姑且就睁一只眼闭一只眼,不再深究了。尽管辛克莱迅速跳出来维护,《科学美国人》发布的结果还是让无线电疗法声望尽失。然而,其创始人已经无法亲眼见到无线电疗法的谢幕了。

艾布拉姆斯在60岁时死于肺炎,那时无线电疗法刚刚获得巨大成功。他当时极其富有。1924年,艾布拉姆斯资产达到200万美元,这真是对人们盲目轻信的可悲写照。很有意思的一则八卦是,艾布拉姆斯称他能够用活力机预测一个人的死期,他准确地预测到自己会在1924年1月去世。

尚未消失的电波

在艾布拉姆斯死后的空白期里,各种类似的江湖郎中迅速涌现,想要趁机在"电波治病"的市场上分一杯羹。最成功的当数来自加利福尼亚好莱坞的露丝·B.德朗,她制造了自己的无线电仪器,声称无论何人,无论何地,都能被这台仪器治好。

德朗也为自己的骗术找到了一些信众，她在一生中大约治疗了3.5万名病人，并且广泛售卖自己的仪器，尤其是卖给边缘疗法的从业医生。她还不请自来地插手一些病例。

在20世纪50年代早期，电影明星泰隆·鲍华和妻子在意大利的一场车祸中受伤。德朗用她的远距离无线电仪（模型300号，如果你感兴趣的话）向他们发射了治疗电波。就像艾布拉姆斯的活力机一样，她的仪器也需要病人的一些样本。德朗用了鲍华夫妇的血样，并称这些血样取自她的"图书馆"。

泰隆和妻子车祸后痊愈，回到了美国。不过此时，一张来自德朗的无线电疗法服务账单正等待他们支付。

无线电疗法总是自带一种神秘感。尽管种种科学证据都批判这种理论，它仍能得到了一些人的支持。现在，你会发现美国各地都有无线电疗法医生。只不过，他们关注的焦点已经转到将人的意念变为更强大的宇宙意识。无线电疗法可以让你把自己的意念强加给世界。你可以用这种能力让自己更健康，寻找到一个恋人，或者获取股市大内幕从而大赚一笔。你甚至可以制造自己的无线电治疗机器。你只需要简单地搜索一下，就能搜到一些免费的电路图。或许某天，在无线电疗法领域甚至会出现童子军徽章。

同时，传统医学也明显开始使用无线电波来和调度员、护理员进行交流。很多人不知道，无线电频产生的热能可以用来切除或灼烧有问题的组织。它也能用来治疗某些类型的心律失常、肿瘤以及静脉曲张。

或许在天堂某处，可怜的厄普顿·辛克莱正在为自己曾经对无线电疗法的狂热追捧而感到些许宽慰吧。

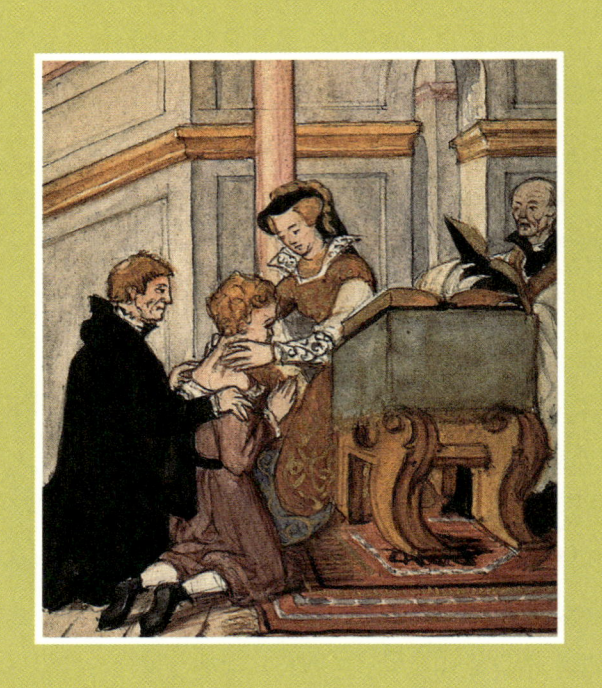

国王的触碰

有问题就让国王摸摸,假的也凑合

有关淋巴结核,麦克白,国王触碰仪式,一匹神马,医用的硬币,以及圣路易斯腐烂的胳膊

对生存来说，中世纪是一个丑陋的时代。没有现代医疗，各种令人毛骨悚然、容颜尽毁的疾病在欧洲的人群中横行无忌：甲状腺肿、瘤子、皮疹、水肿、唇腭裂。而在英国和法国传播的最可怕的一种皮肤病是淋巴结核，在那个时代以"国王之灾"的名字而广为人知。

淋巴结核（scrofula，来自拉丁文scrofa，意为出血的母猪，因为人们认为母猪很容易感染这种疾病）是一种结核病，会感染颈部的淋巴结，刺激产生非常难看的大肿块，并随着时间推移持续长大。这种病很少会致死，却真的有损形象。淋巴结核以及很多其他神秘的皮肤病，通常都被称作"国王之灾"，因为它们需要国王的触碰才能治愈。

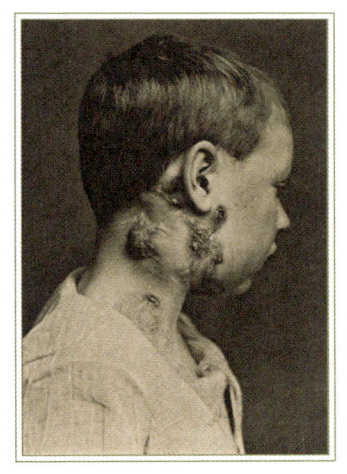

▲ 活跃的淋巴结核。

所以，你看，不要担心，如果你脖子上长了一个大个的而且在不断往外冒的淋巴结核，你所需要的就是找一个国王。只要他触碰你，你就康复啦。难看的大肿块，再见啦。

至少，对11世纪时期的英国人和法国人来说是如此的，当时国王触碰患有淋巴结核农民的举动，被正式认可为一项医疗操作。为了证明自己具有上天赋予的疗愈力量，英格兰国王"忏悔者"爱德华（约1000—1066）和法国的腓力一世（1052—1108）开始举行治愈淋巴结核的公开集会。被该疾病折磨的农民聚集在一场浮华的皇家仪式上，国王触碰患者，从理论上将他们治愈。

国会成员塞缪尔·皮普斯描述了1660年举行的这样一场仪式，那时已经过了几百年，坐在王位上的是查理二世：

> 国王陛下首先根据习俗触碰那种灾祸，情形如下：国王陛下端坐在宴会厅中，医生引导病人们到王位边，他们跪在地上，国王用两只手同时轻抚他们的脸孔面颊，而就在那一瞬间，有一个牧师郑重地说："他把手放在他们身上，治愈了他们。"

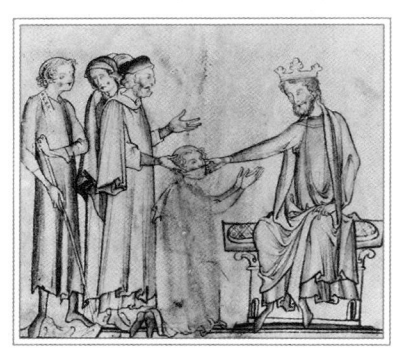

▲ 被国王触碰。

如果不加治疗，淋巴结核有时也会好转，这一点似乎并没有损伤国王的触碰的效力。至少，如果触碰仪式频繁举行，那么国王的触碰就会显得像是疗愈的主要原因——或者说是唯一原因。

国王的触碰仪式之所以在英国农民中很受欢迎，还有一个原因，就是受治疗者有机会得到一枚特制的名为"天使"的金币，金币正面镌刻着圣米迦勒的像。在被国王触碰后，农民就会被分发到这种特别的钱币。最早的铸币出现在1465年。那些纪念品将会成为值钱的传家宝，人们相信里面含着些微国王的疗愈魔力。人们会用特别的链子将其佩戴在脖子上，或是在生病的时候用硬币来揉搓身体。

不难想象，与国王——或是王后、女王（看情况）——的身体接触，再加上能收到一枚"魔力硬币"，会在中世纪的农民心中激发起怎样的敬畏和好奇。深受农奴制的桎梏，没有接受过现代的教育，这样的经历很容

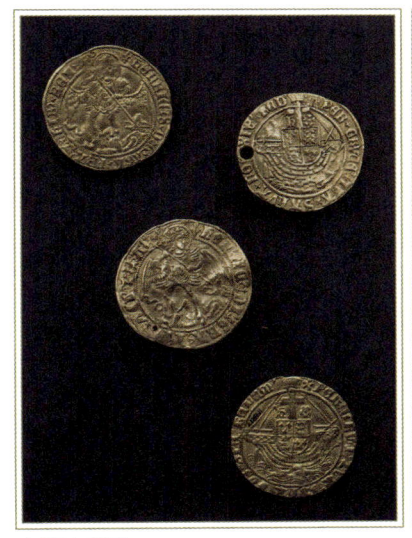

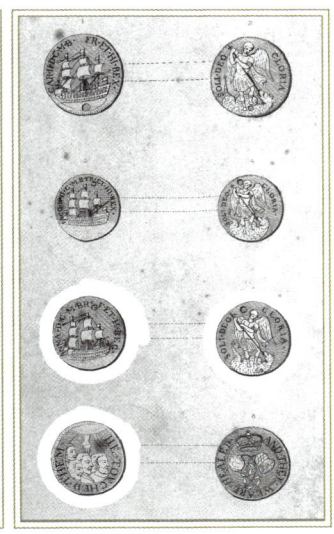

▲ 魔力硬币。

易激发出强大的安慰剂效应，可能因此有助于淋巴结核的症状痊愈。

国王和王后们似乎并不担心自己感染淋巴结核。你想啊，如果你是一个国王，你只需要在别人发现你染病之前摸摸自己就可以，这很容易的。但是你能想象到如果触碰了病人的国王自己得了淋巴结核，会是多么可怕的公关危机吗？因为这种做法在我们搞懂传染病是如何传播的之前就消亡了，所以，可以推断，进行这项操作的国王和王后，真的相信他们根本不会从臣民身上感染到淋巴结核。他们似乎真的没有感染过，这真的是历史中令人开心的意外（从君主的角度来看）。

王权的象征

国王的触碰甚至在莎士比亚的《麦克白》中也露了面，剧中，一位医生告知马尔科姆和麦克达夫，"忏悔者"国王爱德华当时正忙着触碰淋巴结核患者：

> 马尔科姆：国王出来了吗，请问？
>
> 医生：出来了，殿下。有一大群不幸的人们在等候他医治，他们的疾病使最高明的医生束手无策，可是上天给他这样神奇的力量，只要他的手一触，他们就立刻痊愈了。

实际上，国王的触碰，是马尔科姆和麦克达夫想赢得"忏悔者"爱德华国王的支持，帮助他们推翻麦克白的原因之一。爱德华国王是一位"真王"，因为他具有上天赋予的疗愈力量。莎士比亚一定是偷了这里的标题。纵观历史，在公众看来，国王的触碰具有非同凡响的政治效益，能使国王的统治合法化。

在11世纪的"忏悔者"爱德华和腓力一世之后，治疗淋巴结核的能力，会被传递到神定的继承者手中。只有"真王"才能做到。可想而知，这种能力通过严格的家族血统传给子女，因而能够维持王朝对王国的统治。

这种天赋神定的统治权，在某种程度上由国王触碰的疗愈力量来证明，成为王权合法化的重要一面，因而英国统治者保持这项传统长达700年，法国统治者则坚持了800年。有人认为，你可以根据统治者有多不顾一切地坚持所谓的王权合法性，来判断其国民基础。基本情况是，当国王需要支持率暴涨的时候，人民就会被提醒到国王的触碰，这很有意思。

以英格兰为例。除了亨利四世这个明显的特例——他在一次仪式当中就触碰了大约1500个病人——其他的统治者对国王的触碰仪式都兴趣索然，每年只触碰屈指可数的几个病人，直到17世纪，才出现了一次激增。当时情势严峻。查理二世（1630—1685）打开了闸门，在位25年间，他一共触碰了9.2万个淋巴结核患者，平均每年大约3700人。

他为什么想触碰这么多的人呢？坦白说，那段日子里，他的王位真是岌岌可危。查理的父亲查理一世于1649年被砍头，当时正值英国内战。1651年，查理二世在一场战役中败于奥利弗·克伦威尔，不得不越过英吉利海峡逃往欧洲大陆。接下来的9年中，英国折腾着联邦国家的想法，最后，1660年，克伦威尔死去，局面一团混乱，终于邀请流亡的查理二世还朝。

所以，国王面对着一望即知的王权合法性的障碍，可以说他是让淋巴结核患者以最快的速度涌入王宫大门了。用20世纪末的诗人哈默的睿智话语来形容的话，查理二世是真的太合乎正统了，难以拒绝。

不过，即便是触碰全世界的淋巴结核患者，也无法阻止查理所属的斯图亚特王朝的陨落，1714年，安妮女王身死，斯图亚特王朝终结。但是这个好斗的家族不会任由流放的命运和汉诺威王朝的统治者压迫他们。他们坚称自己对英国王权的合法性，并在18世纪中发动了数次詹姆斯党叛乱。他们的追随者也散播传言，说斯图亚特家族依然能够施行国王触碰的奇迹——看啊，我们的国王还能用触碰治愈淋巴结核。神更喜欢他，他有天赋神授的权力坐上英国王座，不是吗？不过这并没有用，所有的詹姆斯党叛乱，尽管与不断酝酿的苏格兰民族主义浪漫地纠结在一起，但最后都以失败告终。

同时，在法国，国王的触碰也像是吃了兴奋剂一样。从中世纪时期以来，国王触碰仪式就是法国国王加冕仪式的一部分，是一种在登基之初巩固神授王权的有效方式。

17世纪，国王的触碰在法国到达了流行的最高峰——1680年，复活节时，路易十四的庆贺方式不是在凡尔赛宫开寻找复活蛋的派对，而是触碰了1600个淋巴结核的病人。即便是到了18世纪，这项活动已经衰落了，路易十五还是尽自己的力量来使其薪火相传，创造了一次仪式触碰淋巴结核病人人数的最高纪录——大约2400人。

这和伊丽莎白二世女王坐在车队中，向人群挥手，还是不太一样的，对吧？

没法见到真国王？来试试这些山寨版！

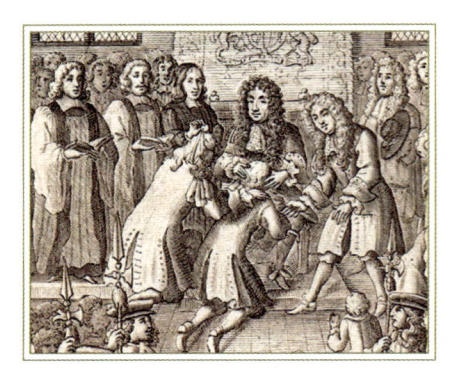

▲ 国王的触碰（版画）。

感染了"国王之灾"的农民们要面临的一个实际问题是：如果你得了一种只有国王才能治好的病，那么，你基本上就必须见到他。除非你能够到伦敦或是巴黎，参加国王的触碰仪式——当时可没有飞机和廉价航空——否则你的运气真是不太好了。如果你天生好运，淋巴结核的症状可以自行缓解。或者，你会找到国王之外的疗愈者，比如马。

亚历山大·希尔兹是一位苏格兰新教徒，他在1688年的日记中写道，在苏格兰安南达尔地区有一匹特别的马，可以通过舔淋巴结核病人的患处，治愈这种疾病。"我听一个亲眼见证的人说，在安南达尔山里或是山脚，有一匹马可以通过舔患处治愈'国王灾'，很多村里人纷纷从四面八方赶去求医。"

对于居住在偏远的苏格兰的穷人来说，基本没有见到国王的机会，能有这样一匹舔人的马，是多好的福利啊！对那个拥有这匹马的农民来讲，是多好的福利啊！那个农民肯定是一个精明的生意人，同时有着一颗江湖郎中的灵魂，通过授权人们接近他的神马，赚钱如流水。至于怎样让马听话地先舔肿块，这一点已经无从考据。

对去参加国王触碰之旅来说同样有些偏远的爱尔兰，在17世纪中期也有自己的替代方案。1662年，爱尔兰出现了一位信仰疗法治疗者，名字夸张得令人难以置信，瓦伦汀·格里特雷克斯（又名"抚摸者"，这是认真的）[1]，他称自己有能力通过触碰感染的病人治愈淋巴结核。尽管瓦伦汀不

---

[1] 格里特雷克斯，英文为Greatrakes，意思为大耙子；抚摸者，英文为stroker，是保龄球中非常常用的术语，表示一种释球方式。这个名字和外号都非常好笑，所以作者说夸张得难以置信。——译者注

是国王,这一点一清二楚,但由于爱尔兰农民旅行去伦敦接受真正的国王的触碰实在困难重重(再加上那个年代类似爱尔兰共和军的人对君主制的一般看法),于是格里特雷克斯得以大赚一笔——非常大的一笔。三年之中,无论他出现在何处,都有人群蜂拥而至,希望得到被他触碰的机会。格里特雷克斯最后引起了利斯莫尔主教法庭的愤怒,后者禁止他继续进行这项医疗操作,理由由来已久,"没有合法执照"。

但这并没有阻挡住他。1666年,格里特雷克斯越过海洋,去往英格兰,沿途继续触碰淋巴结核病患。最后,查理二世听说了有格里特雷克斯这号人,传召他到白厅觐见,展示自己的能力。尽管对"抚摸者"的抚摸所具有的效力依然存疑(尽管极度自恋于自己的皇家触碰的能力),查理二世令人意外地没有禁止格里特雷克斯宣传业务,他让这个爱尔兰信仰法治疗者继续随意地周游英格兰。因为国王有更重要的事情需要忧心,比如,即将爆发的第二次英荷战争。

在引发了英国媒体对他的触碰能力的大规模公开讨论之后(现代化学的奠基者罗伯特·波义耳,居然是格里特雷克斯的拥护者),这位"抚摸者"于1667年回到了爱尔兰,开始从事农业。

但如果你找不到爱尔兰信仰疗法治疗者,或是一个活生生的国王,也许,我们可以给你推荐——一个死了的国王。法国人非常痴迷于国王的触碰,因而冒出了一个信念,认为坟墓里的国王的触碰,也能治愈淋巴结核。(暂停一下,等大家平复一下情绪。)

路易九世(1214—1270)虽然是一位死去的国王,但他身上还闪耀着死去的圣人的光华,人们相信他腐烂的手臂还保留着国王触碰的疗愈力量。受此感召的圣徒们从欧洲各地赶往西班牙的一家修道院中——国王就被埋葬在那里,人们的心中只有一个坚定的希望:让一位已经死去很久的国王的骷髅手臂触碰一下他们的淋巴结核。

其他的国王天赋

尽管法国和英国的统治者因为具有治疗淋巴结核的能力，而在欧洲众多君王中显得非常特别，不过，他们并不是唯一拥有天生的疗愈力的贵族。据说，奥地利的哈布斯堡家族亲吻你的嘴便能治愈你的口吃，而西班牙的卡斯提尔王国的君主可以通过向上帝祈祷，手持十字架标志靠近你，帮你驱魔。

所以，如果你是一个被恶魔附体、还患有严重淋巴结核的结巴，你只需要来一次欧洲巡游，便能够一举治愈所有疾病。

这可能是我们听说过的最好的治病之方了。

走出蒙昧

1689年，威廉和玛丽继承英国王位，此后，国王的触碰就彻底不再受人青睐。随着强烈反对天主教和迷信行为的新教在英国崛起，新的统治者拒绝进行王室触碰。这项行为被和天主教联系在一起。威廉甚至将一个请求他触碰的淋巴结核患者处以火刑，这可是17世纪了。他是这样回答的："愿上帝赐予你更好的身体……和更好的判断力。"

哎哟，患有淋巴结核的可怜人真想听国王说这个吗？

安妮女王在短暂的统治时期曾经一度恢复这项行为。1712年3月，安妮女王进行了最后一次仪式，这一次真的可以作为"奇怪的巧合"这一标题的历史注脚了，那位接受安妮女王触碰的淋巴结核患者是一个蹒跚学步的幼童，名叫塞缪尔·约翰逊。没错，就是那个塞缪尔·约翰逊，那个后来因为编写了第一部现代英语词典而广为人知的塞缪尔·约翰逊。唉，随着斯图亚特王朝成为历史（他们宣称自己拥有合法王权的努力也随时间飘散），国王的触碰仪式也在英国消失了。

几乎与此同时，18世纪的法国，这个行为也开始衰落了。法国人民沐浴在启蒙时代的光芒之中，开始质疑国王的触碰效力。科学革命将理智推到了"看待周围世界的方法"的首选，而在法国，启蒙时代还引发了对君主专政的猛烈反对。在对国王力量的日益严重的怀疑论中，有史以来最睿智的观察家伏尔泰抓住了一个证据，他指出，路易十四的一个情妇，尽管"被国王好好地碰触过"，但还是死于淋巴结核。

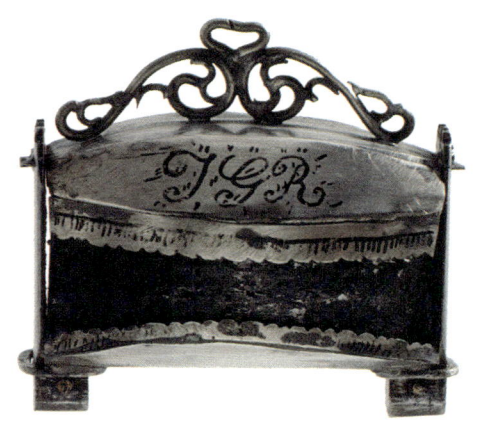

▲ 在仪式中，当安妮女王不想直接触碰农民时，就使用这块磁石。

偶尔还是有君主想复辟传统，直到1825年，查理十世还在加冕礼上触碰了121个淋巴结核患者，这是法国君主最后一次公开进行这项仪式。尽管坦白来说，法国的君主制也马上就要告终了。

尽管法国没有了国王，不过我们总可以把希望投注在英国。也许威廉王子登上王位后，会决定在21世纪重新开启这项操作呢。大批的拥趸肯定会希望自己感染上淋巴结核，以有机会被威廉触碰一下。

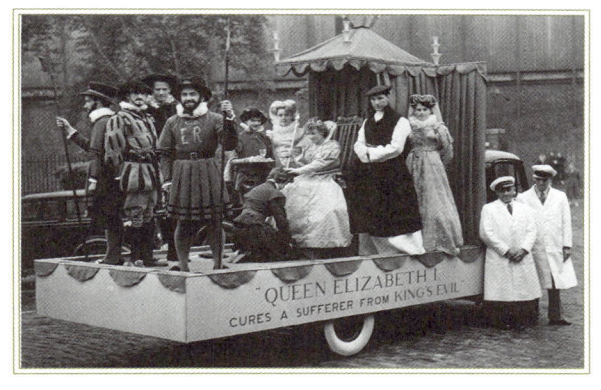

▲ 王室的旧日情景重现：女王在卡车后斗中分发药物。

眼睛护理的恶名堂：
含鸦片的畅销眼药水

完美的视觉是罕有的奇迹，这个世界上大多数人都在和近视、远视、散光或老花眼抗争。尽管近年来有将华而不实的眼镜和镜框作为时尚元素的趋势，但是大多数有视力缺陷的人，都很希望在早晨醒来的时候不需要先找到眼镜才能看清床边的闹钟。

很多敏锐的商人意识到了这项需求，于是各种各样的虚假产品和理论纷纷承诺可以轻松（有时候是愉快地）修复复杂的视力问题。和大多数的江湖骗术一样，唯一能从这些产品和理论中获得好处的，就是生产商和销售商。

贝茨眼部锻炼法

纽约的眼科医师威廉·霍雷肖·贝茨，毫不理会所有的反面证据，坚持认为对于有视力问题的人来说，戴眼镜是个坏主意。要提升视力，你只需要进行一套眼保健锻炼，比如把眼睛从一个物体移动到另一个物体，翻动眼珠，想象"一片纯黑色"。贝茨法在20世纪二三十年代极受欢迎，影响了一大批江湖郎中步其后尘，而且，不知道为什么，他还在纳粹德国吸引了一大批奴隶般的信仰者的供奉。幸运的是，美国车辆管理局从来都没有采用过贝茨的方法。

奥尔德斯·赫胥黎的鼻子写字

贝茨法有一位热心的采用者，那就是英国作家，《美丽新世界》的作者奥尔德斯·赫胥黎，他一生都受到视力问题的困扰。赫胥黎甚至还写了一本书讲述自己视力变化的故事，名为《看见的艺术》，哈珀出版社于1924年极不情愿地出版了这本书，这依然是赫胥黎文学生涯中的一段劣迹。赫胥黎推荐了很多荒谬的做法，其中之一是"鼻子写字"，就是想象你的鼻子是一支笔，然后用你的"鼻子笔"在空中书写出虚拟的字来……这样可以提升视力。

盖伊洛德·豪泽的神奇食疗法

盖伊洛德·豪泽，不知疲倦的自我提升者，最初的名人食谱的创造者之一，他是紧跟贝茨步伐的一个广为人知的江湖郎中。豪泽的书《不戴眼镜的敏锐视觉》基本上是采用了贝茨法，但用来推荐和售卖的是豪泽的食疗产品。你可以提升视力，只要你坚持眼保健锻炼……以及坚持吃由豪泽自己的公司顺便售卖的"神奇食物"。（请注意：盖伊洛德·豪泽所推荐的"神奇食物"包括酸奶、啤酒酵母、脱脂奶粉、麦芽和黑糖蜜。）

电眼镜

一个蒸汽朋克风的幻想成了现实，出现于1905年前后的"电眼镜"有着墨绿色的镜片，其塑料镜框内部还隐藏着一个通着电线的金属镜框。这个眼镜声称可以"向视神经发送持续的电流"，据生产厂家说，这样做的好处，消费者自己能清楚明白地感觉到。生产厂家不那么清楚明白的一件事是，视神经并不在眼球里面，而是在眼球后面，在颅骨深处。请注意：电击眼睛，可能会让你赶上蒸汽朋克的潮流，不过并不会提升视力。

艾萨克·汤普森医生的知名眼药水

康涅狄格的艾萨克·汤普森医生（并非真正的医生）第一件获得专利并投入市场的产品出现于1795年，这个号称能治疗一切眼睛疾病的良方直到20世纪还有售卖。尽管在1906年《纯净食品与药品法案》通过之前，没有人真正了解其配方。

它到底为什么这么经久畅销呢？

因为含有鸦片。

照照镜子

19世纪冒出了一个奇怪的理论，认为可以通过眼睛虹膜来给病人诊断病症，因为当时一位匈牙利的医生伊格纳茨·凡·珀兹利在两个断腿的人的眼睛中

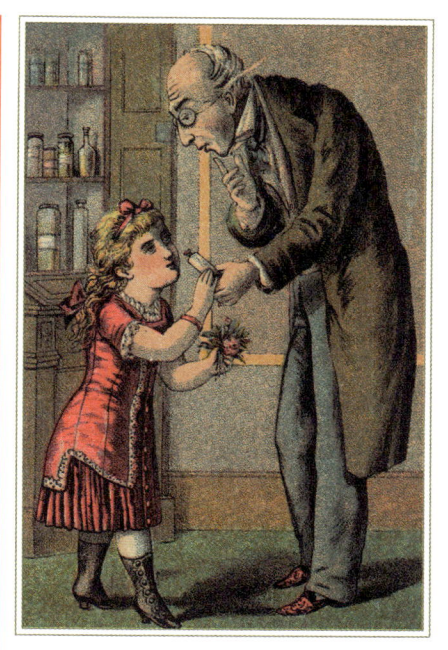

▲ 这幅画没什么值得看的，只是一个猥琐的老家伙把一种奇怪的眼药水给一个无辜的小女孩。

发现了相似的虹膜图案，还有一只断腿的猫头鹰也有着相似的虹膜图案。珀兹利为什么会碰巧有这样的发现？他为什么会有一只猫头鹰？他为什么如此热忱地盯着两个人一只鸟的眼睛，从而能够做出这样复杂的分析？这些问题的答案都无从知晓。

不过，虹膜诊断的实践（现在依然非常流行）便随着珀兹利的发现势如破竹地冒了出来。

癌症治疗的恶名堂：
以形补形，以蟹治蟹

癌症这种疾病，似乎改变了我们自身不可改变的东西——我们的DNA。癌症开始的时候，我们自身的一个细胞不可逆转地变成了某种不再具有正常人类功能的东西，这个东西不断增长，不可遏制地翻倍再翻倍，直到将我们杀死。癌症不具有传染性，它不像病毒或细菌一样寻找下一个宿主，传到其他人身上。它只是一个一次性的杀手。

公元前4世纪，希波克拉底确定了用"carcinos"和"carcinoma"这两个术语来表示恶性的肿瘤。这两个词都起源于"螃蟹"（crab）这个词，因为很多肿瘤都会有不断增长的凸起，令人联想到螃蟹的腿从中心向四周伸出的样子。有时候，癌症的表面很像螃蟹壳，有时候，那种刺痛很像是被螃蟹钳住一般。到了公元前1世纪，塞尔苏斯的时代，这个词已经被正式地翻译成了现在的写法（cancer）。

一直以来，很多对抗癌症的方法都很不成功。因为我们还没有治愈所有癌症的方法，所以，江湖郎中就使尽浑身解数捕猎绝望的人——来看一些你这辈子绝对不想尝试的最可怕的疗法吧。

动物

在一系列"以形补形"的疗法中，这一个可以说是独占"蟹"头。大约2世纪，盖伦认为，将螃蟹烧成灰，把灰抹在身上，螃蟹就可以不费吹灰之力地克制住肿瘤。但是螃蟹不是唯一的受害者。到了中世纪，有一个疗法推荐用新鲜宰杀的兔子、小狗、小猫或是小羊羔来对抗癌症。这个理论认为，癌症就像是一只贪婪的恶狼，相比人体来说，更喜欢以献祭的动物为食——可怜的动物们啊！18世纪，这

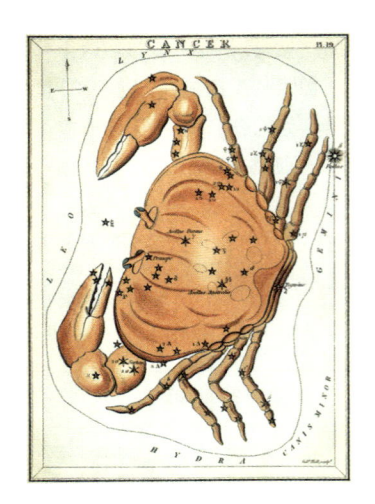

▲ cancer：螃蟹、巨蟹座、社会性疾病的英文名。

样的疗法还使用了狐狸的肺、蜥蜴的血、鳄鱼的粪便，另外，还有其他一些常见但没用的疗法，比方说水蛭吸血法。

葡萄

1925年，约翰娜·勃兰特推出了她的葡萄疗法。这是一个非常简单的方法——你禁食几天，接着灌肠，然后每天吃7餐的葡萄，坚持两个星期。此外，推荐配合使用含有葡萄果汁的灌肠剂、灌注法、药膏、漱口水。美国癌症学会曾经揭露了这个果汁疗法的骗局，但好像一次的揭发效果不太行，学会最后一共揭露了4次（最后一次在2000年）。

鲨鱼软骨

你可能听说过，鲨鱼不会得癌症。1992年，威廉·兰恩和琳达·考马克出版了一本叫作《鲨鱼不会得癌症》的书，引起了狂热关注。任何一个读过那本书的人，可能都会说："啊，我真不知道有任何鲨鱼得癌症！一只都没有！"如果病人被用鲨鱼软骨治疗，或者使用鲨鱼的不论什么部位，只要拥有能治疗癌症的神秘力量，那么全世界的肿瘤学家可能就都失业了。想知道一些科学研究的结果吗？提示：现在肿瘤学家都还在职。

无论如何，这的确是个很有意思的想法，直到肿瘤学家指出了令人悲伤的事实：鲨鱼也会得癌症。

这可如何是好？

灭癌仪

罗伊尔·雷蒙德·雷夫是一个发明家，他称自己的光束射线仪器——雷夫频射仪，可以杀死引发人类疾病——包括癌症——的微生物。他相信，他可以锁定微生物，连微生物学家都不知道存在的那些微生物。据他说，微生物在积极地振动，散发出多彩的光晕（听起来就像彩虹色的独角兽一样真实）。这个机器是一个大黑盒子，上面有刻度盘，侧面探出一个玻璃的"射线管"，很像是一根灯管。尽管这是20世纪30年代的事情了，但是直到今天，现代版的雷夫仪器依然有售，售价高达数千美元，好几个售卖者都因严重卫生欺诈而被定罪。

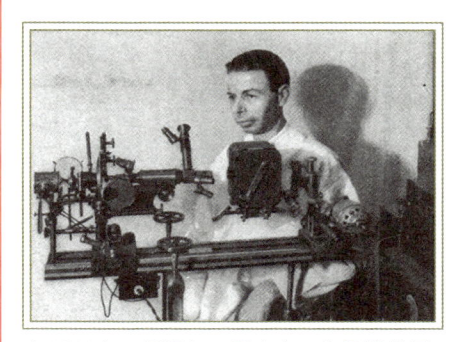

▲ 1931年，罗伊尔·雷夫在一台早期的显微设备前。

氰化物

20世纪70年代,有一种叫"苦杏仁苷制剂"的药物成为热门畅销药品。这种药有时候也被称作维生素B-17(不过它并不是维生素),它是苦杏仁苷的提纯半合成形式,是在杏仁和其他种子中发现的一种含氰化物的化合物。苦杏仁苷的支持者称它能够直接锁定并杀死癌细胞,只留下健康的细胞。这个说法是假的,在一次正规的临床实验中,服用者最后出现了氰化物中毒的症状。关于癌症是由于缺乏维生素B-17而导致的说法,也就说这么多了。谢谢,不用了,人类并不缺少氰化物,我们真的不需要更多了。真的。

过去20年中,苦杏仁苷已经不再受到青睐,但是那些顽固的维生素B-17的热爱者,依然可以通过网络和一些可疑的越界诊所买到它。

真正有效的疗法

费城医生本杰明·拉什曾经指出:"我倾向于相信,在素食王国中并没有癌症的解药。"他应该会大吃一惊,紫杉和长春花产出的两种有效的化学成分,紫杉醇和长春花生物碱,被用于很多种癌症的治疗。很多人如果得知,砷这种通常被认为危险而无用的假药,现在是治疗一种类型的白血病的重要药物,也会大吃一惊。

今天,我们使用包括生物靶向疗法在内的化疗法来对抗恶性肿瘤。以激素阻断对抗激素驱动的癌症,以单克隆抗体来锁定癌细胞,而最近,又出现了激活我们自身免疫系统杀死癌细胞的免疫疗法。而且,由于灭菌术和解剖学的发展,手术也更加精准和安全,尽管辐射会引发癌症,但是当代的放射肿瘤学家对辐射物理有了更加深刻的了解,能使用改进的技术,以精准的剂量瞄准治疗区域。

别误会,我们还是有很长的路要走的,但是现在我们生活的时代,不再是只能吃葡萄和保持乐观的无助时代了。

致 谢

一个阳光明媚的上午,爱普莉·吉纳维芙·图科尔克在圣地亚哥的一个咖啡厅对我们说:"你们应该合著一本书。"特别感谢爱普莉促使我们开启了这段宏大又美好的征程。

感谢埃里克·梅尔斯,本书的经纪人,他从我们拙劣的草稿中看到了闪光之处,感谢他让这一切成为可能。

感谢我们的编辑萨姆·奥布莱恩和沃克曼出版公司的杰出团队,感谢你们为《荒诞医学史》找到归宿,并将其润色,使其闪闪发亮。这非常有趣——虽然有时候很奇怪,但真的非常有趣。

特别感谢内布拉斯加州大学医学中心的麦克古根医学图书馆的图书管理员和职工。约翰·施莱克尔带我们漫步于历史案卷之中;玛丽·赫耳姆斯为我们写书铺平道路,给予我们鼎力支持;卡梅隆·贝特彻和我们分享了很棒的照片。最后,所有的图书馆员工按照要求帮我们找出了所需的文章,包括"食人"和"砷中毒"这样的主题——感谢你们没有报警。

莉迪亚·康

感谢我生命中最好的朋友兼拍档伯尼·苏,他同时也是我的义务编辑和顾问。感谢我的孩子,感谢你们在我写本书的稿子时,从未因为我毫无预兆的呼喊或者其他奇葩行为而崩溃。感谢康昌宇医生和我的哥哥理查德·康医生,你们在工作和生活中都充满了魅力、智慧和力量。感谢我的母亲静佳,她时刻关注着我,永远爱您。感谢爱丽丝一直以来的姐妹情谊。感谢黛娜，阿尚——抱抱。感谢我的一众侄女、外甥女和侄子、外甥——你们的姑姑是个怪人，感谢你们不在意，我爱你们。感谢我的整个苏氏大家庭，你们的爱、支持和好奇心我会一直铭记于心。

很多医学界的朋友给我提供了建议和支持，安吉拉·霍金斯、克里斯·布鲁诺、盖尔·埃塞顿、费得加·罗歇林，还有其他很多人。感谢我诊所的员工和同事，感谢你们和我一起将那些了不起的患者照顾得如此周全。感谢罗伊斯·科尔伯恩送我关于荒诞医学的书籍，以及其热情支持。感谢辛西娅·莱蒂希·史密斯为我付出的时间，以及提出宝贵的专家意见。感谢西德尼·斯密特在参考书方面的帮助。还要感谢把我的日常安排得井井有条的艾梅拉·内皮尔。感谢杜莎娜、唐娅、茂琳、辛迪、安娜、艾伦、艾丽安和其他所有在这忙碌的一年支持我的人。谢谢莎拉·法恩，你一直是我写作的偶像，亲爱的，让我们继续前进。

最后，感谢内特，我的"犯罪搭档"，你是我见过最可怕的人了，你也真是棒极了。尽快到我们苏家吃顿晚餐，好不好？

内特·彼得森

莉迪亚·康——感谢你令人大开眼界的效率、速度和医学上的准确性，你是一个完美的合著者。我们真应该再合著一部书。

感谢保罗·柯林斯和斯科特·卡尼，在我第一次以自由撰稿人的身份投稿时慷慨地提出建议。感谢西蒙·温彻斯特建议我停止自由撰稿人的工作而去写书。

感谢詹姆斯·丹基在这些年来的所有帮助。

感谢《传世佳作》杂志的丽贝卡·雷戈-巴里，感谢你的写作指导、你的编辑输入，还感谢你为我的多篇文章找到归属。

感谢德舒特郡公共图书馆。

感谢德舒特郡历史社会博物馆。

感谢凯利·坎农·米勒共同协作。

感谢托马斯·佩德森一直为我提供帮助并为我鼓气。

感谢爱普莉·吉纳维芙·图科尔克所做的一切,在此难以一一列举。

谨以此纪念艾纳·佩德森和比乌拉·佩德森、尼尔·怀特海德、诺尔曼·凯恩,特别是我的母亲堂娜·佩德森。

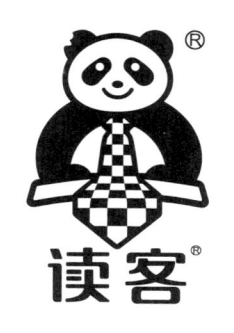

激发个人成长

多年以来，千千万万有经验的读者，都会定期查看熊猫君家的最新书目，挑选满足自己成长需求的新书。

读客图书以"激发个人成长"为使命，在以下三个方面为您精选优质图书：

1．精神成长

熊猫君家精彩绝伦的小说文库和人文类图书，帮助你成为永远充满梦想、勇气和爱的人！

2．知识结构成长

熊猫君家的历史类、社科类图书，帮助你了解从宇宙诞生、文明演变直至今日世界之形成的方方面面。

3．工作技能成长

熊猫君家的经管类、家教类图书，指引你更好地工作、更有效率地生活，减少人生中的烦恼。

每一本读客图书都轻松好读，精彩绝伦，充满无穷阅读乐趣！

认准读客熊猫

读客所有图书，在书脊、腰封、封底和前后勒口都有"**读客熊猫**"标志。

两步帮你快速找到读客图书

1. 找读客熊猫

2. 找黑白格子

马上扫二维码，关注"**熊猫君**"

和千万读者一起成长吧！